薬膳食事帖

お茶、ごはん、スープ

著者 国際中医薬膳師 リョータ
監修 厚麗堂薬局

主婦と生活社

はじめに

昔々、中国に扁鵲《へんじゃく》さんという有名なお医者さんがいた。ある時、王さまが扁鵲さんを呼んでこう尋ねた。

王「あなたの二人の兄も医者と聞くが、三兄弟で最も医術が優れているのは誰か？」。

扁鵲「一番は長兄、二番目は次兄、私の医術が最も劣っております」

王「ではなぜあなただけが有名なのだ？」

すると扁鵲さんはこう答えた。

「長兄はいつも未然に病気を防ぐので、誰も病気になりません。だからみな長兄の名を知らないのです。次兄は病気の兆しが見えたら、すぐに少量の薬で治してしまいます。だから次兄が治せるのは軽い病気だけだと思われています。しかし私は病気が重篤《じゅうとく》になってから治します。私がいつも大きな病気を治すため、私の評判が最も良いのです」。

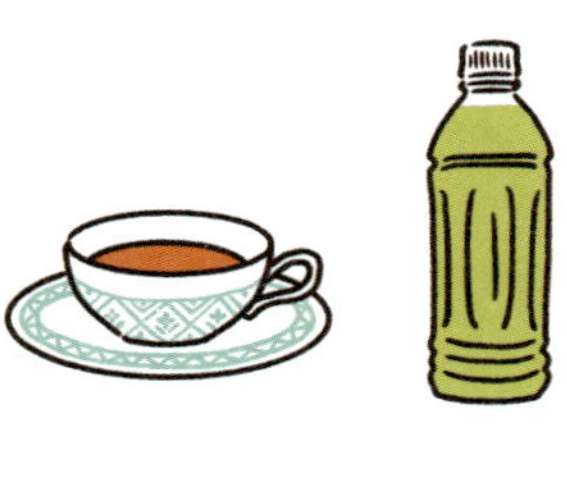

はじめまして。国際中医薬膳師のリョータです。この本を手に取ってくださりありがとうございます。私は大学時代の北京への留学ではじめて中国医学に触れて以降、その奥深さに魅了され、中国医学や薬膳を学んできました。もっと多くの人に薬膳の素晴らしさを知ってほしいとの想いから、薬膳ブランド「ｈｕｇ」を立ち上げるとともに、上海へ移住し、本場の薬膳レシピや中国医学の情報などをＳＮＳで発信してきました。

さて、冒頭のストーリーは、中国医学の古典に記された『扁鵲三兄弟』と呼ばれる有名なお話です。中国の歴史上の名医、扁鵲さんが伝えたかったのは、病気を治すのが得意な自分より、病気を防ぐ兄たちの方が良い医者だということ。実はこれが、薬膳の神髄なのです。日常的な様々な不調を「不調」のうちに改善して、「病気」になるのを防ぐという、薬膳の知恵をぜひ手軽に試してもらいたい。そんな想いでつづった本書が、あなたのセルフケアの一助になれたら幸いです。

リョータ

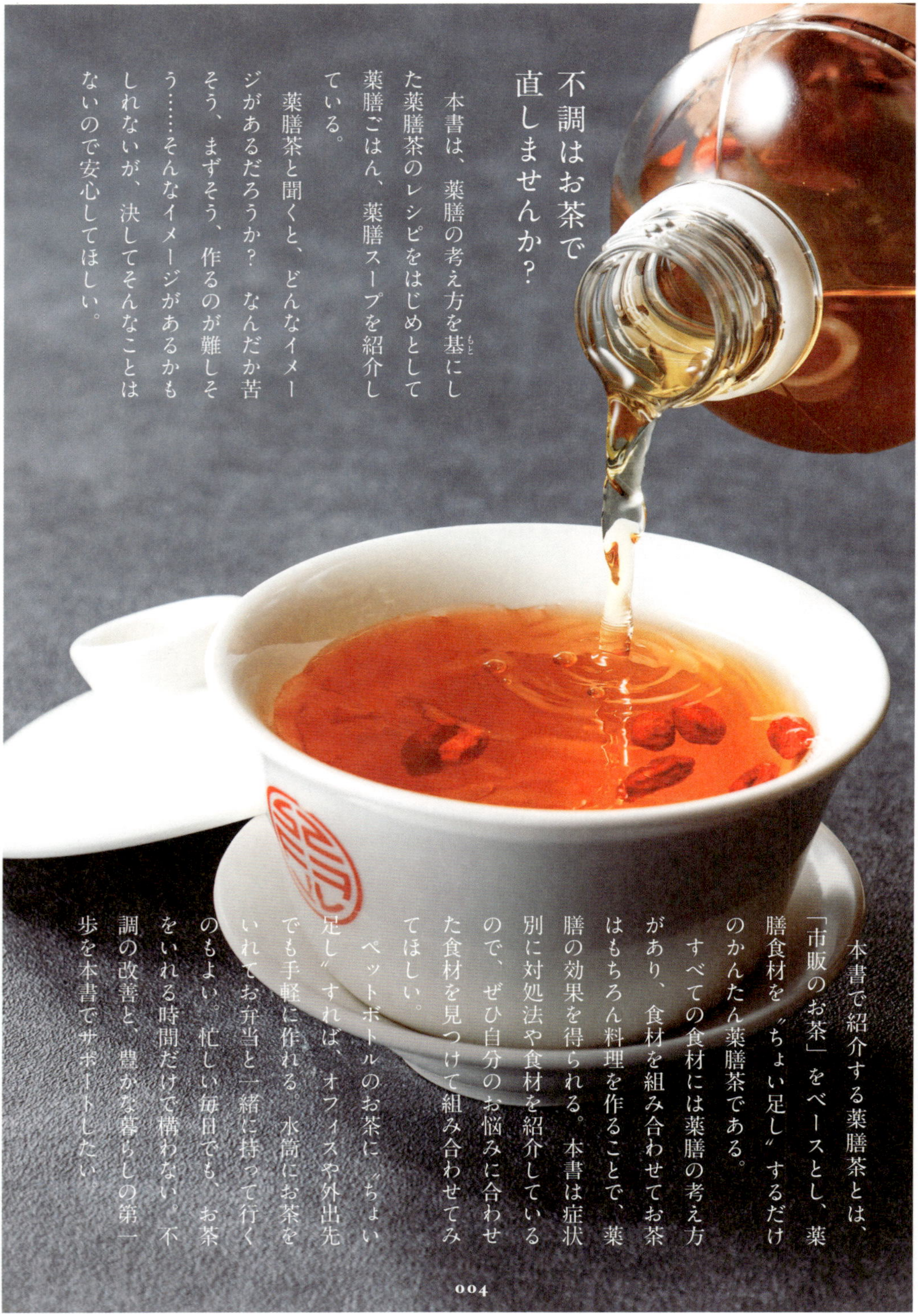

不調はお茶で直しませんか？

本書は、薬膳の考え方を基《もと》にした薬膳茶のレシピをはじめとして薬膳ごはん、薬膳スープを紹介している。

薬膳茶と聞くと、どんなイメージがあるだろうか？ なんだか苦そう、まずそう、作るのが難しそう……そんなイメージがあるかもしれないが、決してそんなことはないので安心してほしい。

本書で紹介する薬膳茶とは、「市販のお茶」をベースとし、薬膳食材を〝ちょい足し〟するだけのかんたん薬膳茶である。

すべての食材には薬膳の考え方があり、食材を組み合わせてお茶はもちろん料理を作ることで、薬膳の効果を得られる。本書は症状別に対処法や食材を紹介しているので、ぜひ自分のお悩みに合わせた食材を見つけて組み合わせてみてほしい。

ペットボトルのお茶に〝ちょい足し〟すれば、オフィスや外出先でも手軽に作れる。水筒にお茶をいれてお弁当と一緒に持って行くのもよい。忙しい毎日でも、お茶をいれる時間だけで構わない。不調の改善と、豊かな暮らしの第一歩を本書でサポートしたい。

〝ちょい足し〟薬膳茶のススメ

本書で紹介する〝ちょい足し〟薬膳茶は、手軽なうえに嬉しいメリットがたくさんある。今日からあなたの中の薬膳のイメージが変わるはず。

① 市販のお茶でOK

専門の薬膳茶を購入したり、なかなか手に入らない素材を煮出したりする必要はなし。市販のお茶を少し飲んで、食材を〝ちょい足し〟するだけでも薬膳茶は作れる。

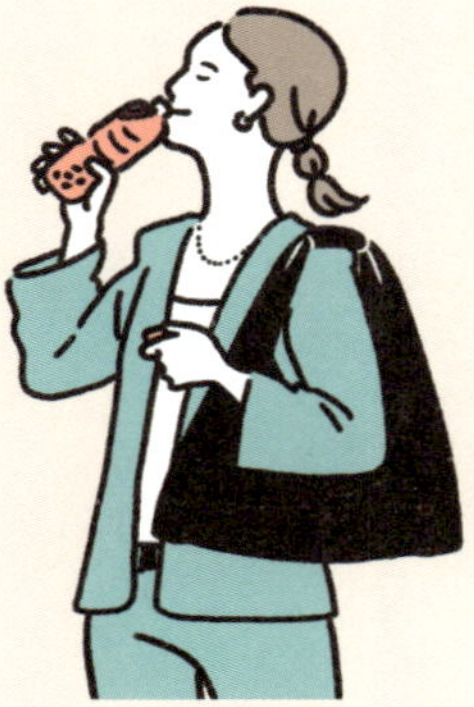

② おいしく飲める

薬膳と聞くとまずいイメージがあるかもしれないが、そのようなレシピは紹介しないのが掟。一つだけ苦いお茶を紹介しているが、煎じる濃さを調整できるのは手作りならでは。

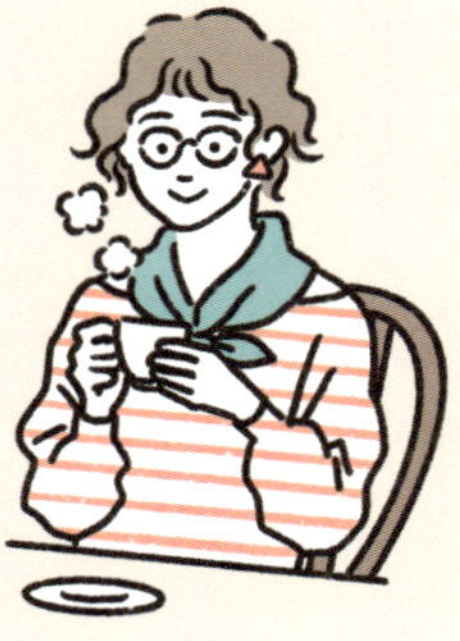

③ 中国の考え方に基づいている

本書の薬膳茶は、中国と日本を行き来する国際中医薬膳師のわたくし、リョータが、薬膳の本場である中国で学び、感銘を受けた知識をもとに紹介している。

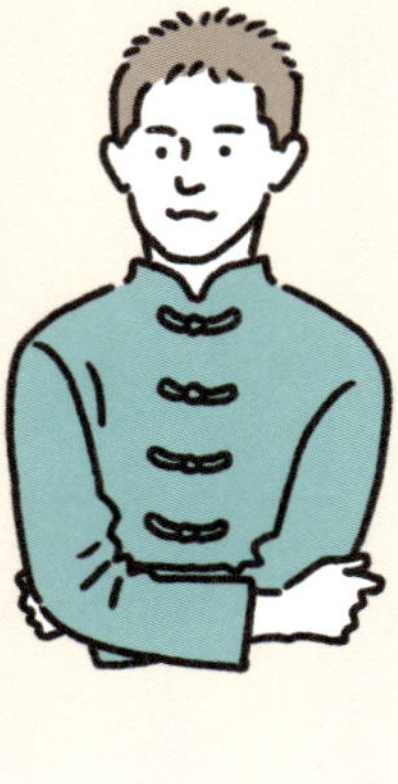

もくじ

四章

美容のお悩み

肌の乾燥

ニキビ・吹き出物

シミ・くすみ

COLUMN

おいしくて簡単で暮らしを豊かにする
薬膳の世界へようこそ

茶は万病の薬である　本草拾遺《ほんぞうしゅうい》

お茶は昔、薬として飲まれていました。唐《とう》の時代に書かれた『本草拾遺』という薬学書の中では、その効果が絶賛されています。東洋医学をベースとした健康習慣が根付いている中国では、お茶に素材をプラスした「薬膳茶」が日常的に飲まれています。何千年もの間、人々の健康を支えてきたお茶の効果は絶大です。

食事の前のスープは、どんな薬にも勝る　郷言解頤《きょうげんかいい》

これは、中国の清《しん》の時代の医学書『郷言解頤』にある言葉。中国語で「スープ」は「湯」といい、実は漢方薬の起源は、様々な効能を持つ具材を煮込んだスープです。韓国の参鶏湯《サムゲタン》をはじめ、多くの薬膳料理がスープなのは、栄養豊富で消化に良く、滋養強壮には最適の食べ方だからなのです。

五穀は身体を養う　黄帝内経《こうていだいけい》

米や麦などの穀類、大豆、黒豆などの豆類は薬膳の中でも特に重視されています。体調や体質に合わせて具材を選んだ「薬膳粥」は、お茶やスープとともに薬膳料理の定番。そして、中国最古の医学書『黄帝内経』にも「五穀は身体を養う」と書かれているように、穀物は、健康を左右する重要な食事なのです。

薬膳と聞いて思い浮かべるのが、「体にやさしい」「健康にいい」。その一方で、家で作るのは面倒、材料をそろえるのが大変、苦くてまずそうなんてイメージの人も多いはず。

実は薬膳はそれほど難しいものではありません。漢方薬の材料にも使われているような「生薬」を使わなくても、薬膳料理は作れます。そもそも、普段の料理に使われている野菜や穀物、肉類などの食材には、それぞれに何らかの効能があるのです。

五《ご》味《み》

食材の味と効果の関係のこと。全ての食材は、「酸《さん》苦《く》甘《かん》辛《しん》鹹《かん》」の5つの味を持っていて、効能もこの五味によって決まっています。

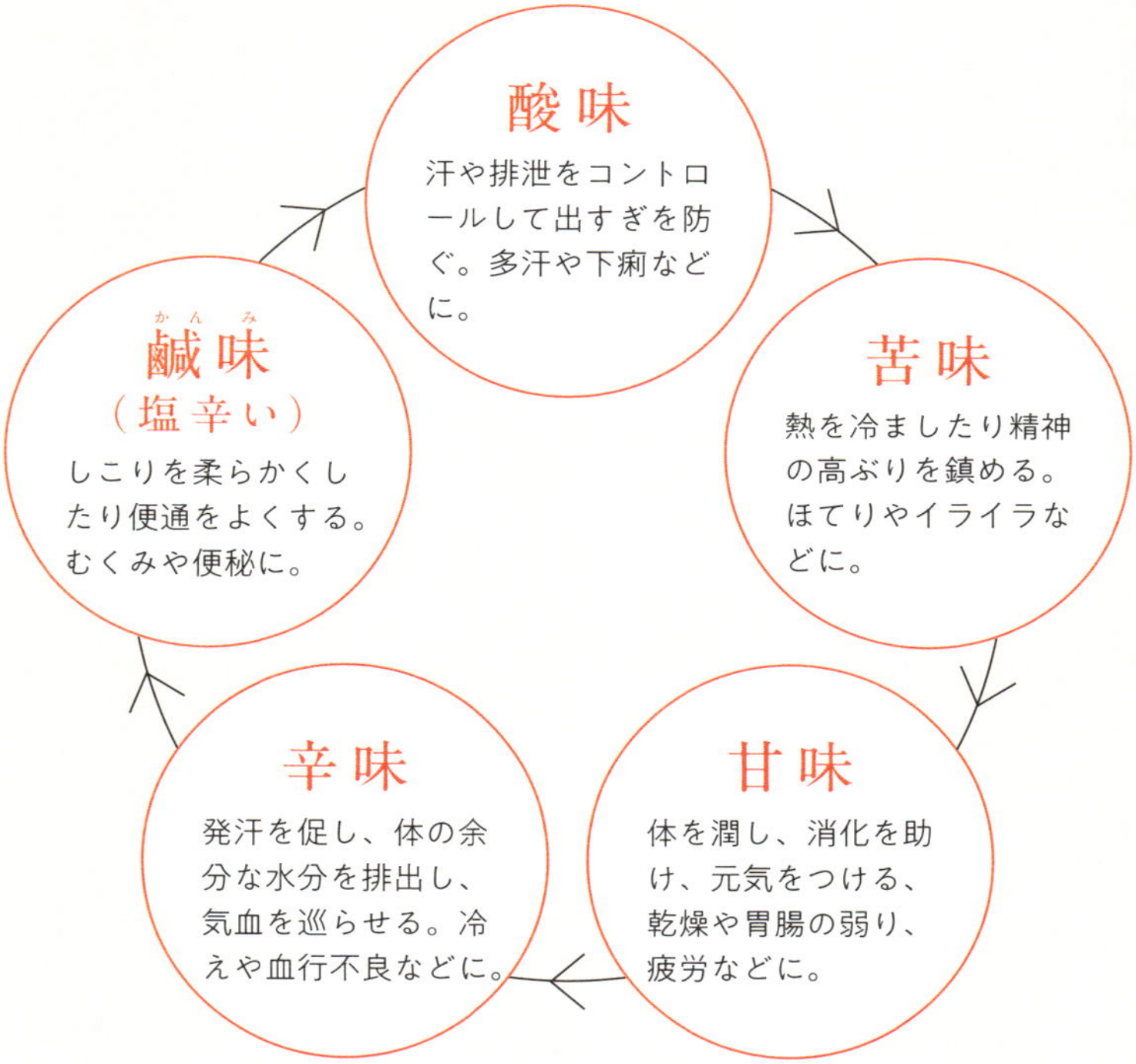
酸味
汗や排泄をコントロールして出すぎを防ぐ。多汗や下痢などに。
苦味
熱を冷ましたり精神の高ぶりを鎮める。ほてりやイライラなどに。
甘味
体を潤し、消化を助け、元気をつける、乾燥や胃腸の弱り、疲労などに。
辛味
発汗を促し、体の余分な水分を排出し、気血を巡らせる。冷えや血行不良などに。
鹹《かん》味《み》
（塩辛い）
しこりを柔らかくしたり便通をよくする。むくみや便秘に。

薬膳の3つの基本

薬膳生活で大切なのは、自分の体質や体調に合った食材を選ぶこと。自分の体の声を聴き、食材の効能を意識して食べることこそが、本当の薬膳料理なのです。それを実践する上で知っておきたいのが、五味《ごみ》、五性《ごせい》、五臓《ごぞう》という薬膳の3つの基本です。

五《ご》性《せい》

体を温めたり冷やしたりする性質のこと。寒《かん》涼《りょう》温《おん》熱《ねつ》平《へい》の5つがあり、それぞれの特徴は次のようになります。

温める

熱	体を温める作用が強い。血行促進や発汗作用がある。 （例：シナモン、山椒、とうがらし、にんにくなど）
温	体を温めるが熱よりは作用が穏やか。 （例：紅茶、ローズ、よもぎ茶、なつめ、陳《ちん》皮《び》、金木犀《きんもくせい》、桃、あんずなど）
平	寒涼と温熱の中間にあり、体を温めも冷やしもしない。 （例：白米、じゃがいも、とうもろこし、枸《く》杞《こ》の実、黒豆、豆乳など）
涼	体を冷やすが寒よりは作用が穏やか。 （例：緑茶、菊花《きっか》茶、ハブ茶、ミント、梨、はとむぎ、緑豆など）
寒	体を冷やす作用が強い。鎮静や消炎作用がある。 （例：苦丁《くてい》茶、ゴーヤ、たけのこ、スイカ、あさり、豆腐、スイカズラなど）

冷やす

五臓《ごぞう》

肝《かん》心《しん》脾《ひ》肺《はい》腎《じん》の5つを五臓《ごぞう》と呼びます。東洋医学でいう五臓は、西洋医学の臓器とは考え方が異なり、機能によって分類したものです。また、この五臓のどれに効くのかというのも、食材ごとに決まっているのです。

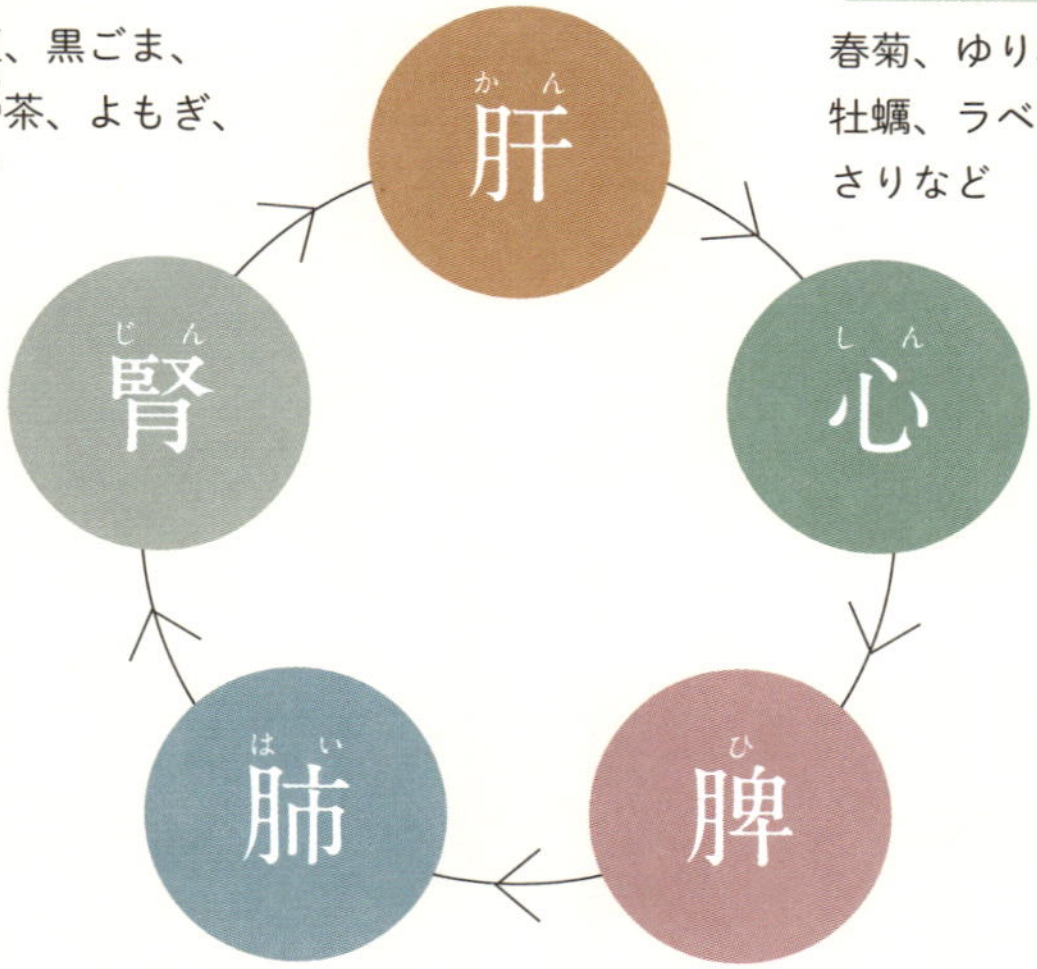

血を蓄え、気を巡らせる。肝が弱ると生理痛や眼精疲労、イライラなどが起きやすい。

肝に働く食材

枸杞《くこ》の実、菊花《きっか》、セロリ、トマト、カモミール、ジャスミン、ゆず皮など

全身に血を巡らせたり精神状態を整えたりする。心が弱ると、不眠、動悸、不安感などが起きやすい。

心に働く食材

春菊、ゆり根、竜眼《りゅうがん》、牡蠣、ラベンダー、あさりなど

消化吸収や水分代謝を担う。脾が弱ると、消化不良、むくみ、疲労などが起きやすい。

脾に働く食材

米、芋類、豆類、とうもろこし、なつめ、山《さん》査子《ざし》、陳皮《ちんぴ》、栗、蓮《はす》の実、卵、甘酒など

呼吸をコントロールする。発汗などの皮膚機能や鼻の状態にも関係する。肺が弱ると、せき、皮膚のトラブル、くしゃみなどが起きやすい。

肺に働く食材

きくらげ、しょうが、梨、銀杏、松の実など

生殖活動や骨、髪、耳などの機能に深く関わる。腎が弱ると、生理不順、腰痛、白髪、耳鳴りなどが起きやすい。

腎に働く食材

山芋、黒豆、黒ごま、黒米、杜仲《とちゅう》茶、よもぎ、桑の実など

本書の使い方

女性のお悩み、メンタルにかかわるお悩み、日頃のお悩みなど、症状に合わせた知識と対処を紹介しています。小さなことからでも、ぜひ暮らしに取り入れてみてください。

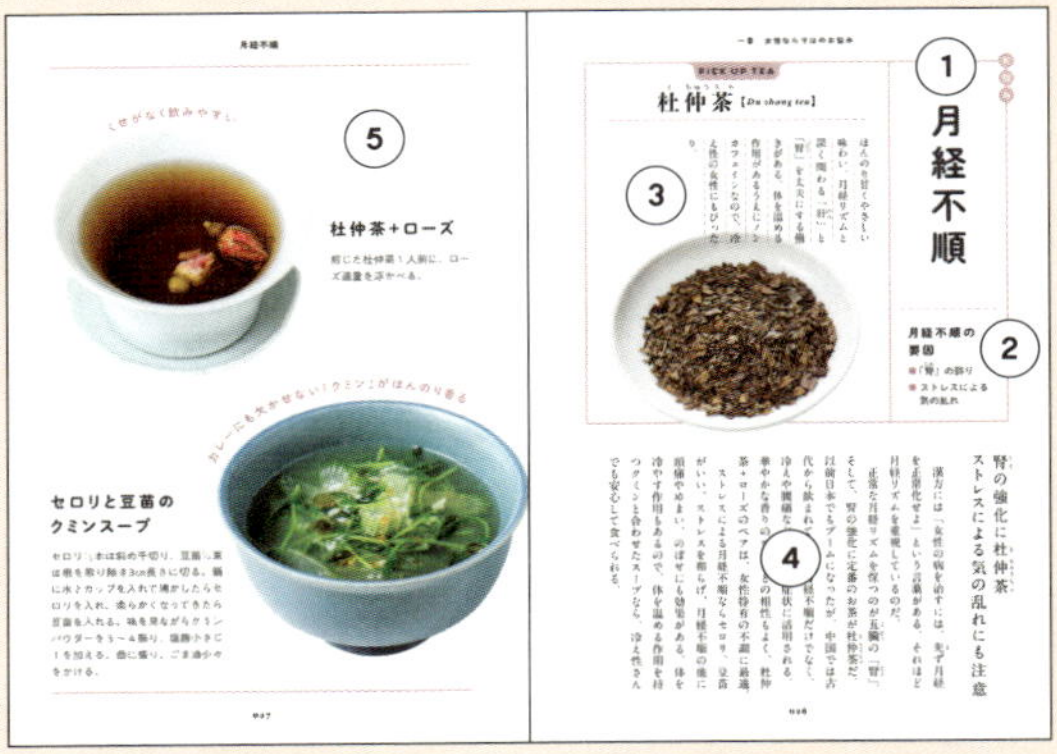

① **お悩み症状**
薬膳で解決したいお悩みが書かれています。

② **ヒント**
症状の要因のほか、別の症状にも役に立つという情報が書かれています。

③ **PICK UP TEA／食材**
注目するべき食材やお茶について紹介しています。

④ **薬膳知識**
中国の言い伝えやことわざを交えながら、薬膳の知識を紹介しています。

⑤ **レシピ**
薬膳の知恵を活かしたお茶、ごはん、スープのレシピです（基本的にお茶は1人分、ごはんとスープは2人分で紹介しています）。

薬膳茶Q＆A

Q 薬膳茶は1日に何回くらい飲むのが効果的ですか？

A お薬ではありませんので、1日に飲む回数に決まりはありませんが、目安として、食後やティータイム、入浴後、おやすみ前など、１日２～３回の飲用をおすすめしています。

Q お薬を飲んでいても飲めますか？

A お薬の種類によっては、薬膳茶の使用に注意が必要な場合があります。病気治療中の方、お薬を服用中の方は、事前にかかりつけ医、または薬剤師にご相談くださいますようお願いいたします。

Q 妊娠中、授乳中に飲んでも大丈夫ですか？

A 安全性を最優先し、妊娠中・授乳中の薬膳茶の飲用は推奨しておりません。医学的根拠や研究報告等の確かなデータがなく、通常であれば問題なく使用できるものであっても、お控えください。

一章 CHAPTER 1

女性ならではのお悩み

東洋医学では、生理痛を「痛経」と呼び、病気の状態と捉える。一時的な不快症状ではなく、身体全体のバランスやエネルギーの乱れと密接に関連している。普段の食事を通じてエネルギーの流れやリズムを整え、根本的な原因解決を目指したい。

お悩み

月経痛・PMS（月経前症候群）

ストレスタイプの生理痛

- 刺すような鋭い痛み
- 経血が濃く塊が混ざる
- お腹を押すと痛みが悪化
- 月経初日から痛む

PICK UP TEA

ローズティー【Rose tea】

東洋医学では玫瑰花《まいかいか》の名前で親しまれる薬用花。その優雅な香りにはホルモンバランスを整える働きがあり、生理痛やＰＭＳなど女性の不調に高い効果が期待できる。

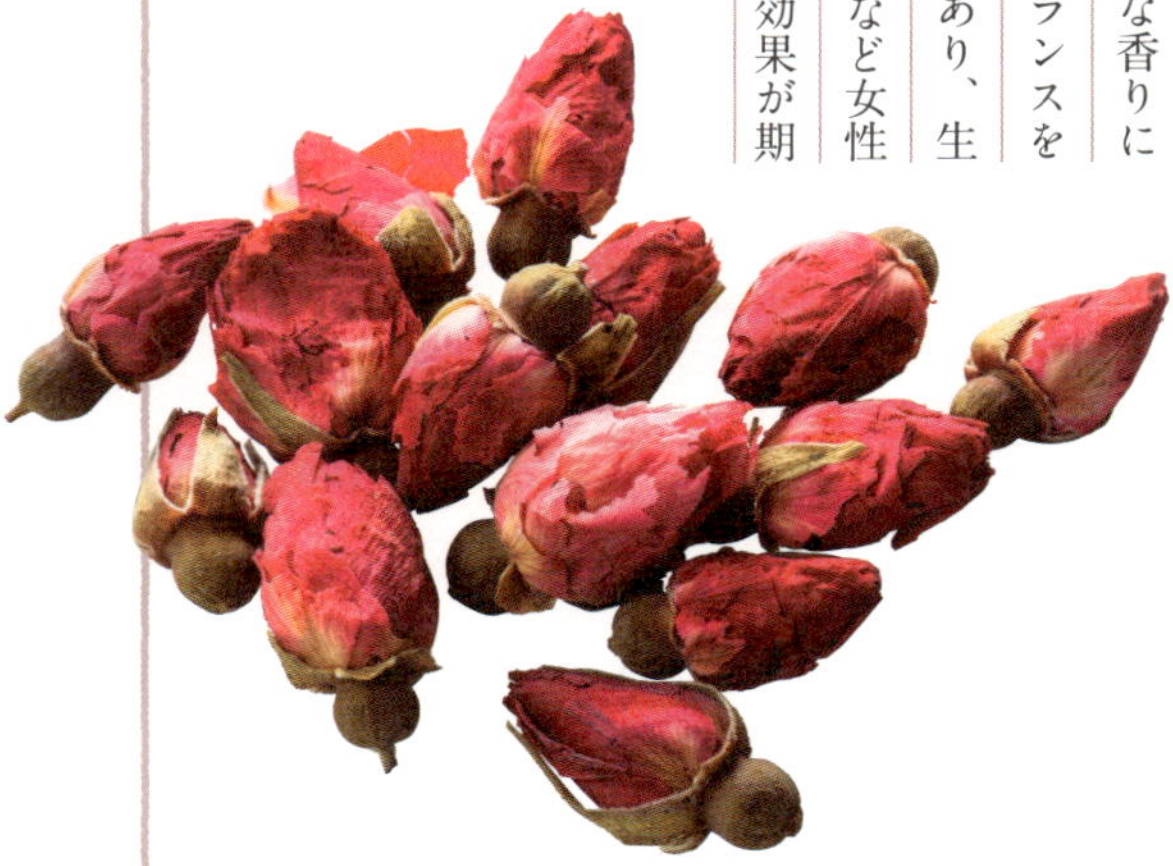

ストレスタイプの生理痛は体を巡らせる食材でケアを

生理痛の主な要因の一つに「不通則痛《ふつうそくつう》」（通じざれば則《すなわ》ち痛む）がある。気《き》・血《けつ》・水《すい》の通りが悪くなり、体のどこかで詰まってしまうことだ。長期的なストレスや生理前の強い感情の起伏などで起きやすい。ローズは、このタイプの生理痛に効果がある、定番のハーブだ。

血流改善が期待できる高級生薬の紅花《べにばな》を合わせたお茶は、ストレスの生理痛に悩む現代女性の強い味方になるだろう。

身近な食材では、玉ねぎやターメリック、しょうがにも巡りを良くする効果がある。特にターメリックは痛み止め作用もあるので、生理痛の食材にぴったり。鮮やかな色合いが食欲をそそる「じゃがいもと玉ねぎのターメリックスープ」は、ストレスを感じる時の生理痛にぜひ試してほしい一品だ。

目にも鮮やかで気を落ち着かせる

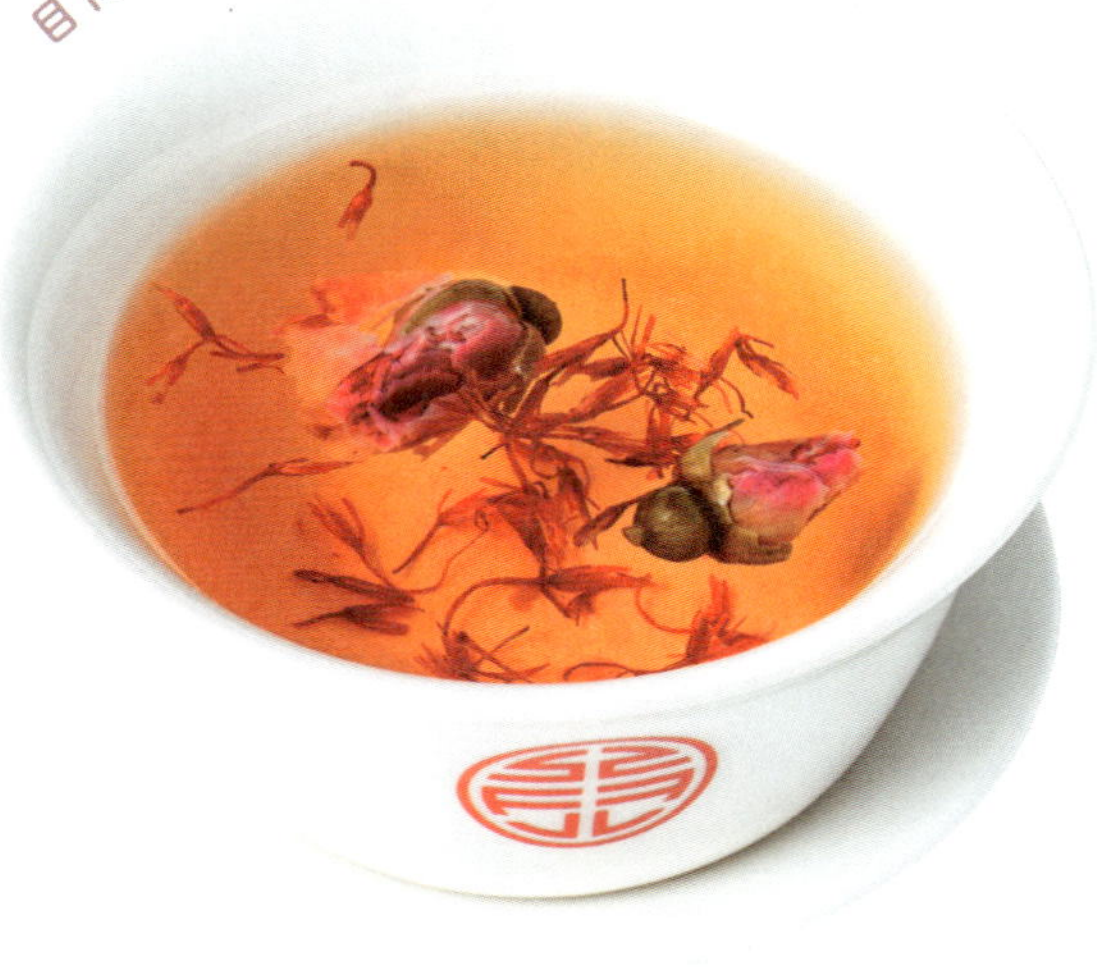

ローズ茶＋紅花

煎じたローズ茶１人前に、好みの量の紅花を散らす。

椎茸だしが効いた、和風エスニックな組み合わせ

じゃがいもと玉ねぎのターメリックスープ

じゃがいも１個は皮をむき、5㎜厚さの輪切りにする。玉ねぎ¼個は薄切りにする。しょうが１片はすりおろす。干し椎茸１枚、水２カップとともに鍋に入れ、柔らかくなるまで煮る。ターメリックパウダー小さじ２、しょうゆ小さじ１、塩・こしょう少々を加えて味付けする。

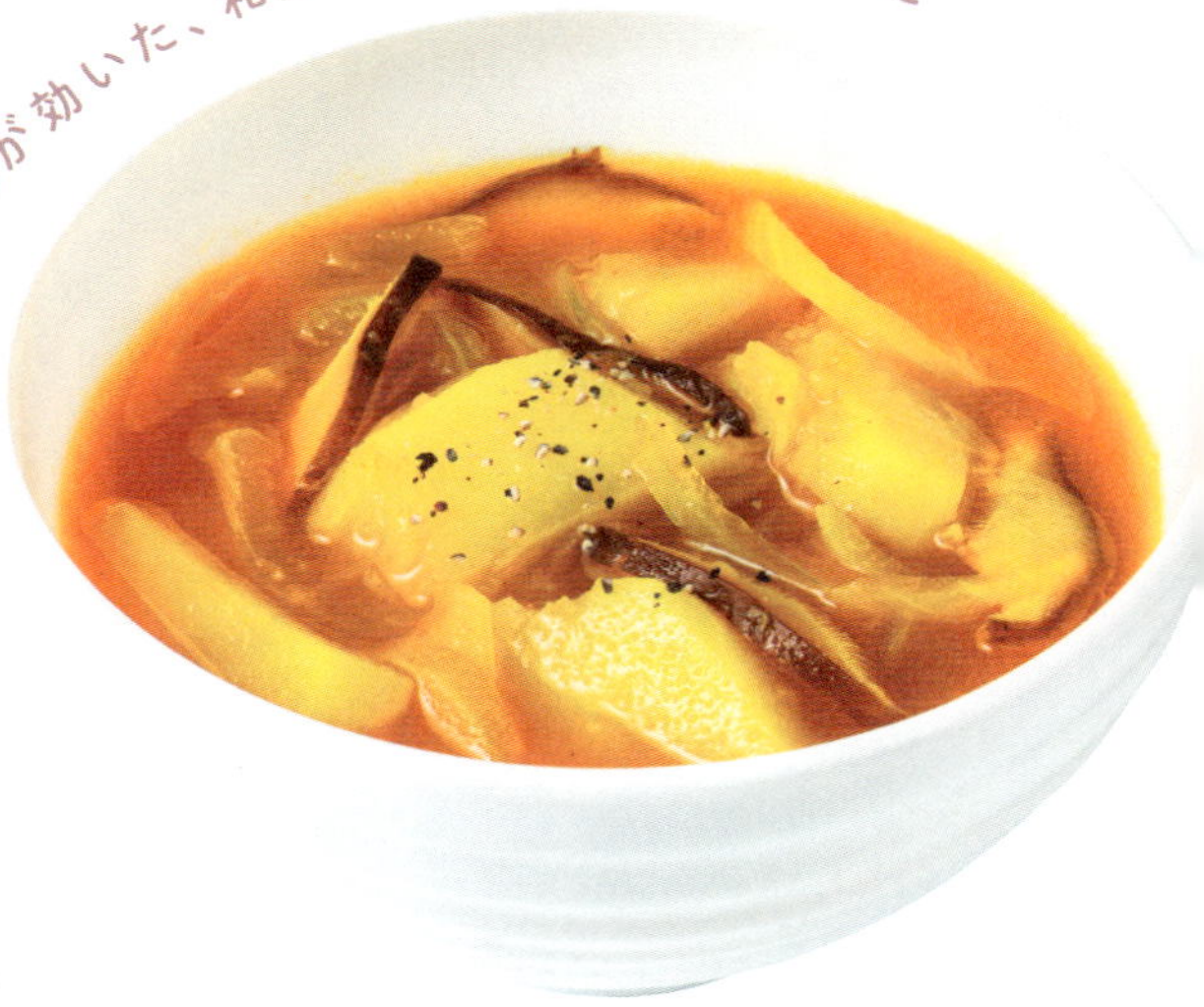

お悩み

PICK UP 食材

なつめ【Jujube】

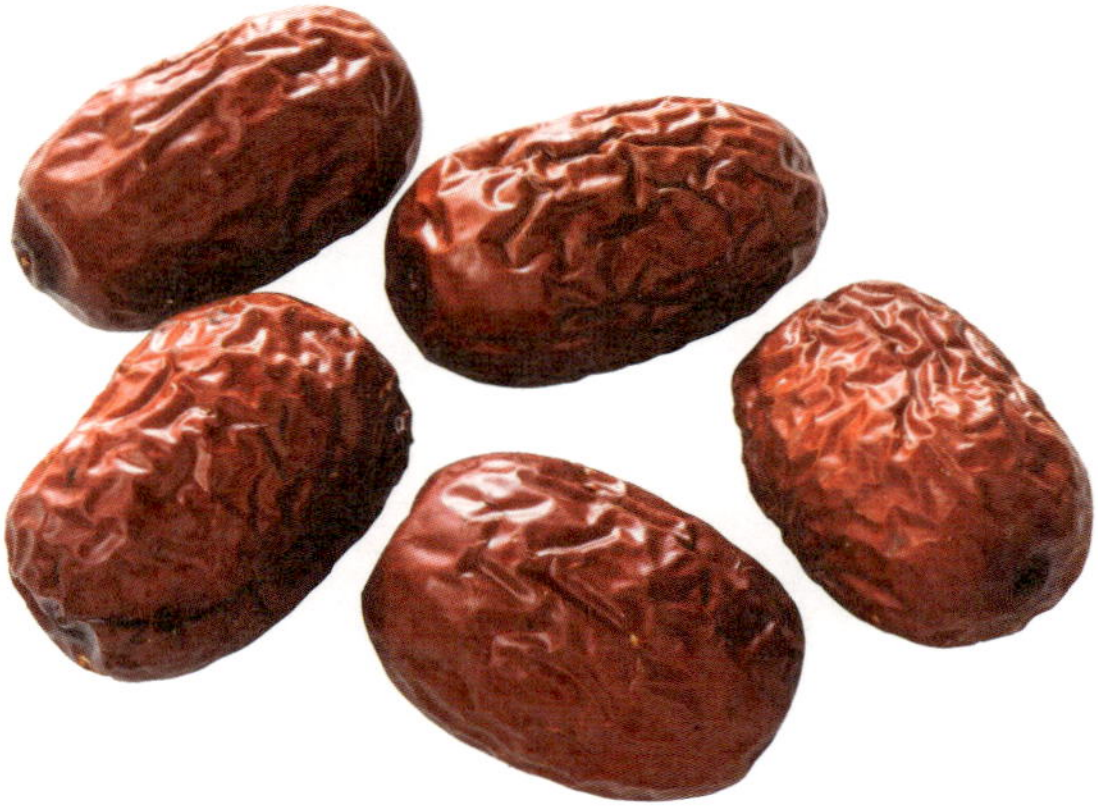

体にエネルギーや血液を補充する生薬として、多くの漢方薬に使われる。そのまま食べたり、薬膳鍋などに浮かせたりしても。

消耗タイプの生理痛

- 鈍いシクシクした痛み
- 疲れた時に悪化
- 経血の色が薄い
- 月経の中盤から後半に悪化

「不栄則痛《ふえいそくつう》」の生理痛は、補い食材のなつめで改善

生理痛のもう一つの要因「不栄則痛《ふえいそくつう》」（栄《さか》えざればすなわち痛む）とは、気（エネルギー）や血《けつ》の不足により痛みが発生すること。ストレスを感じていなくても、生理のたびに鈍い痛みに悩まされる人はこのタイプかも。

なつめや竜眼《りゅうがん》は気や血を補充する力があり、不栄則痛の生理痛に効果を発揮する。気血《きけつ》を補充するなつめ・竜眼と、気血を巡らせるローズの組み合わせは、中国ではド定番の生理痛向け薬膳ドリンクだ。

私は十年にわたる中国生活で、「なつめを食べるようになってから生理痛が改善した」という日本人女性の話をよく聞いた。最近は日本のスーパーでもスライスなつめや竜眼を見かけることが増えてきたので、生理のたびに痛み止めを飲んでいるという方は、ぜひ取り入れてみてほしい。

ローズ茶＋なつめ

煎じたローズ茶１人前に、なつめ１つを浮かべる。

なつめの風味がアクセント

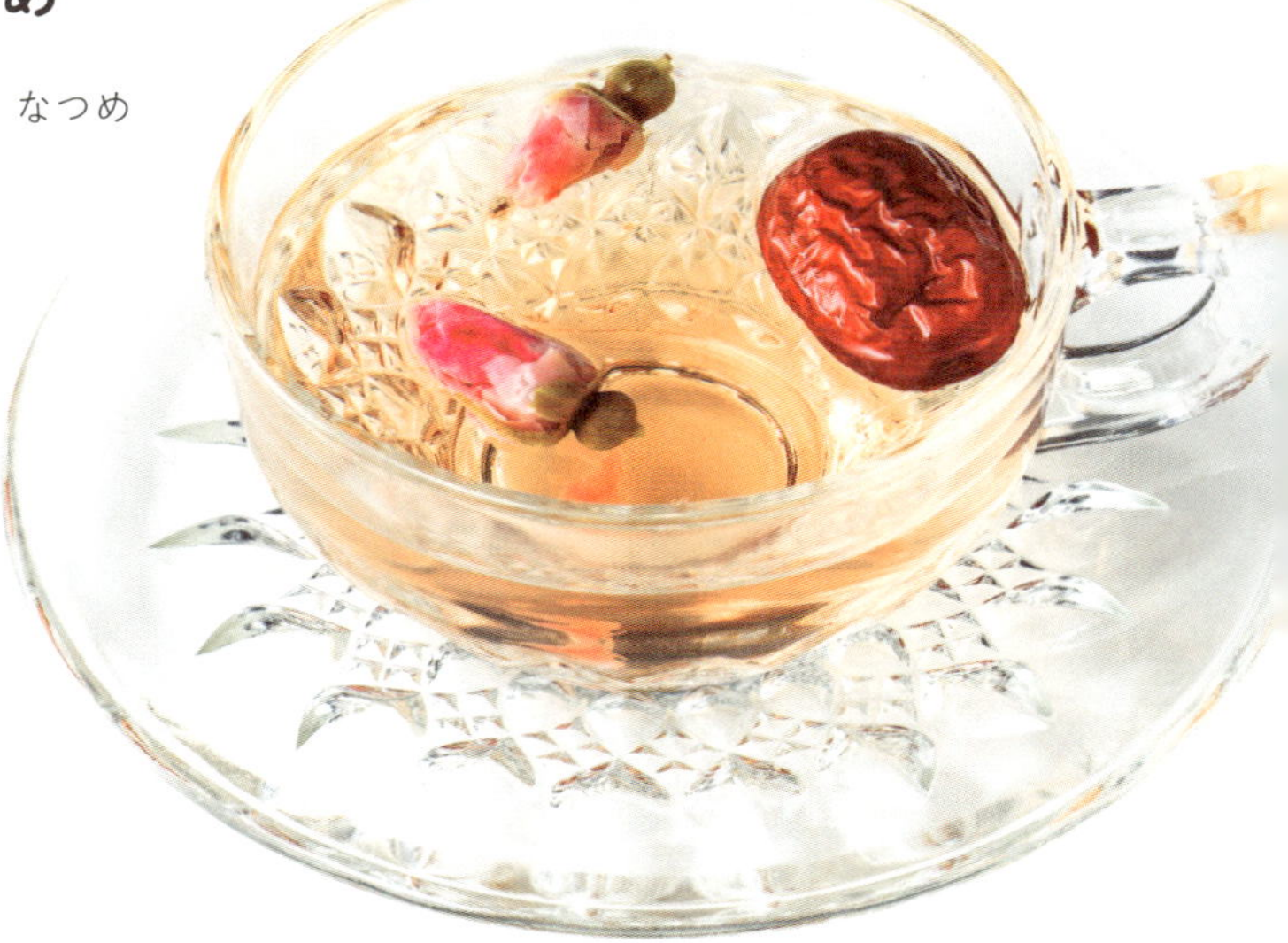

ライチのような見た目の果実「竜眼」

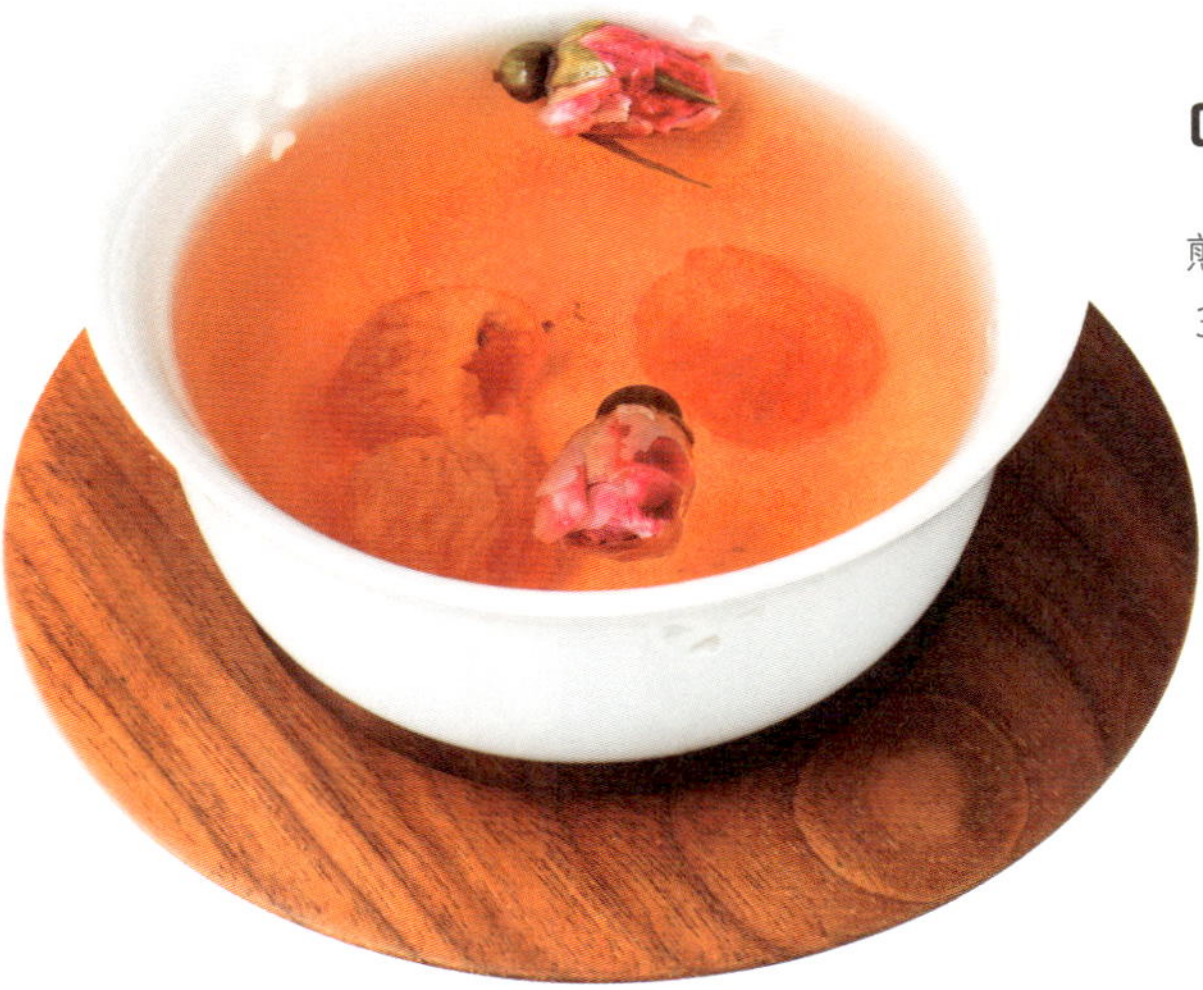

ローズ茶＋竜眼

煎じたローズ茶１人前に、竜眼を３つほど入れる。

お悩み

PICK UP 食材

シナモン【Cinnamon】

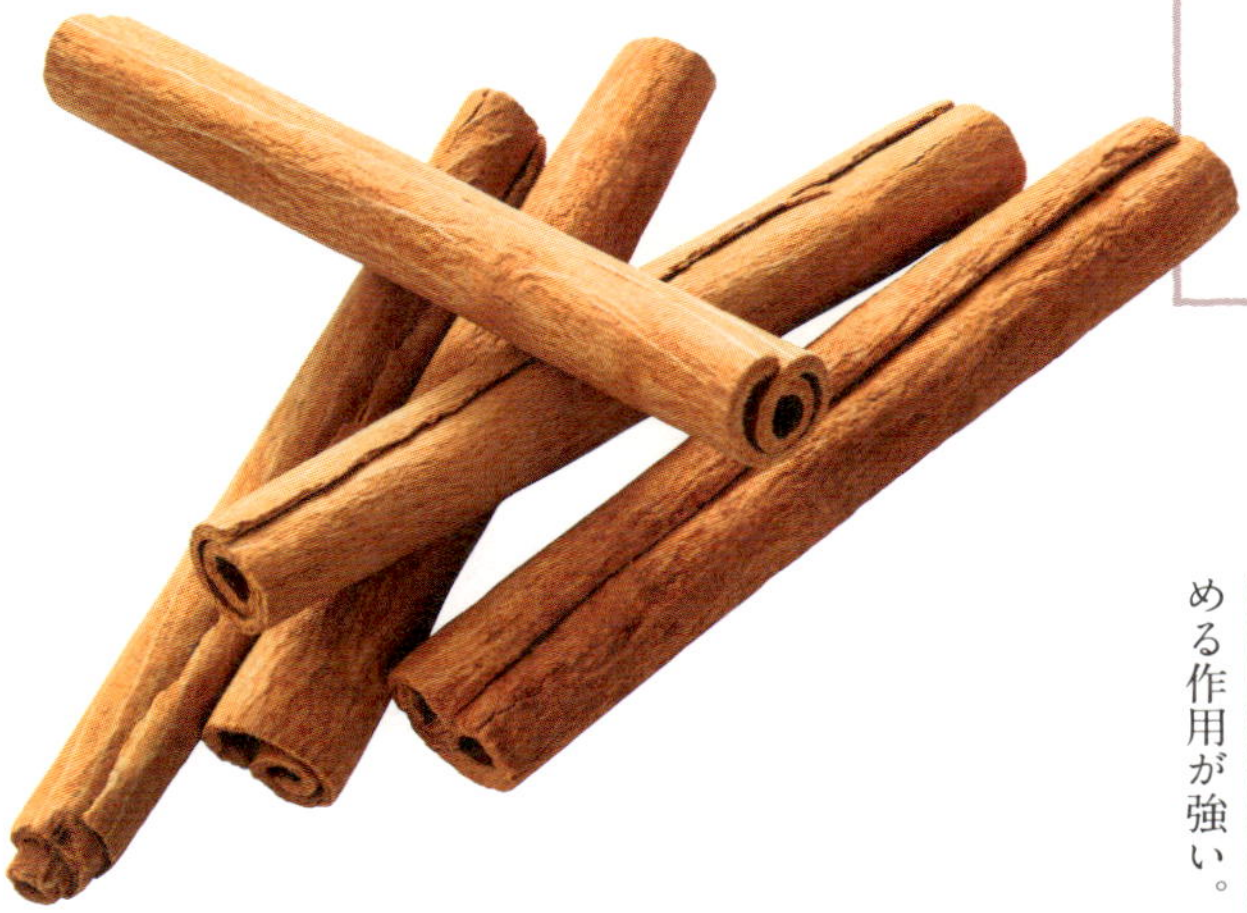

生理痛や生理不順など、女性特有の症状に用いられる漢方薬によく配合されている。体を温める作用が強い。

冷えタイプの生理痛

- 腰やお腹周りが冷える
- 普段から体が冷えやすい
- お腹を温めると痛みが顕著にラクになる

冷えタイプの生理痛にはシナモンがおすすめ

生理痛を悪化させる要素として忘れてはいけないのが「冷え」。特に腰やお腹周りには、子宮と関係の深いツボが多く、この部位の冷えがツボから子宮へと伝わって痛みを招くこともある。そんな時におすすめなのがシナモンだ。

シナモンは「桂皮《けいひ》」とも呼ばれる生薬で、生理痛や生理不順など、女性特有の症状に効果がある。腰や子宮周りを温める力が強く、冷えタイプの生理痛にはおすすめのスパイスだ。気血《きけつ》を巡らせる効果のあるローズや陳皮《ちんぴ》と合わせると、全身を温める薬膳茶になる。

ちなみに、「八つ橋」でおなじみのニッキもシナモンの仲間。シナモンは樹皮でニッキは根の皮が原料という違いがある。部位の違いで味や香りが違うのも面白い。

シナモンがやさしく香る上品な味

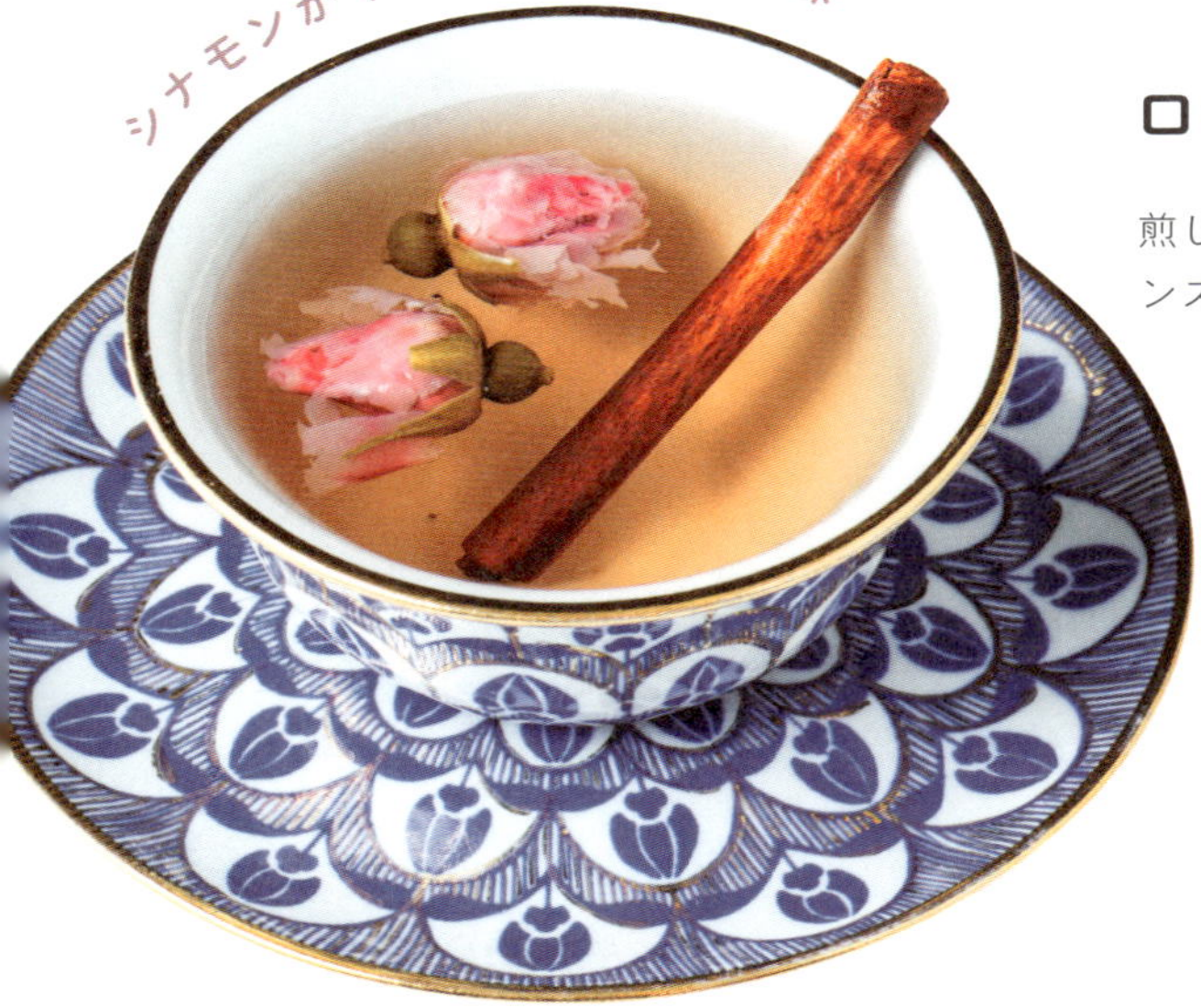

ローズ茶+シナモン

煎じたローズ茶１人前に、シナモンスティック１本を入れる。

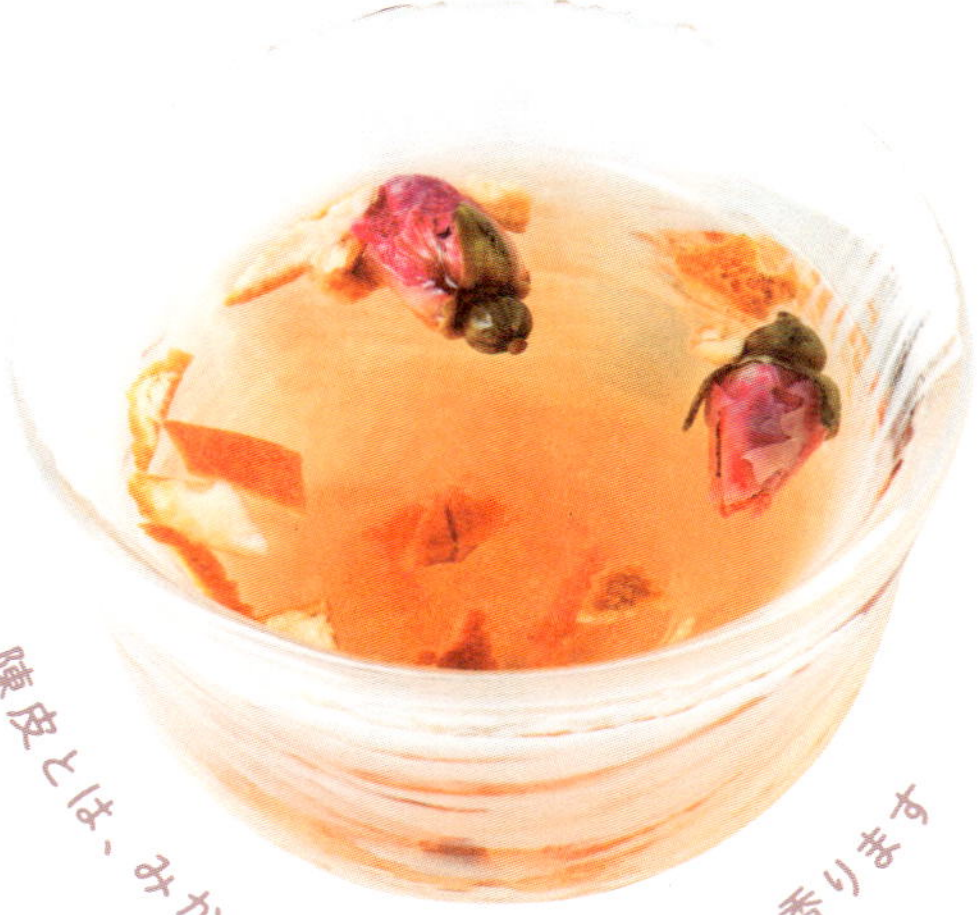

陳皮とは、みかんの皮のこと。ほのかに香ります

ローズ茶+陳皮

煎じたローズ茶１人前に、陳皮１片分を目安に散らす。

月経痛のタイプ

	ストレスタイプ	消耗タイプ	冷えタイプ
特徴	ストレスを感じやすい。生理の1～2日前、または生理中に痛みが始まる	生理中から生理後に痛み出す。シクシク鈍い痛み	生理の数日前に痛み出す。お腹を温めると楽になる
経血の色・質	暗紫色《あんししょく》で血の塊がある	色が薄く量が少ない	暗紫色《あんししょく》
痛み方	刺すような痛み	鈍い痛み。押さえると痛みが軽減	鋭い痛み。冷えると痛む
おすすめ食材	ローズ、ジャスミン、ハッカ、八角、紅花《べにばな》、セロリなど	なつめ、竜眼《りゅうがん》、山芋、黒豆、はちみつなど	シナモン、よもぎ、黒糖、しょうが、陳皮《ちんぴ》など

慢性的な生理痛の人は「肝《かん》」や「腎《じん》」に気をつけて

慢性的な生理痛に悩む女性に共通するのは、五臓《ごぞう》の「肝《かん》」や「腎《じん》」の弱り。生理や妊娠など女性特有の生理現象に深く関わるこの2つの臓器を強化することが「生理痛ぬけ」には欠かせない。

枸杞《くこ》の実は、肝や腎に活力を与えてくれる。日本では杏仁豆腐の添え物くらいでしかなじみはないが、中国では「不老長寿の生薬」として、鍋やスープなど、日常の食材として人気がある。

肝と腎を強化する定番といえば、栗も外せない。生理痛の緩和だけでなく、筋肉と骨の強化、たんを止める、体を温めるなど、「秋のスーパーフード」の名に恥じぬ薬効を持つ。

気を補い体を温める効果のあるもち米で作る「栗おこわ」は、虚弱体質の女性なら定期的に食べてほしい。

わずかに甘酸っぱい枸杞の実は、
お茶と相性抜群

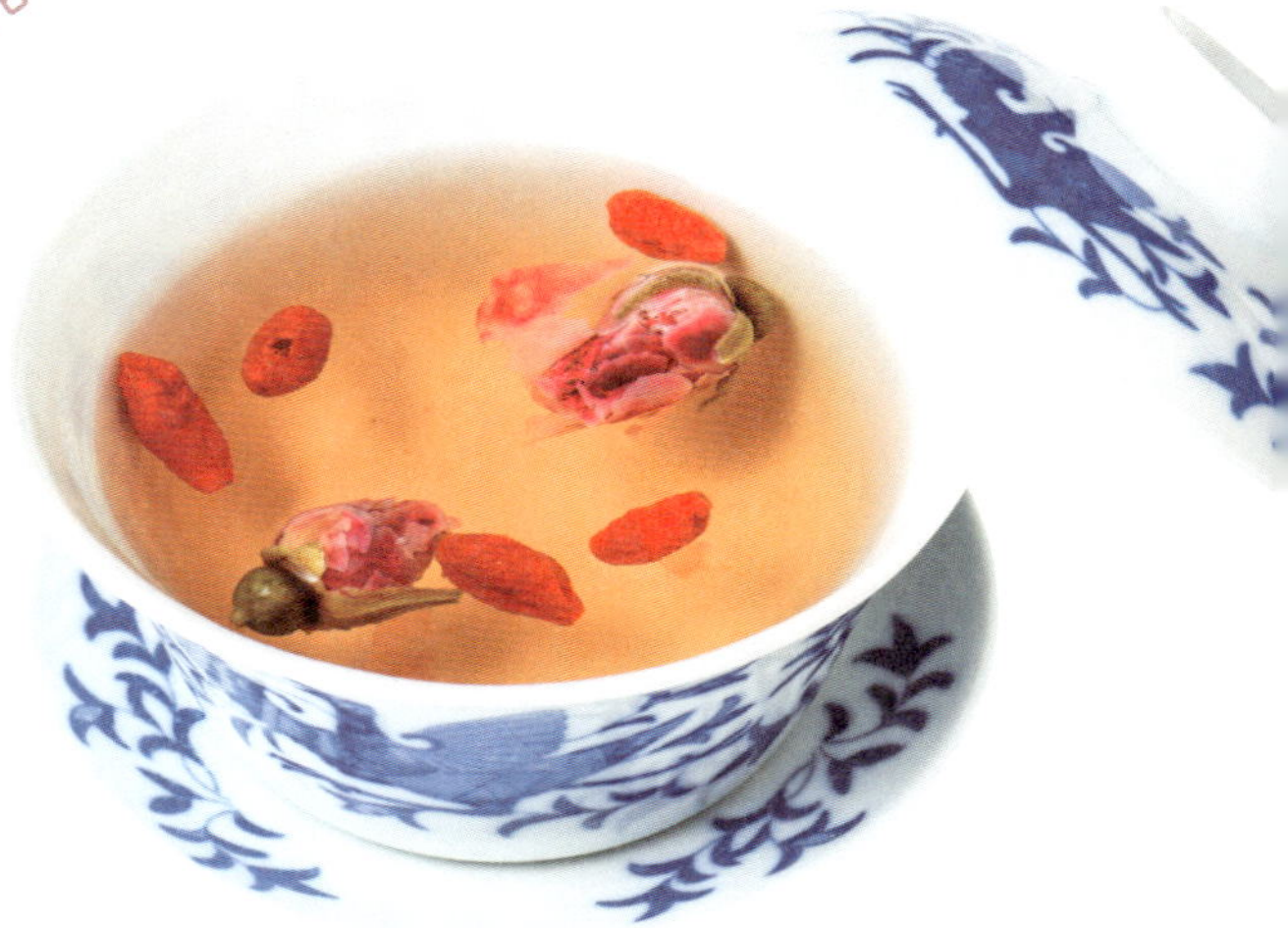

ローズ茶＋
枸杞の実

煎じたローズ茶１人前に、
枸杞の実適量を散らす。

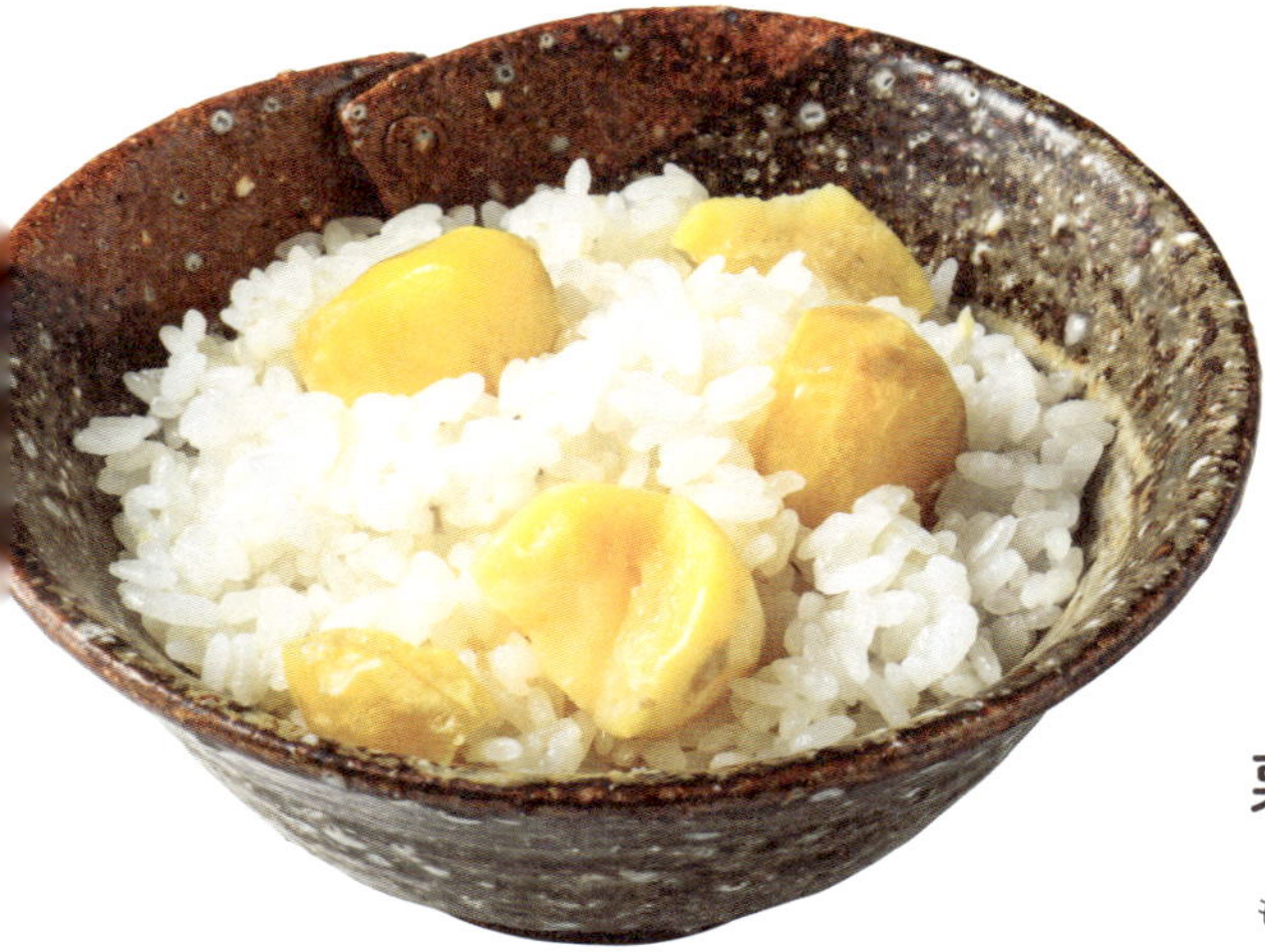

ほっくり秋の味覚

栗おこわ

もち米２合は軽くといでから１時間ほど浸水させておく。むき栗12～16個、酒大さじ２、塩小さじ½、昆布5cmを加えてよく混ぜ、水加減を白米に合わせて炊飯する。

月経不順

月経不順の要因

- 「腎《じん》」の弱り
- ストレスによる気の乱れ

PICK UP TEA

杜《と》仲《ちゅう》茶《ちゃ》【*Du zhong tea*】

ほんのり甘くやさしい味わい。月経リズムと深く関わる「肝《かん》」と「腎《じん》」を丈夫にする働きがある。体を温める作用があるうえにノンカフェインなので、冷え性の女性にもぴったり。

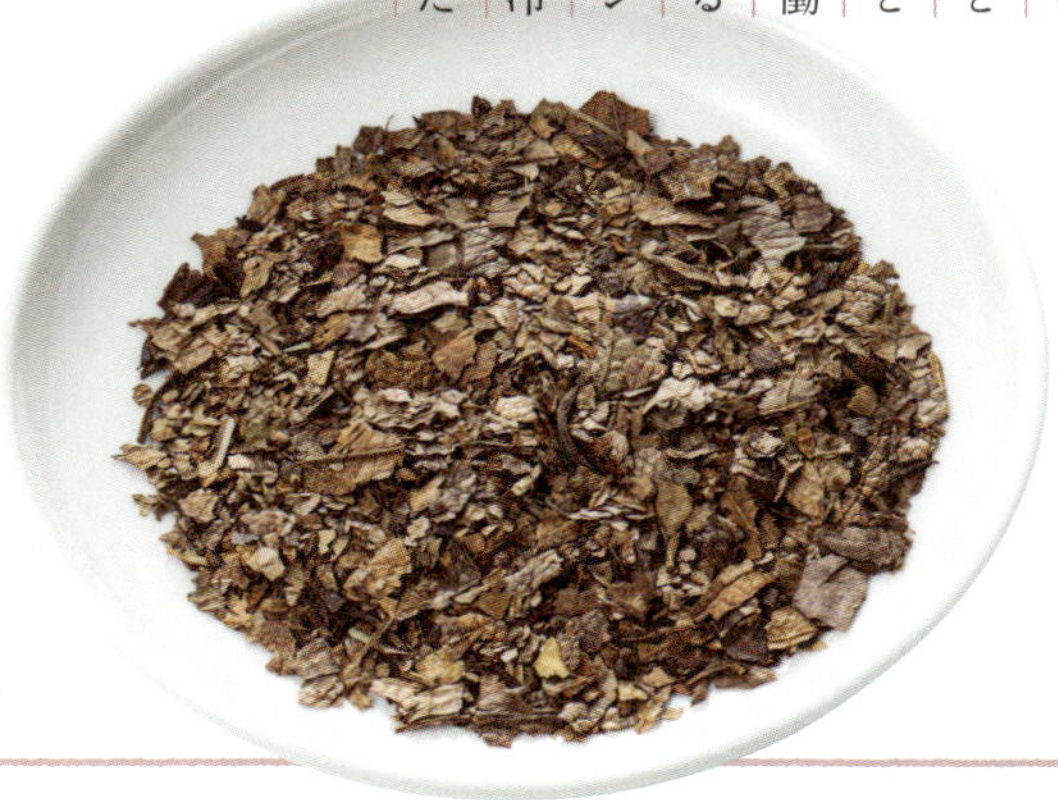

腎《じん》の強化に杜《と》仲《ちゅう》茶《ちゃ》
ストレスによる気の乱れにも注意

漢方には「女性の病を治すには、先《ま》ず月経を正常化せよ」という言葉がある。それほど月経リズムを重視しているのだ。

正常な月経リズムを保つのが五臓《ごぞう》の「腎《じん》」。そして、腎の強化に定番のお茶が杜仲茶《とちゅうちゃ》だ。以前日本でもブームになったが、中国では古代から飲まれていて、月経不順だけでなく、冷えや腰痛など、様々な症状に活用される。華やかな香りのローズとの相性もよく、杜仲茶＋ローズのペアは、女性特有の不調に最適。

ストレスによる月経不順ならセロリ、豆苗がいい。ストレスを和らげ、月経不順の他に頭痛やめまい、のぼせにも効果がある。体を冷やす作用もあるので、体を温める作用を持つクミンと合わせたスープなら、冷え性さんでも安心して食べられる。

くせがなく飲みやすい

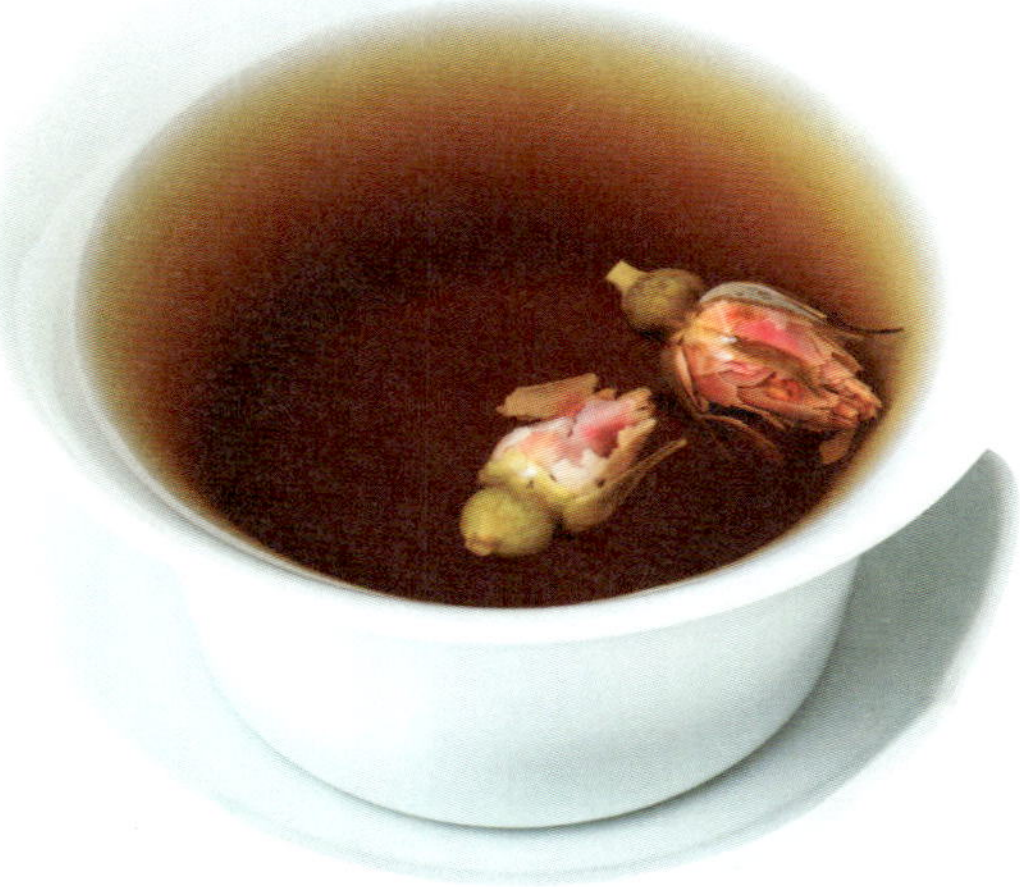

杜仲茶＋ローズ

煎じた杜仲茶１人前に、ローズ適量を浮かべる。

カレーにも欠かせない「クミン」がほんのり香る

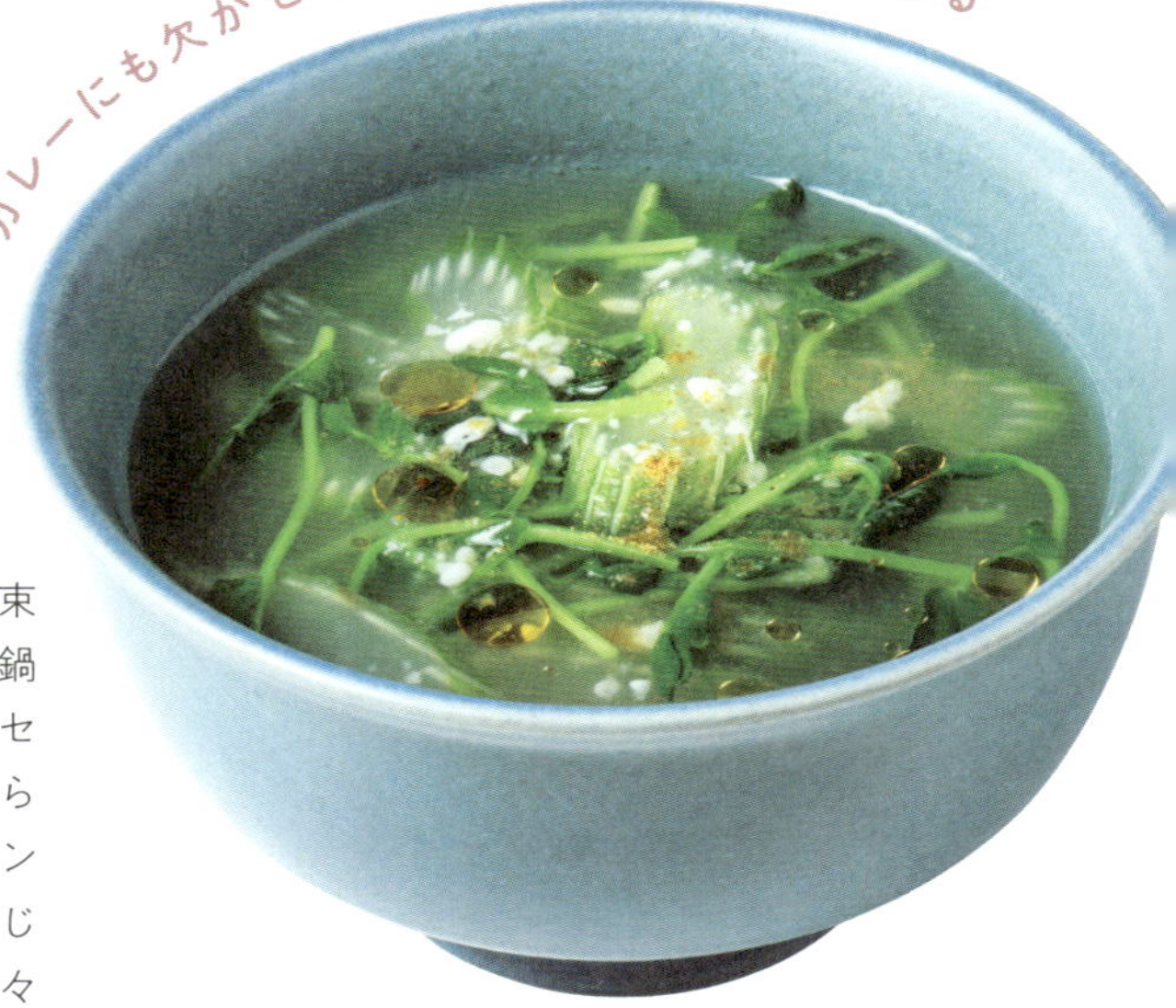

セロリと豆苗のクミンスープ

セロリ$\frac{1}{2}$本は斜め千切り、豆苗$\frac{1}{4}$束は根を取り除き3cm長さに切る。鍋に水２カップを入れて沸かしたらセロリを入れ、柔らかくなってきたら豆苗を入れる。味を見ながらクミンパウダーを３～４振り、塩麹小さじ１を加える。器に盛り、ごま油少々をかける。

お悩み

PICK UP食材

くるみ【Walnut】

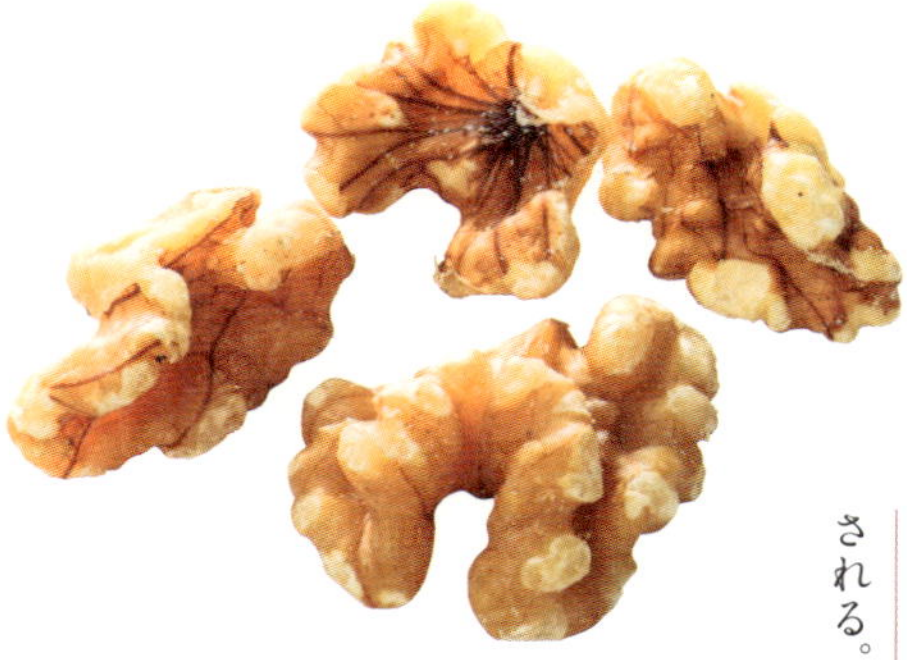

女性の健康長寿に効果が高いとされ、中国では「仙女《せんにょ》が食べる長寿のナッツ」といわれるほど。脳の活性化、腰痛、アンチエイジングなどにも効果があるとされる。

こんなお悩みに最適

- 月経不順
- 腰痛
- 慢性のせき、ぜんそく

月経リズムを整えるスーパーフード　くるみと黒豆

「腎《じん》」は、月経、妊娠、出産など、女性が新たな生命を宿すために必要な機能と密接に関わっている。そのため、腎の健康維持が月経リズムを保つ上でも不可欠だ。

　腎に良い身近な食材といえば「くるみ」。中華料理では、お粥やスープ、炒め物などその使い方は幅広い。本場中国には、くるみと羊の腎臓を煮込んだ「胡桃羊腎《くるみようじん》」なるガチ薬膳もあったりする。

　黒豆は「補腎《ほじん》の聖品《せいひん》」との誉《ほま》れ高い、最強の腎ケア食材だ。中国では、発酵させた黒豆が原料の豆鼓醤《トウチジャン》がよく食べられているが、手軽に黒豆の栄養をとるなら「黒豆ポタージュ」がおすすめ。玉ねぎと塩麹《しおこうじ》のうま味がぎゅっと詰まったポタージュは、腎を強化する上に、塩麹の美肌効果も得られる、よくばりさんにぴったりの薬膳レシピだ。

ちょい足しするだけで心強い

杜仲茶+くるみ

煎じた杜仲茶１人前に、くるみ適量を入れる。

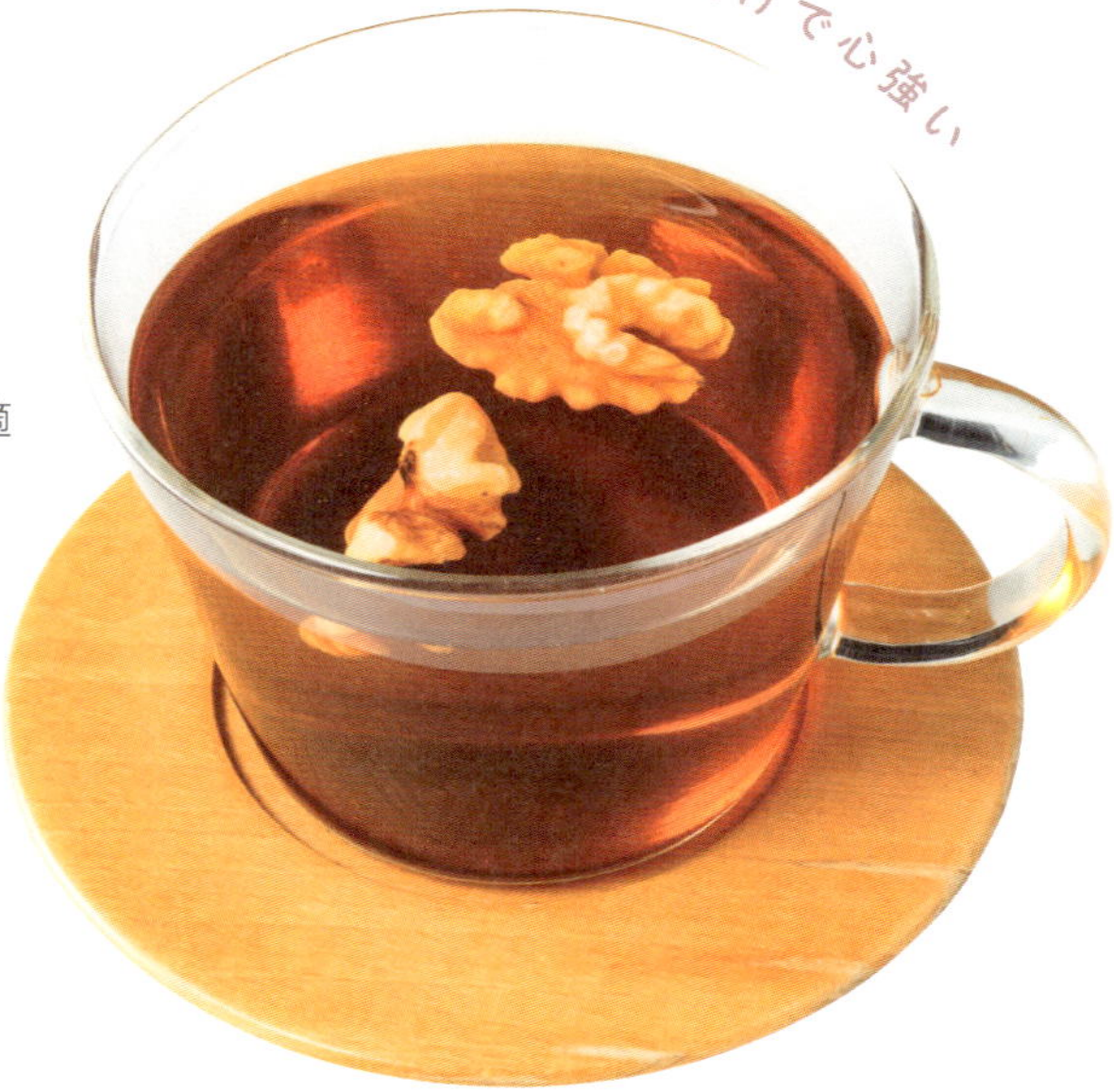

豆乳と黒豆の濃厚な味わい

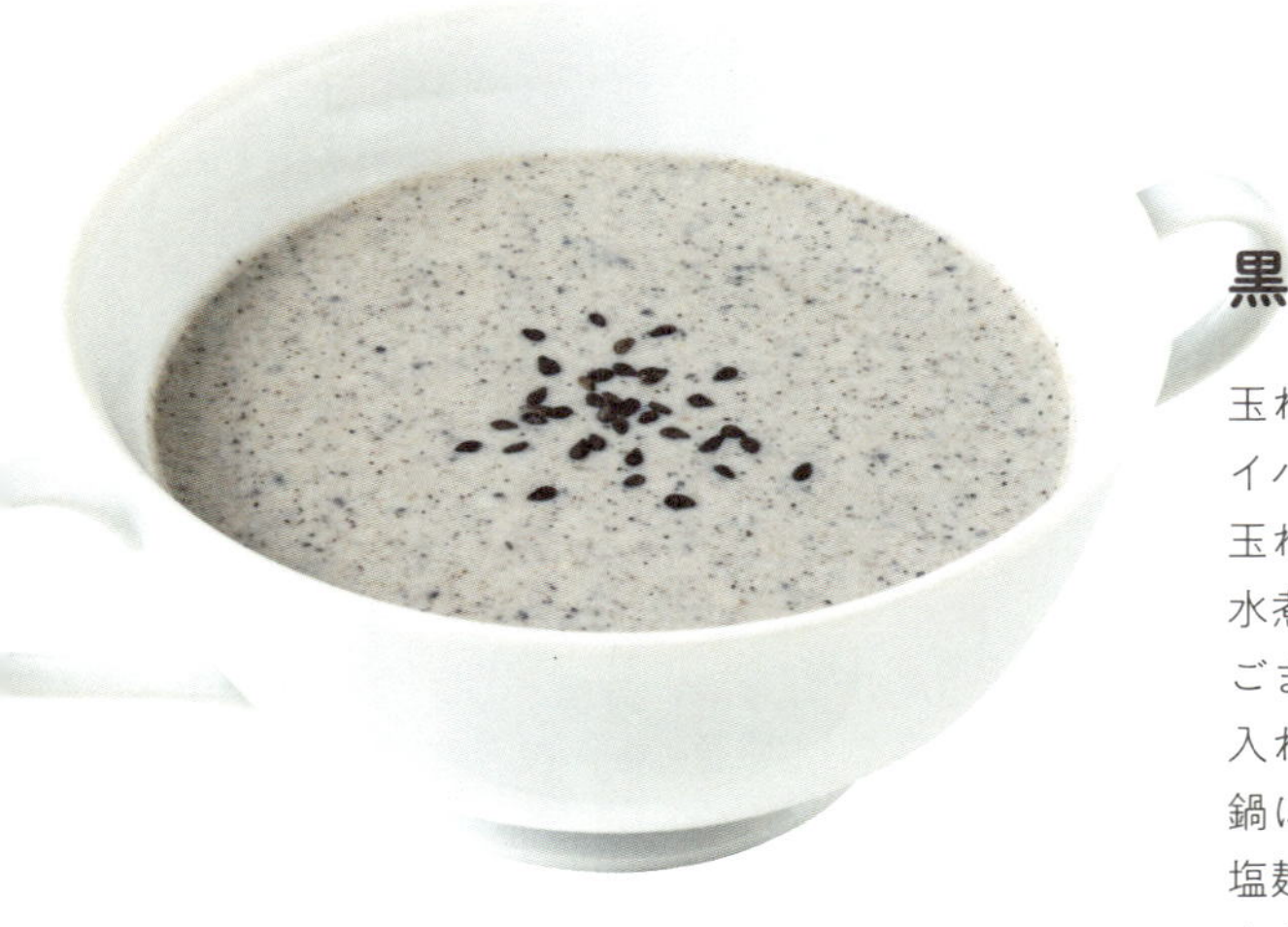

黒豆ポタージュ

玉ねぎ80gは一口大に切る。フライパンにバター大さじ１を熱し、玉ねぎが色づくまで炒める。黒豆水煮80g、豆乳１カップ、黒すりごま大さじ１とともにミキサーに入れ、滑らかになるまで攪拌する。鍋に移し温めたら、味をみながら塩麹大さじ１を入れる。器に盛ったら黒ごま少々をトッピングする。

お悩み

更年期障害

PICK UP TEA

ジャスミン茶【*Jasmine tea*】

緑茶にジャスミンの花のアロマを移した花茶《はなちゃ》の代表格。気の巡りを整えるジャスミンと、体の余分な熱を冷ます緑茶の力で、イライラやほてりなど、更年期の不調に効果を発揮する。

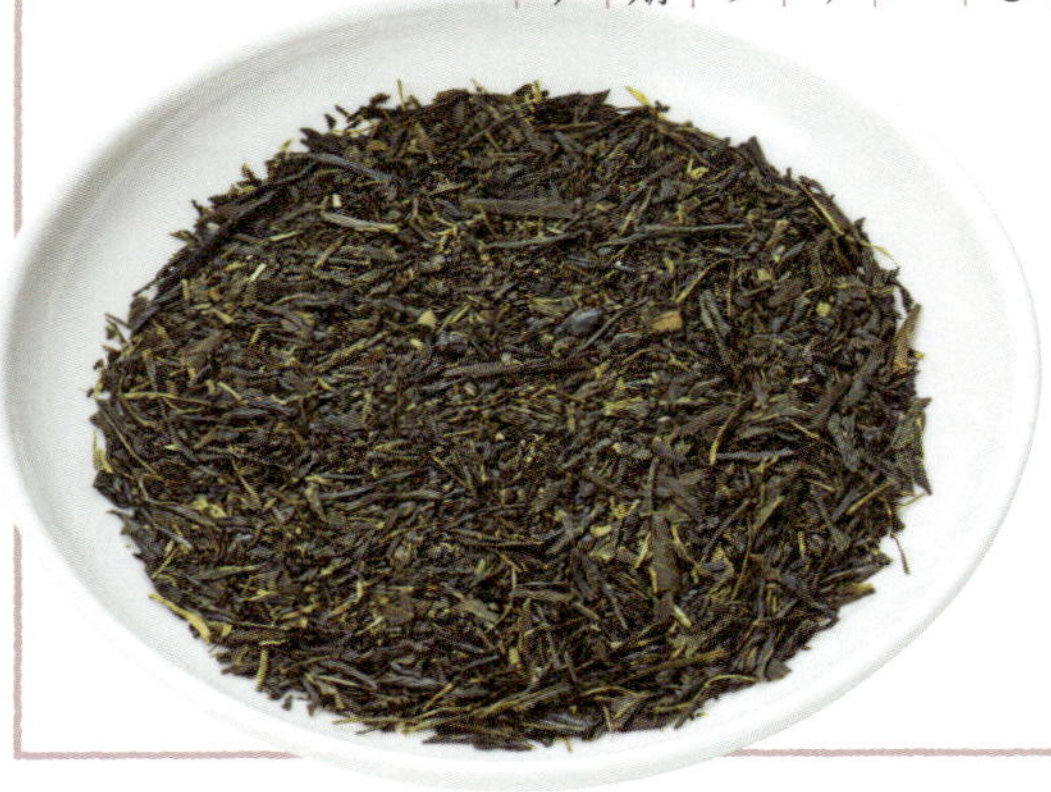

更年期障害の要因

- 肝《かん》の弱り
- 腎《じん》の弱り
- ホルモンバランスの乱れ

「肝《かん》」か「腎《じん》」か 更年期障害2つのタイプ

更年期障害は、ストレスで肝《かん》が弱るタイプと、ホルモンバランスの乱れで腎《じん》が弱るタイプがある。イライラしやすい・気持ちのコントロールが苦手になった等、メンタルの不調が顕著な場合は、肝が弱っているのかもしれない。

ストレスで弱った肝にいいのがジャスミン茶だ。現代の研究でも、ジャスミン茶の香り成分にリラックス効果があることが確認されている。

スイカズラは「金銀《きんぎん》花《か》」とも呼ばれるハーブだ。高い解毒作用で更年期の時期のニキビの緩和にも効果が期待できる。気を落ち着かせイライラを鎮める作用があるそばの実を使ったロシア風お粥「カーシャ」は消化もよく、効率的に更年期のイライラ対策ができる一皿だ。

スイカズラは、甘い香りが特徴の花

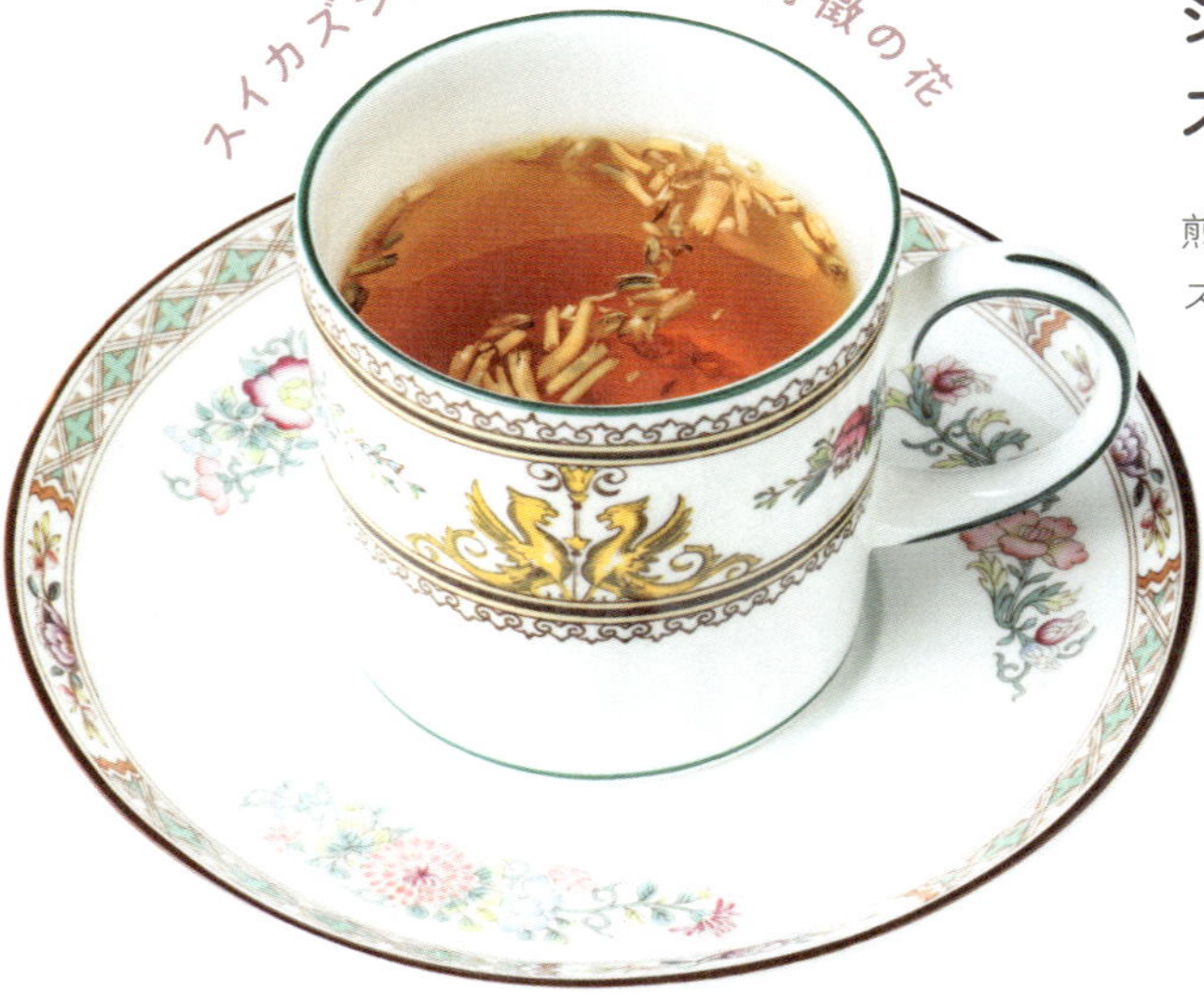

ジャスミン茶＋スイカズラ

煎じたジャスミン茶１人前に、スイカズラ適量を入れる。

ロシアのおかゆ「カーシャ」風

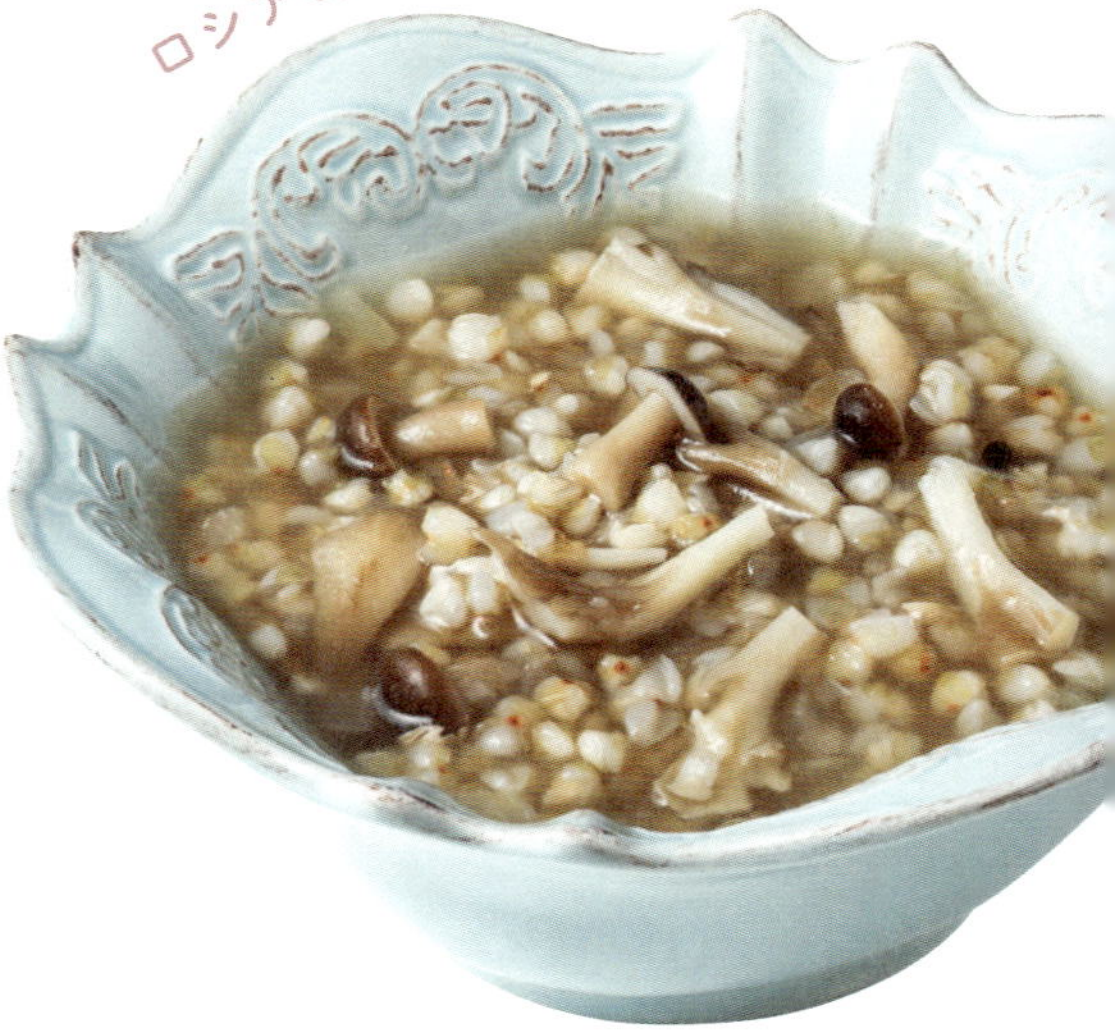

そばの実ときのこのカーシャ（ロシア風）

そばの実¼カップを洗い、１時間以上浸水しておく。玉ねぎ⅛個はみじん切り、まいたけとしめじ（合わせて½パック）は2㎝に切る。鍋にそばの実、150mℓの水、昆布5㎝、塩少々を入れ、10分ほどゆでる。フライパンにオリーブオイル小さじ１を熱し、玉ねぎを色づくまで炒め、きのこを加えてさらに炒める。先ほどの鍋に炒めた具材、水500mℓ、ローリエ１枚を入れて煮込み、塩少々で味をととのえる。

PICK UP食材

枸《く》杞《こ》の実【Goji berry】

こんなお悩みに最適

- 顔や上半身のほてり
- 寝汗
- 耳鳴り

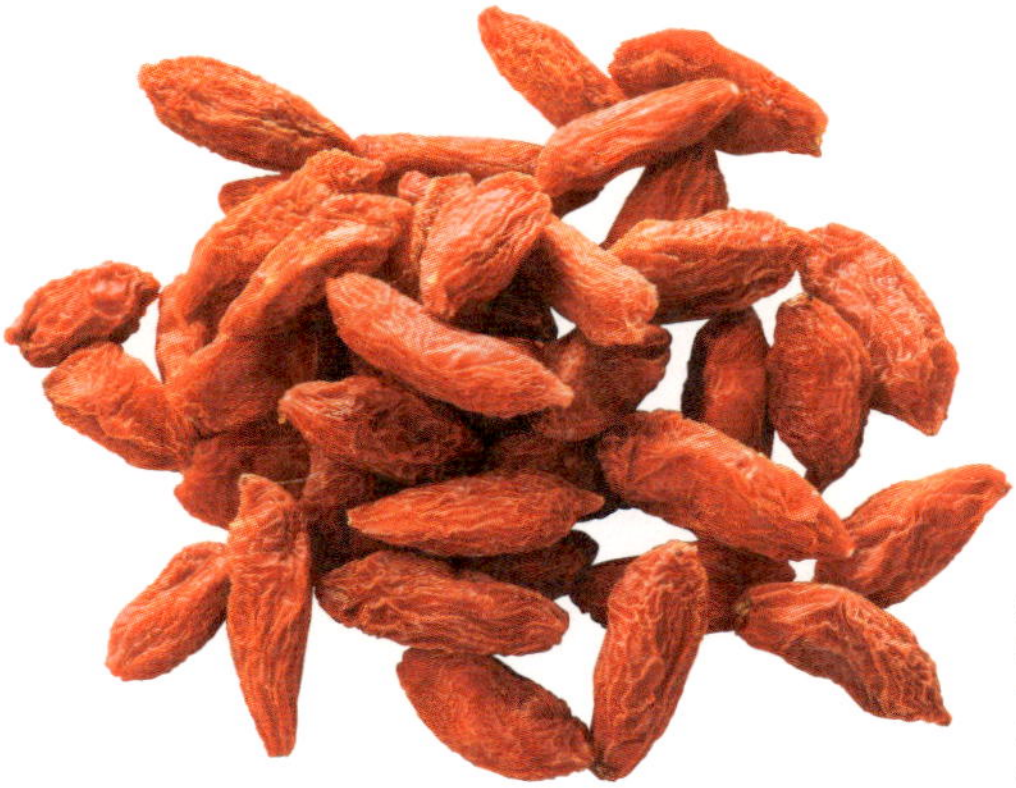

「不老長寿の生薬」として、多くの漢方薬に使われる。滋養強壮効果に優れ、肝《かん》と腎《じん》を強化する。鍋料理、薬酒など様々な薬膳料理に欠かせない食材。

加齢によって衰えやすい「腎《じん》」体を潤す食材も足して

二千年前の中国に、枸子《くし》と杞氏《こし》という夫婦がいた。夫婦はある時、不思議な薬効のある赤い木の実を見つけ、病気や飢えで苦しむ村の民を救った。後にこの赤い実は、夫婦の名前にちなんで「枸杞《くこ》」と名付けられた。

数多くの伝説が残る枸杞の実は、漢方薬や薬膳に欠かせない定番の食材だ。更年期の時期に起こりやすい顔や上半身のほてり、寝汗、耳鳴りなどに特に効果を発揮する。

ほてりを和らげるには潤いを補う食材も効果的。豚肉、白菜は潤いを補給して余分な熱を冷ましてくれる。

一方で、冷えを防ぐためにしょうがやねぎ、みそなど温性の食材を加えた豚汁は、マイルドにほてりを抑えつつも体を冷やし過ぎない、バランスの取れた薬膳スープだ。

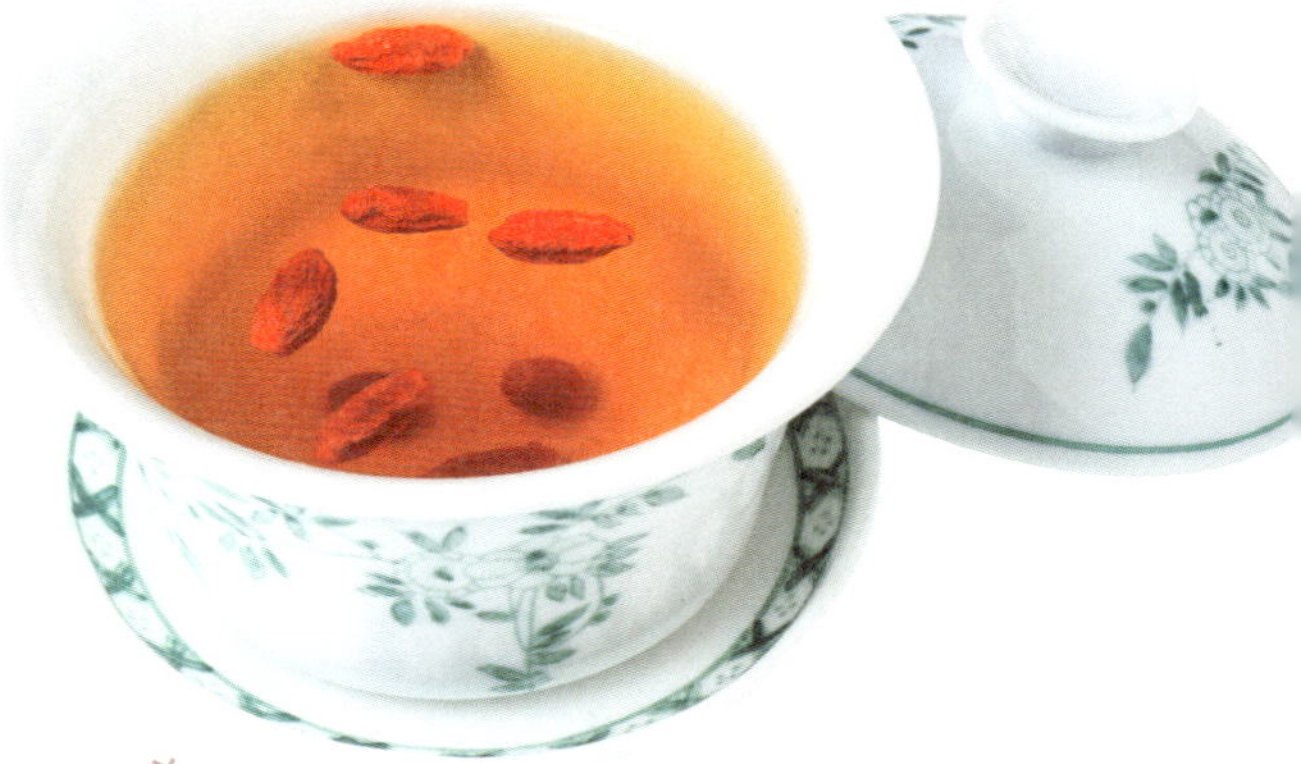

ジャスミン茶+
枸杞の実

煎じたジャスミン茶１人前に、
枸杞の実適量を入れる。

さっぱりさわやか

しみしみの白菜を味わって

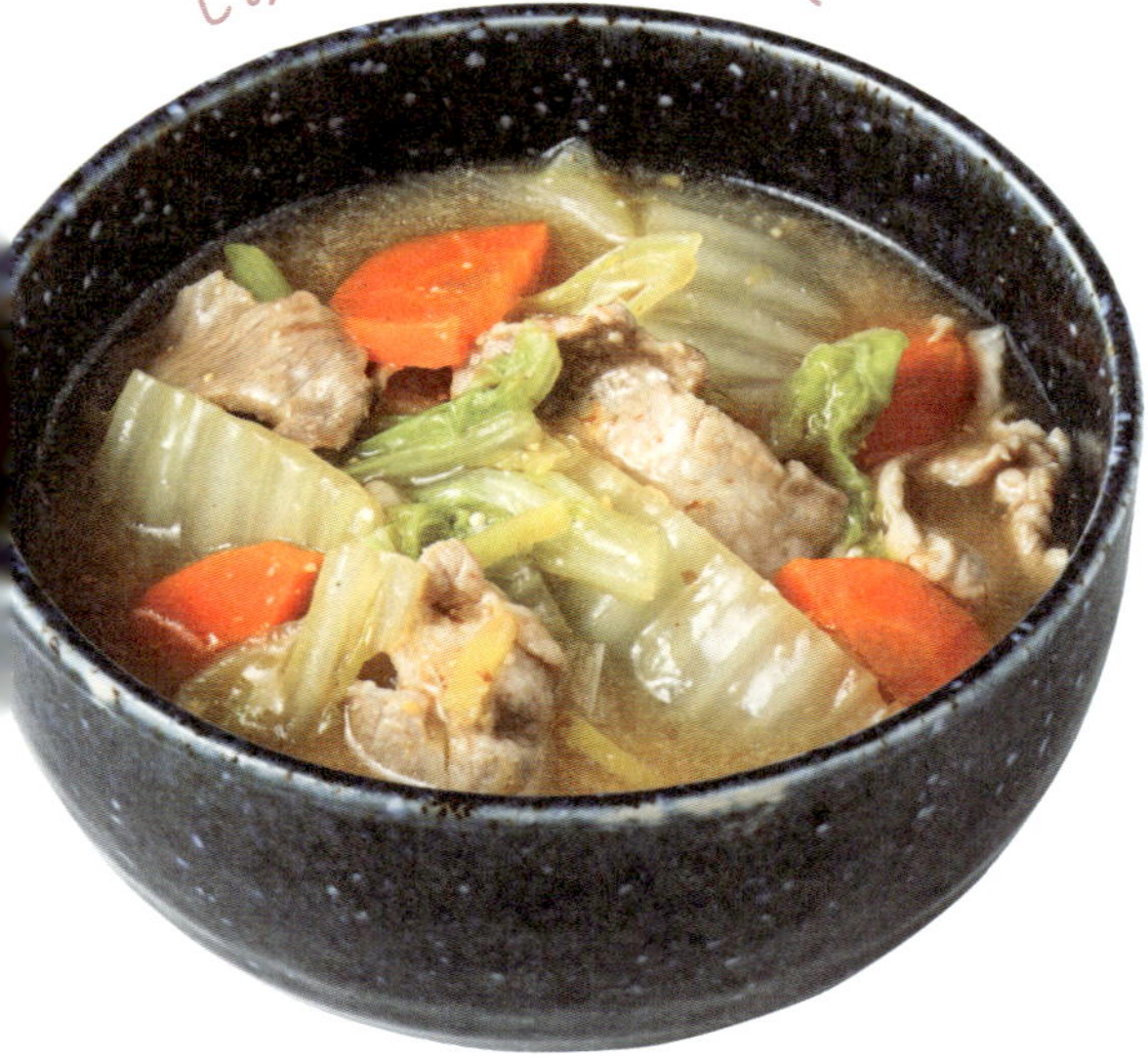

白菜たっぷり豚汁

白菜1.5枚、豚肉80gは2㎝幅、にんじん40gは半月切り、しょうが１片は千切りにする。長ねぎ½本は斜め切りにする。鍋にごま油小さじ１を熱し、しょうが、豚肉、にんじん、長ねぎ、白菜の順に入れて炒める。水1.5カップを入れて中火でアクを取りながら煮る。煮立ったら弱火にし、粉鰹小さじ１を加え、みそ大さじ１を溶き入れる。

お悩み

PICK UP TEA

よもぎ茶【*Mugwort tea*】

その様々な健康効果と、春の風を思わせるアロマから「ハーブの女王」と称される。手軽に多くの効果を得られるよもぎ茶は、一度試せばきっとそのとりこになるはず。

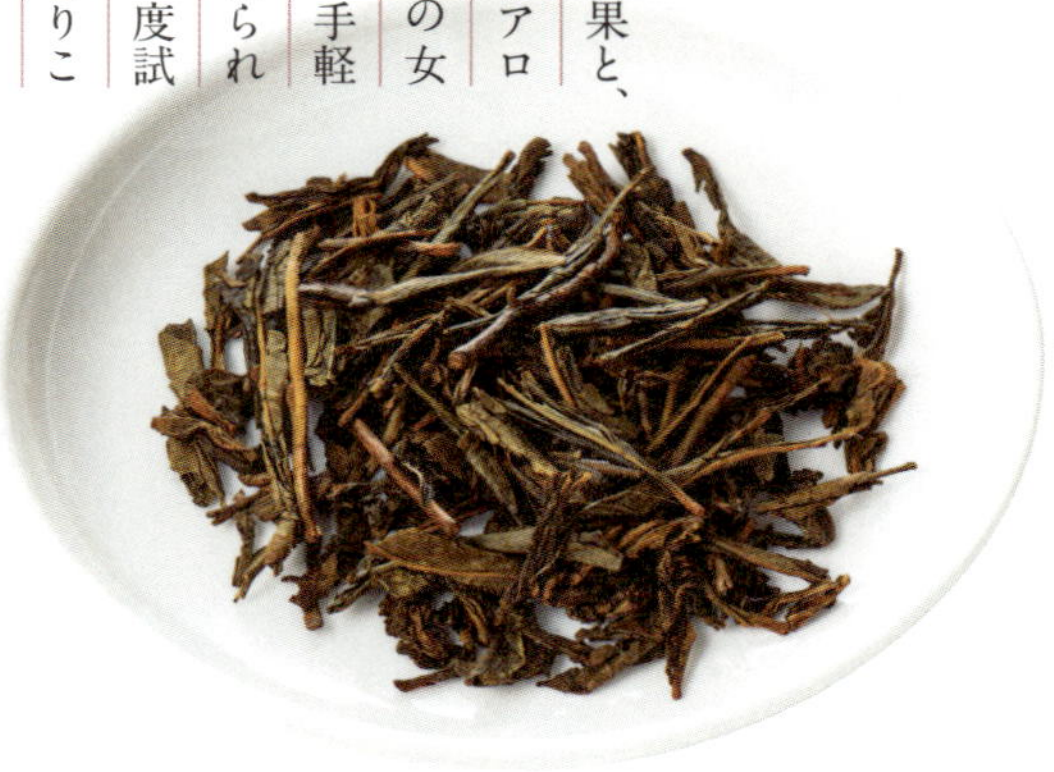

貧血

貧血の要因

- 「血《けつ》」の不足
- 血をつくる「気」の弱り
- 「脾《ひ》」や「肝《かん》」の弱り

お茶からも血《けつ》を補おう　よもぎは万能の薬草

よもぎ茶は、血《けつ》を補うお茶として昔から親しまれてきた薬草茶だ。独特の香りがあって、よもぎ餅やよもぎ団子を思い浮かべる人も多いだろう。血を作る他に、お腹を温めたり痛み止めの効果もあるため、冷えによる月経痛にも効果がある。また、塗り薬やお灸の材料としても長い歴史がある。飲んでよし食べてよし塗ってよしの万能な薬草だ。

もう一つのおすすめがしめじ。血を作る作用や免疫を強化する作用など、嬉しい効果がたくさんある。造血効果をアップさせる枸杞《くこ》の実をちょい足しした炊き込みごはんは、貧血対策にぴったりの和風薬膳だ。

ちなみに、しめじは中国で「蟹味きのこ」と呼ばれている。カニの味がするためだというが、さて、あなたの舌はどう感じるだろう？

香ばしくさわやかな風味

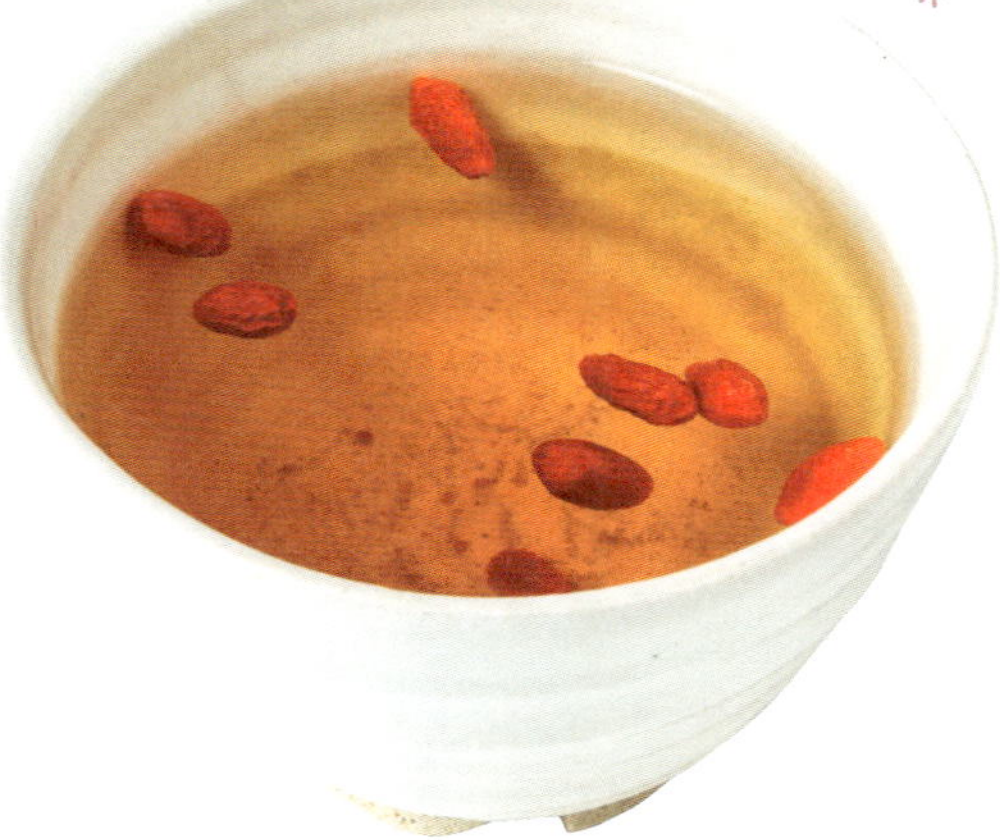

よもぎ茶+枸杞の実

煎じたよもぎ茶1人前に、枸杞の実適量を入れる。

枸杞の実のちょい足しで、補血効果アップ

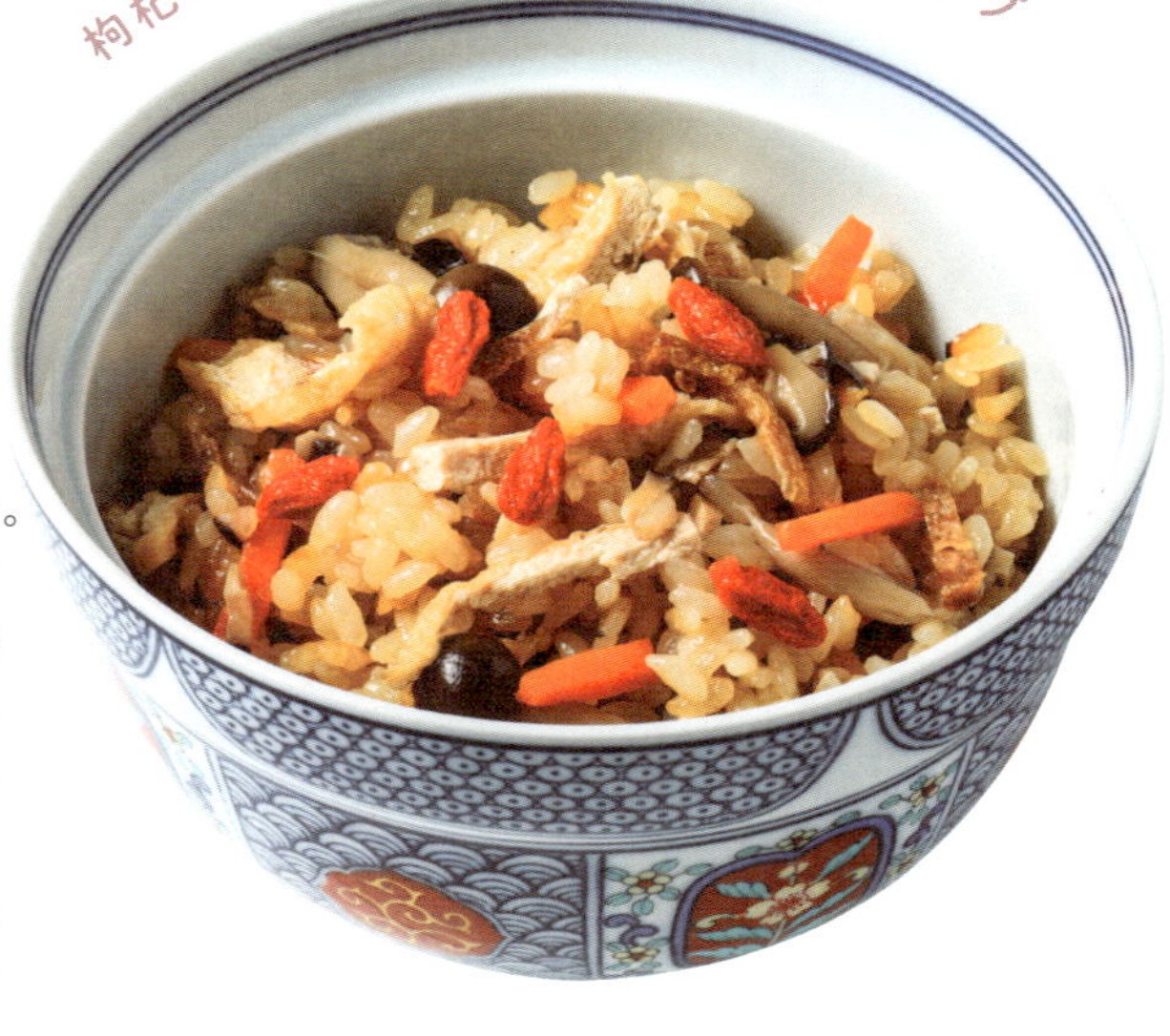

五目炊き込みごはん

干し椎茸1枚はぬるま湯適量で戻す。椎茸はみじん切り、しめじ¼パックは細かく裂く。にんじん20gと油揚げ¼枚は細切りにする。炊飯器にといだ米1合と干し椎茸の戻し汁、しょうゆ・みりん各大さじ1、酒大さじ½、陳皮小さじ1、切った具材を全て入れ、炊飯器の水加減に合わせて水を入れ、炊く。器に盛り付け、少ない水で戻した枸杞の実大さじ1を散らす。

お悩み

PICK UP食材

レーズン【Raisins】

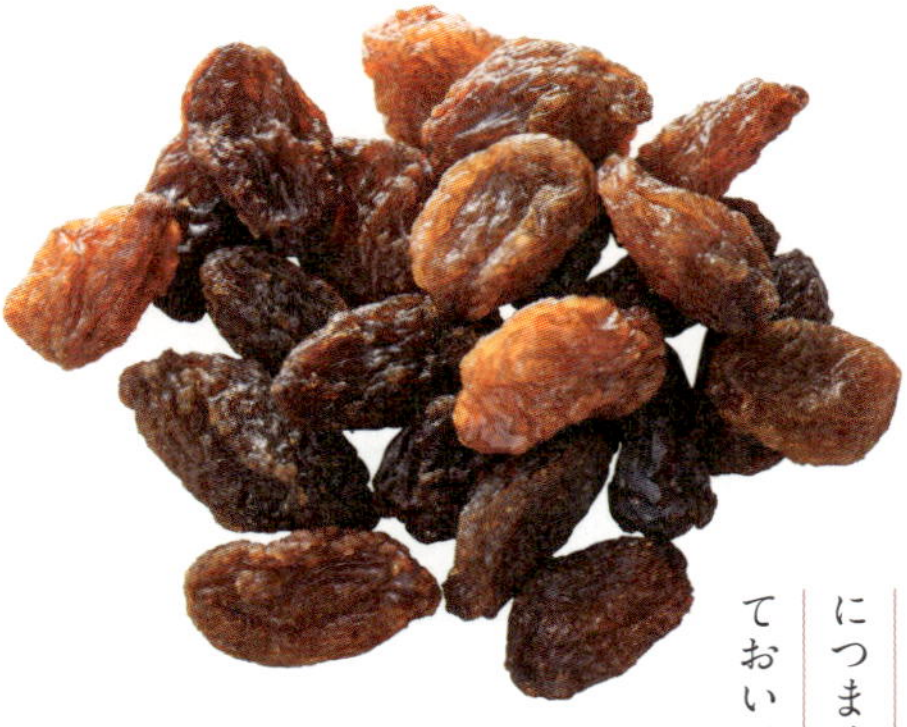

こんなお悩みに最適

- 貧血
- 眼精疲労
- むくみ

など

魏《ぎ》の皇帝が絶賛するほどの食材で、気血《きけつ》を補う・肝《かん》と腎《じん》を強化、筋肉と骨を丈夫にするなど色々な薬効を有する。お茶に入れるのはもちろん、おやつにも手軽につまめるので常備しておいても。

貧血体質におすすめ韓国の薬膳料理サムゲタン

三国志で有名な曹操《そうそう》の息子で、魏《ぎ》の国の初代皇帝となった曹丕《そうひ》。彼は「ぶどう皇帝」と呼ばれるほど、無類のぶどう好きだったのだとか。

ぶどうは、気血《きけつ》を補う・肝《かん》と腎《じん》を強化、筋肉と骨を丈夫にするなど「他に匹敵する果物はない」と魏の皇帝が絶賛するほどの薬効を有している。

血《けつ》を補うだけでなく、血を作る脾《ひ》や腎などの内臓も、貧血体質の改善には有効だ。韓国の伝統料理サムゲタンに使われる鶏肉やなつめ、枸杞《くこ》の実は、脾や腎を強化して、貧血体質の人の体の土台作りをサポートしてくれる。

丸鶏を用意するのは難しいが、手羽中を使えばかなり手軽に作れる。食材を煮込むだけのカンタン貧血対策レシピを試してほしい。

ほんのり甘みが効いたお茶に

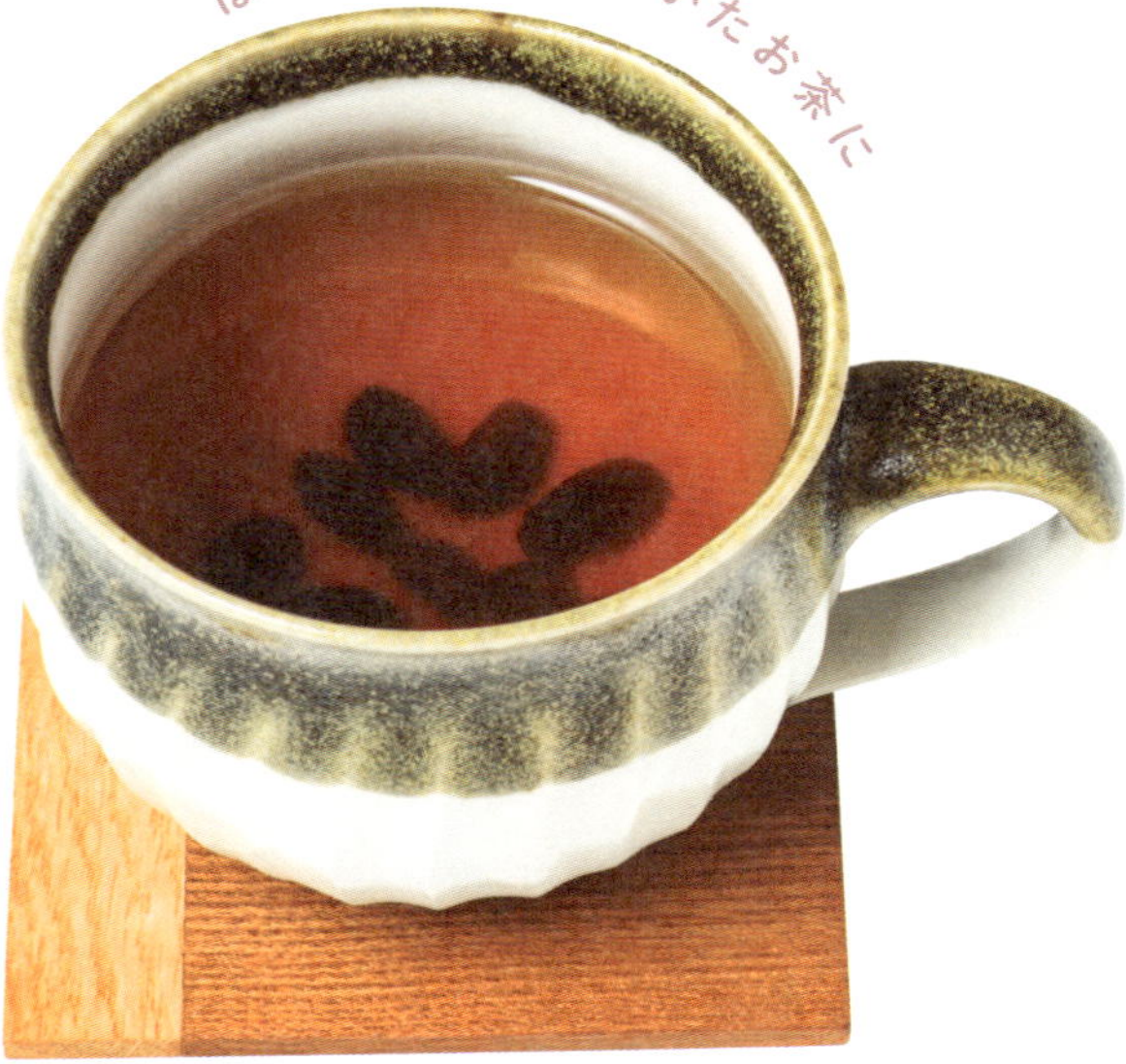

よもぎ茶＋レーズン

煎じたよもぎ茶１人前に、レーズン適量を入れる。

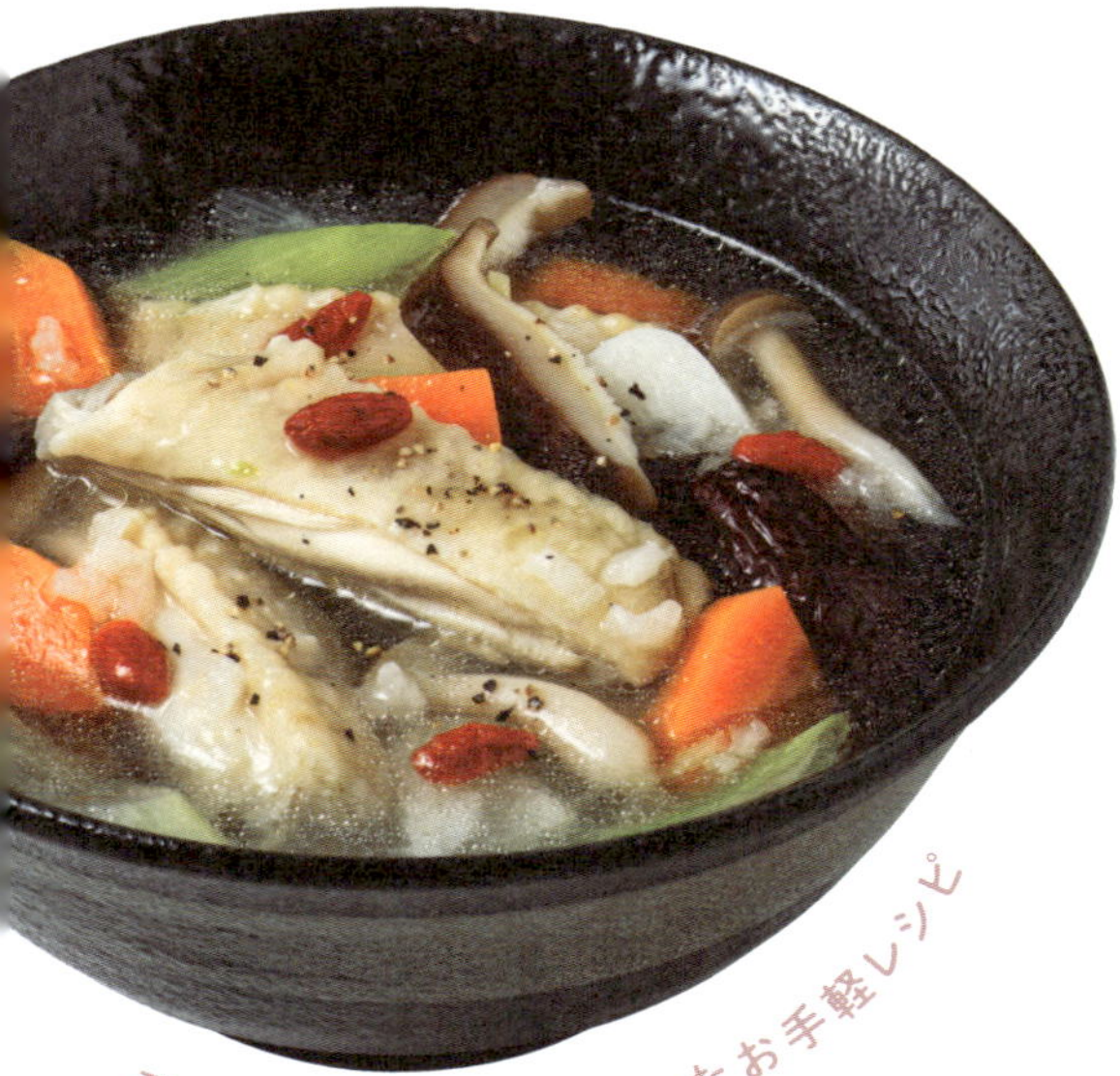

手羽中のうまみを生かしたお手軽レシピ

サムゲタン風チキンスープ

干し椎茸１枚となつめ２個はぬるま湯適量で戻しておく。手羽中８本は骨に沿って包丁を入れる。にんにく１片は皮をむき、スライスして芽を取り除く。しょうが１片はみじん切りにする。にんじん½本は銀杏切りに、長ねぎ⅓本は斜め切り、しめじ½パックは一口大に割く。鍋に水800㎖と材料と戻し汁、酒・もち米各大さじ２、好みで高麗人参少々を加え、40分煮込む。器に盛り、好みで枸杞の実・塩・黒こしょう少々を振る。

PICK UP TEA

とうもろこしのひげ茶

【Corn silk tea】

水分代謝の働きを高める効果がある。むくみをはじめ高血圧や糖尿病の薬膳にも用いられる。それにしてもとうもろこしのひげを薬にするなんて一体誰が思いついたのだろう?

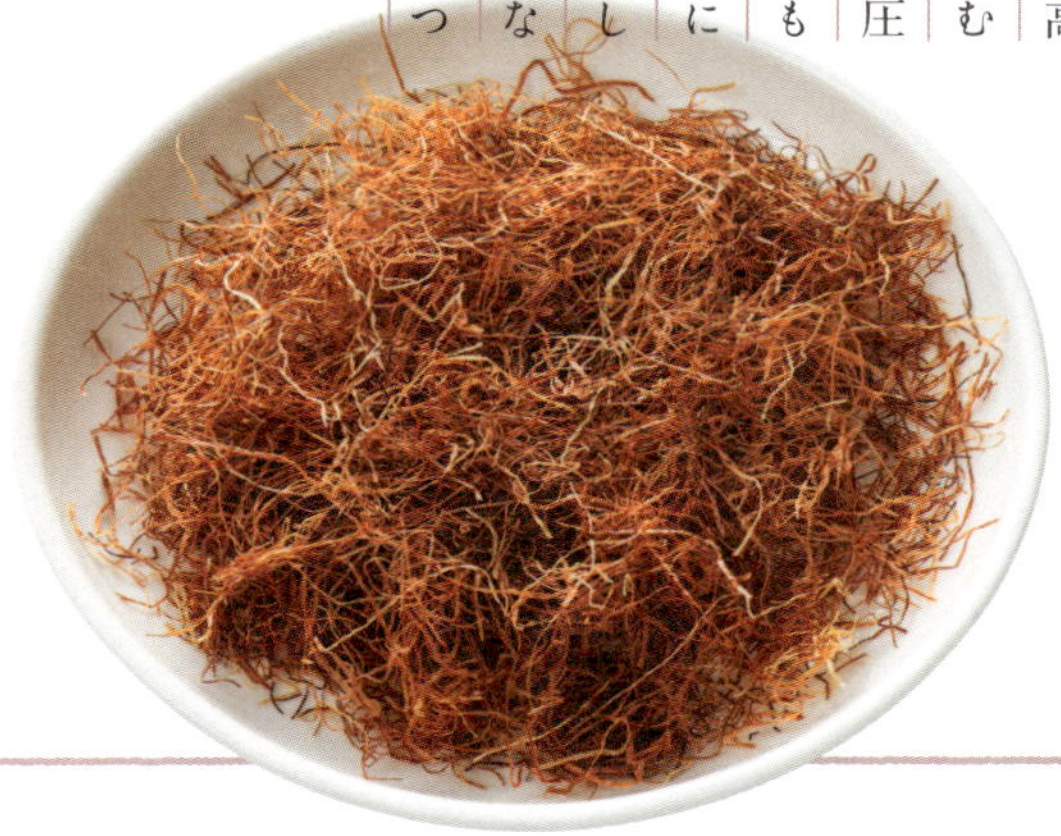

むくみ

むくみ体質の要因

- 胃腸の弱り
- 肺の弱り
- 腎《じん》の弱り

水分代謝を高める とうもろこしのひげ茶

むくみに悩む人にまずすすめたいのは、とうもろこしのひげ茶。500年前の中国の医学書にも記載されていて、その高い薬効から「とうもろこしのひげ一房は、二両（約100g）の金に値する」ということわざもあるほど。体の水分代謝を高める働きがあり、むくみが気になる時にお茶でいただくのがいい。

手足が冷える・カゼをひくとむくむなど、むくみ＋冷えのサインがあれば、しょうがやみそ、かつおなどの食材も効果的。

かちゅー（沖縄方言でかつおのこと）を使った沖縄の伝統料理「かちゅーゆ」は、インスタントスープ並みに簡単に作れるのに、むくみへの効果は絶大。ぜひ試してほしい。

とうもろこしの ひげ茶+しょうが

煎じたとうもろこしのひげ茶１人前に、しょうが２枚を入れる。

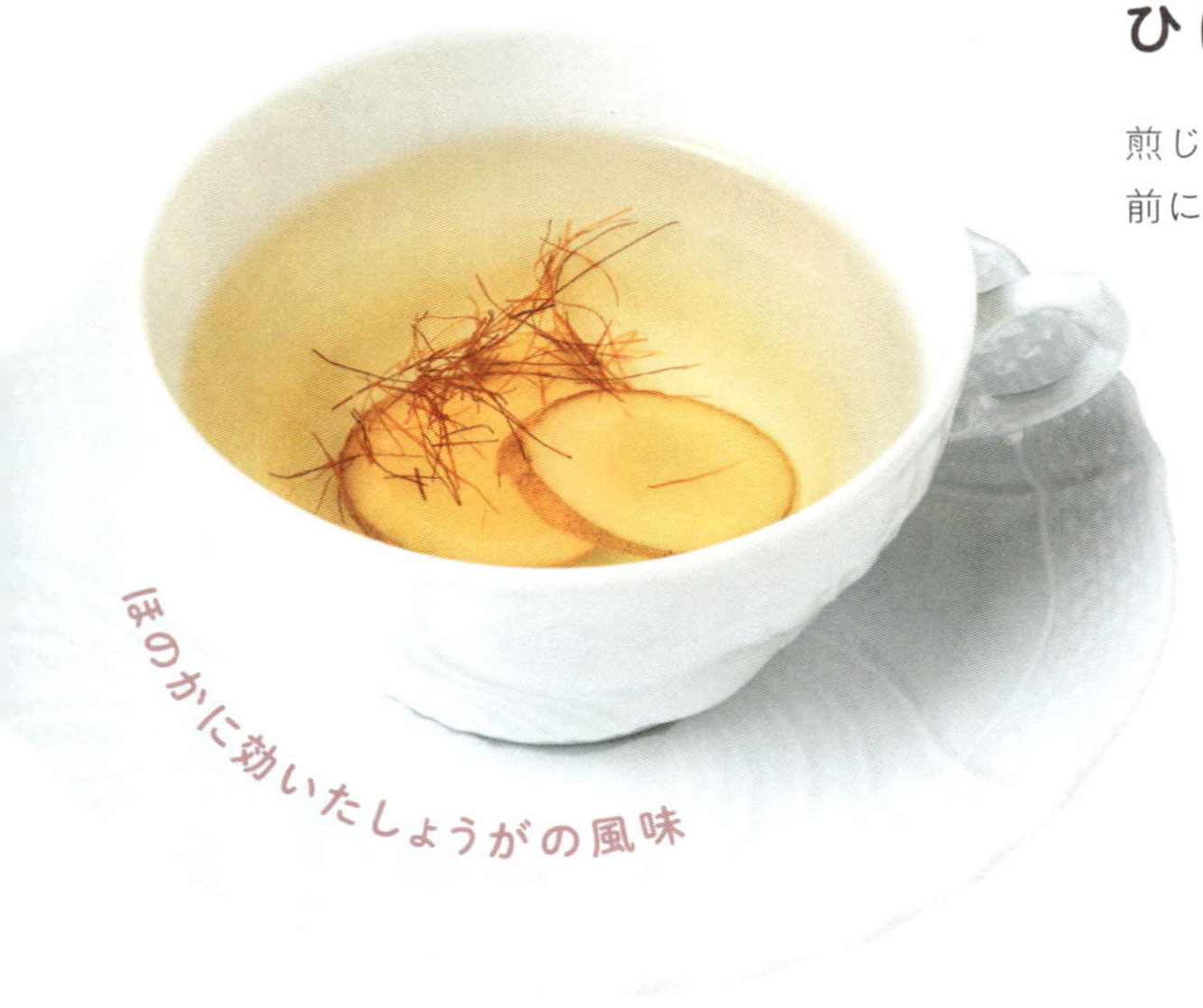

ほのかに効いたしょうがの風味

沖縄風のカンタンみそスープ

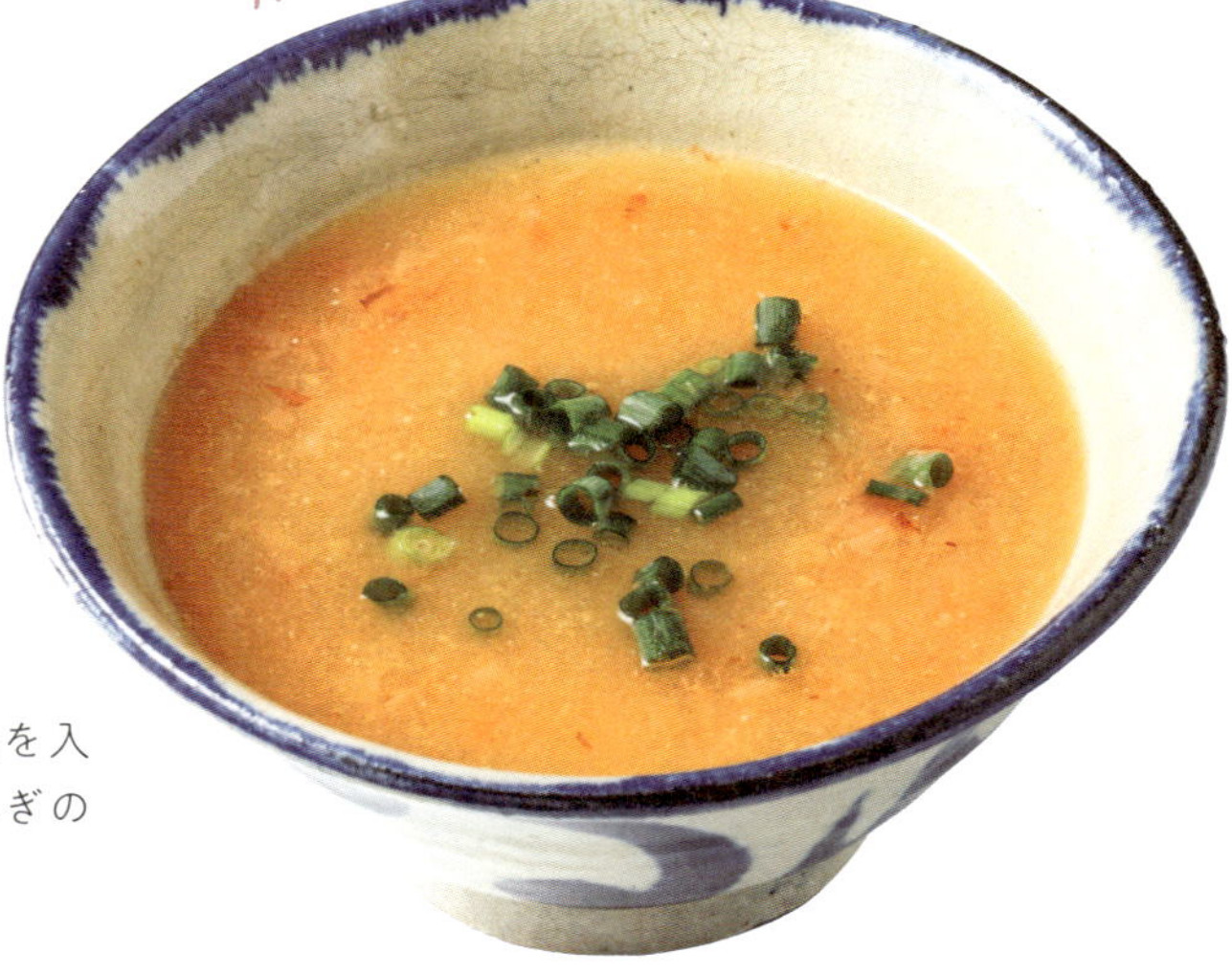

かちゅーゆ

器にみそ小さじ２、鰹節5gを入れる。湯75㎖を注ぎ、小ねぎの小口切り少々を飾る。

PICK UP食材

黒豆【Black beans】

こんなお悩みに最適

- むくみ
- 胃腸の弱り
- 足腰の弱り

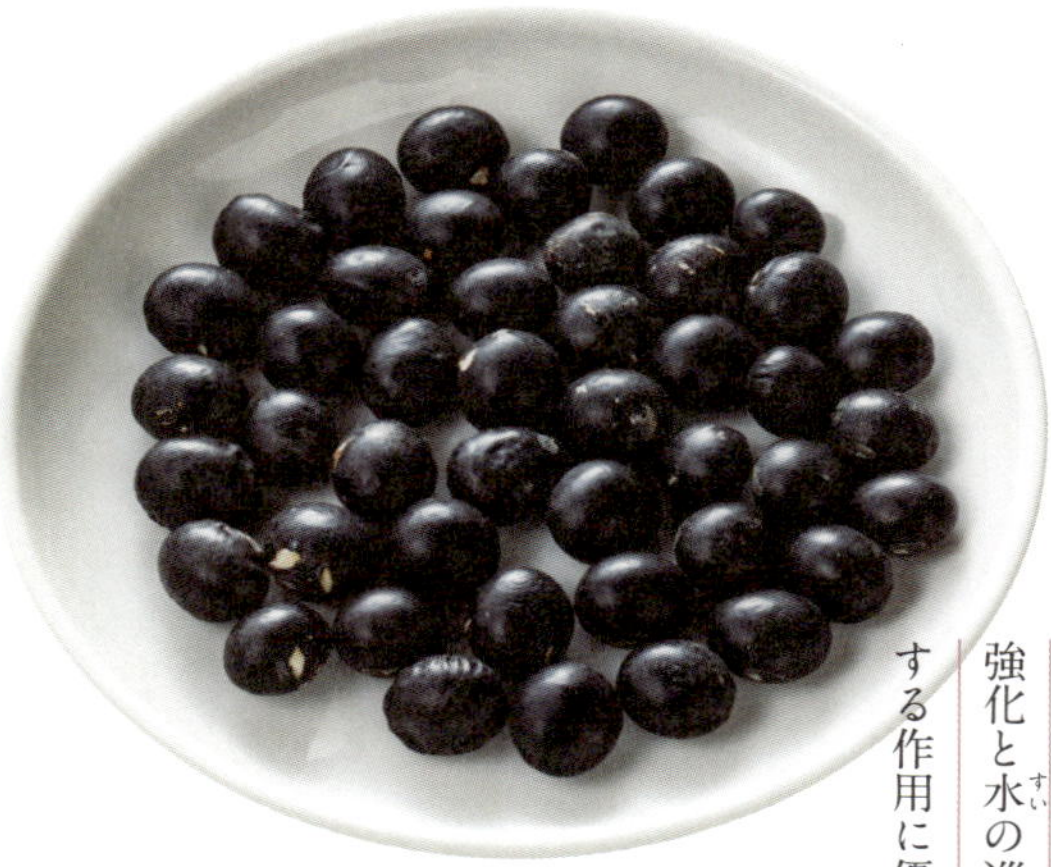

「黒い食材」は腎《じん》に良い食べ物とされる。栄養素という概念がなかった時代は、色で食材の効果が見分けられていた。特に黒豆は、腎の強化と水《すい》の巡りを改善する作用に優れている。

スーパーフード「黒豆」は優れた漢方医のお墨付き

体内の水分バランスを調節する腎《じん》のケアもむくみ予防には効果的だ。腎をケアする食材といえば、黒豆、黒ごま、黒米などの黒い食材。そして枝豆、大豆、小豆などの豆類。

黒豆は漢方薬にも使用されるほど強い薬効があり、腎を強化してむくみを改善する作用に優れている。98歳で現役の「国医大師《こくいたいし》」（中国で優れた漢方医に与えられる称号）の雷雨霖氏は、「毎日黒豆茶を飲むことが健康の秘訣だ」と語る。

枝豆もむくみをとる効果が高いが、意外と食べ方のレパートリーが少ないのではないか。ごはんと一緒に炊くだけで、シンプルな味わいと枝豆の良い香りが楽しめる。ビールのおつまみとして食べるだけでは、もったいない食材だ。

煮汁がいい味出しています

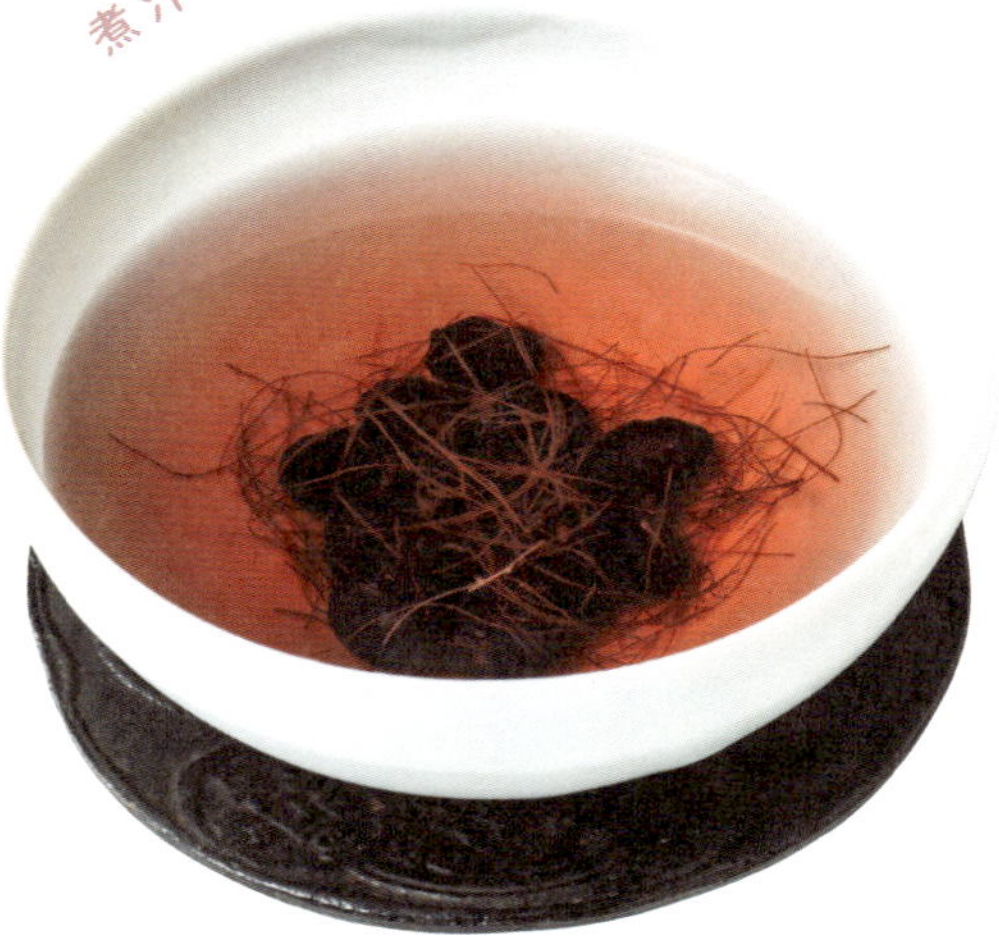

とうもろこしの
ひげ茶+黒豆

煎じたとうもろこしのひげ茶１人前に、黒豆の水煮を入れ、煮汁少々を好みで入れる。

すぐに試せる炊き込みごはん

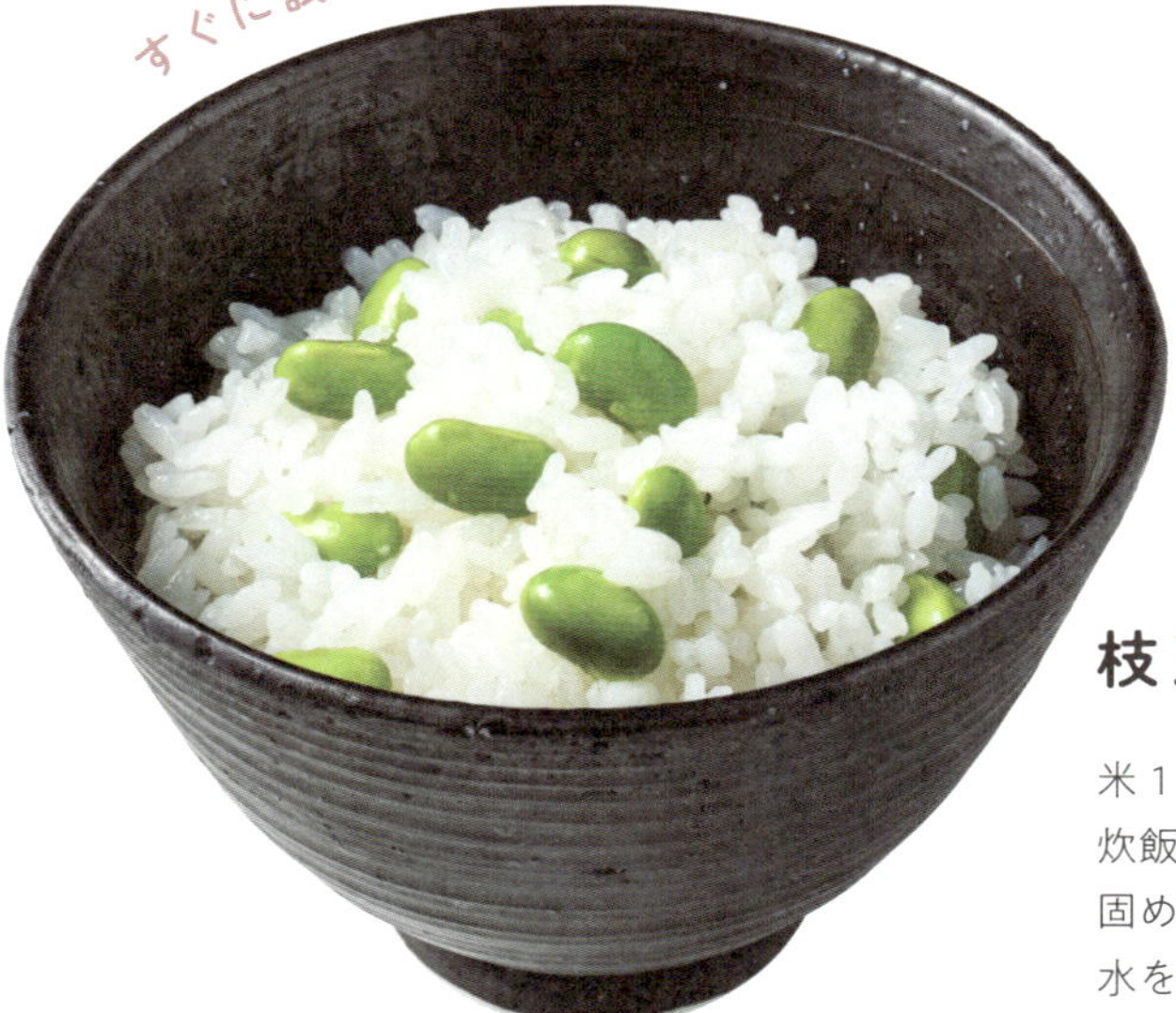

枝豆ごはん

米１合はといで30分浸水させる。炊飯器に米、塩・酒各小さじ１、固めにゆでた枝豆大さじ４を入れ、水を１合の水加減に合わせて水を入れてよく混ぜ、炊飯する。

二章 CHAPTER 2

メンタルに関わるお悩み

東洋医学は、メンタルのお悩みも得意分野。普段の食生活から改善することで、薬に頼らない体質の改善をしたいもの。なかなか変化を実感しにくい分野かもしれないけれど、焦らずに、長期的に取り組むことが大切だ。

PICK UP TEA

カモミールティー【Chamomile tea】

色々な種類があるが、ハーブティーに使われるのは主にジャーマンカモミール。穏やかでやさしい甘さが特徴で、安眠ハーブの代表格。

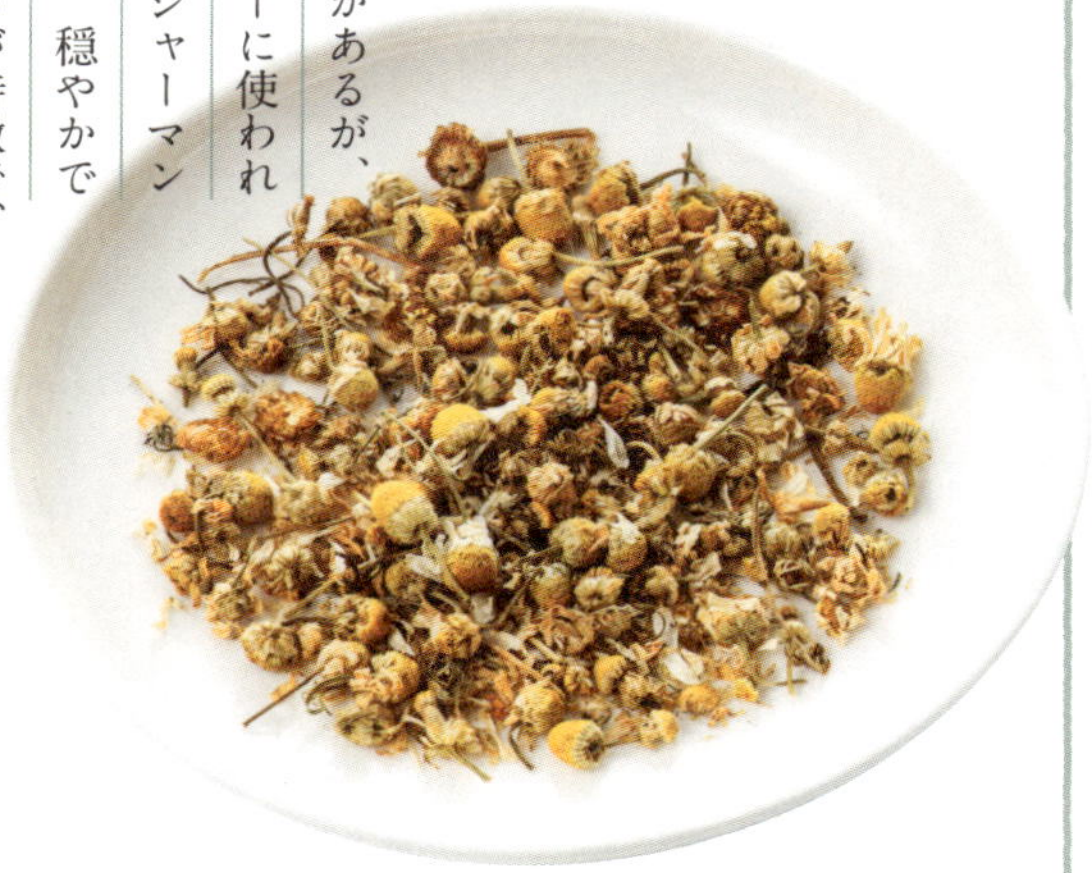

不眠

ストレス不眠タイプ

- 考え事や悩み事が多い
- イライラする
- ひどいと一晩中寝られない

ストレス不眠に頼れるマザーハーブとは？

一口に不眠と言っても、ストレス、疲れ、老化など、そのタイプは様々。自分の不眠タイプに合わせた対処法を知って、快適な眠りを目指したい。

一時的に寝付けないことが多い、ストレスによる不眠には、気を落ち着かせるカモミールがおすすめだ。

古代エジプト時代から飲まれているといわれるカモミールティーは、精神安定作用の他、生理痛の緩和、便秘解消、美肌効果もあることから、女性に嬉しい「マザーハーブ」の称号がある。アジアにも古くに伝わり、二千年前には既に中国で薬用とされていたそう。

同じくリラックスハーブとして知られるラベンダーやローズ、ジャスミンなどと合わせることで、ストレス不眠に効果を発揮する。

やさしい香りに心も安らぐ

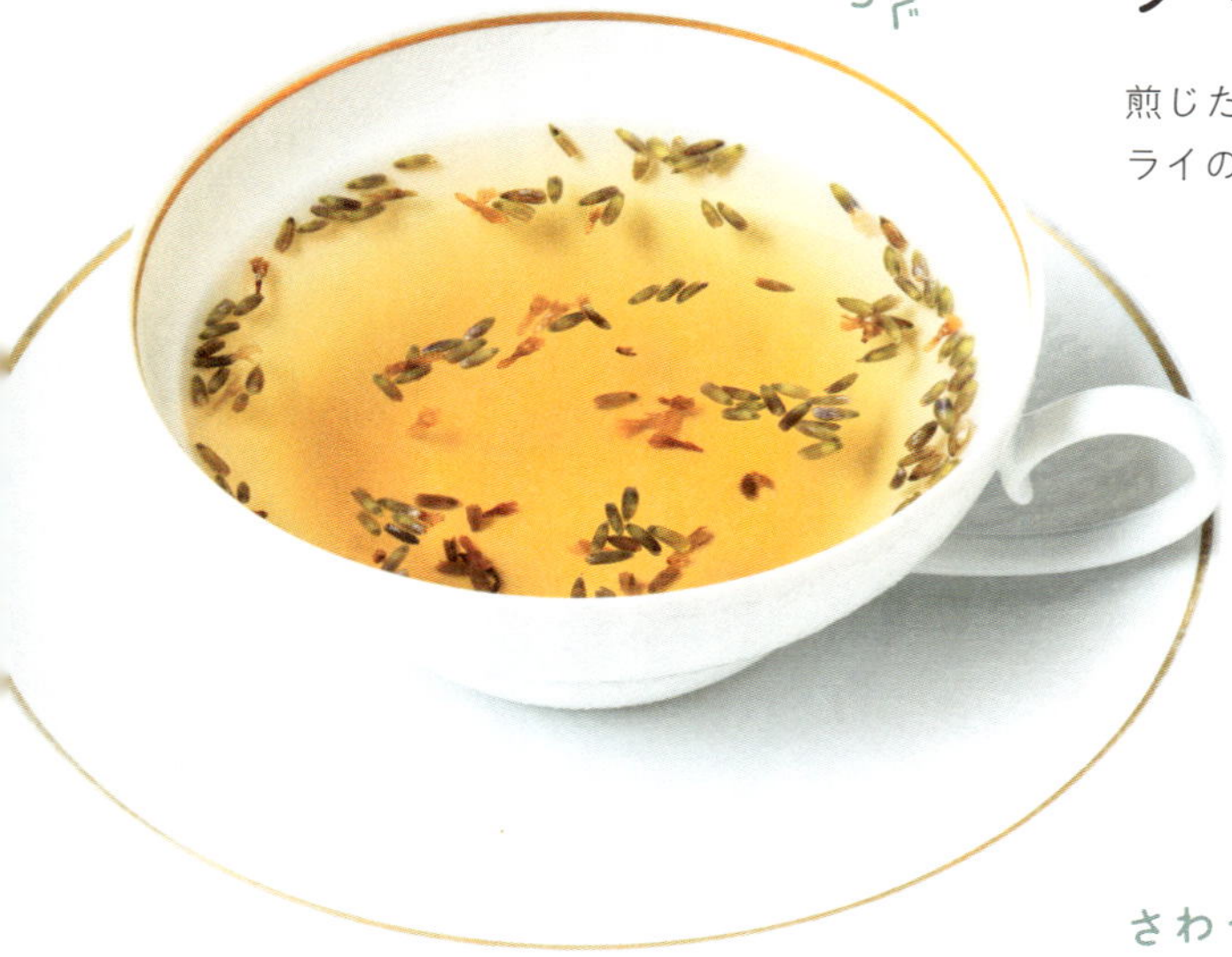

カモミール茶+ラベンダー

煎じたカモミール茶１人前に、ドライのラベンダー適量を散らす。

さわやかさが鼻に抜ける

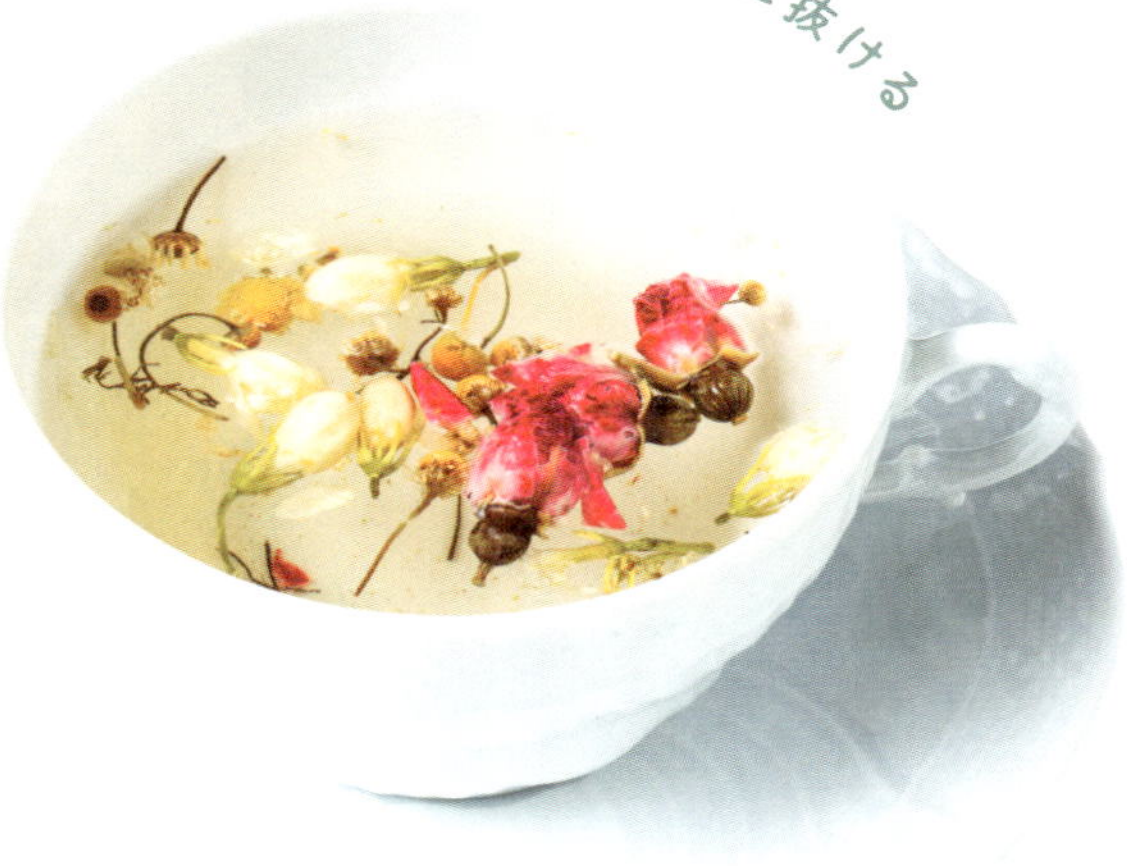

カモミール茶+ローズ+ジャスミン

煎じたカモミール茶１人前に、ローズとジャスミンを適量散らす。

PICK UP食材

竜眼《りゅうがん》【*Longan*】

**気血《きけつ》不足
不眠タイプ**

- 夜中に目が覚める
- 夢をよく見る
- 動悸・物忘れ・食欲不振

など

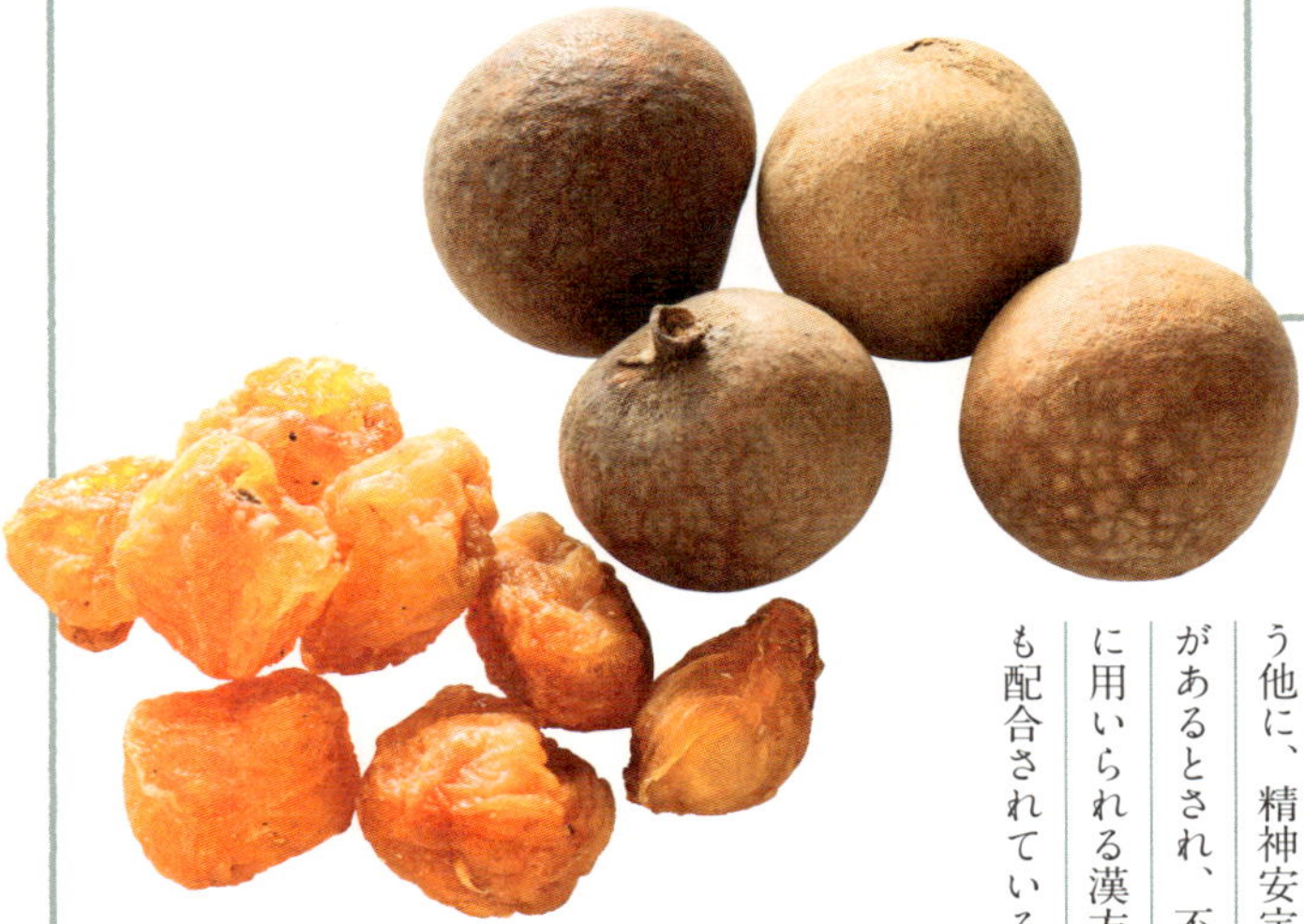

中国南方原産の果物で、ドラゴンの眼の形からその名がつけられたと言われる。気《き》と血《けつ》を補う他に、精神安定作用があるとされ、不眠症に用いられる漢方薬にも配合されている。

疲れても眠れない時は気《き》血《けつ》を補う食材を

「仙人になる方法ではなく、よく眠れる方法を求めよ」。よい睡眠を心掛けさえすれば、自ずと健康的な生活を送れる、という意味の中国のことわざだ。

体が疲れすぎるとかえって眠れないという経験は、誰しもあるのではないだろうか。このタイプの不眠は、肉体的な疲労の際になりやすく、手術後や産後にも同じく注意が必要である。

竜眼《りゅうがん》は日本ではあまりなじみがないが、不眠に効果的な生薬の代表格だ。お茶にすればほんのり甘く、眠れない夜を癒してくれる。

蓮《はす》の実も不眠に効果がある食材で、お粥やスープの具材として中国では一般的だ。ホクホクした食感が特徴で、炊き込みごはんの具材としてもおいしくいただける。

カモミール茶＋竜眼

煎じたカモミール茶１人前に、竜眼適量を入れる。

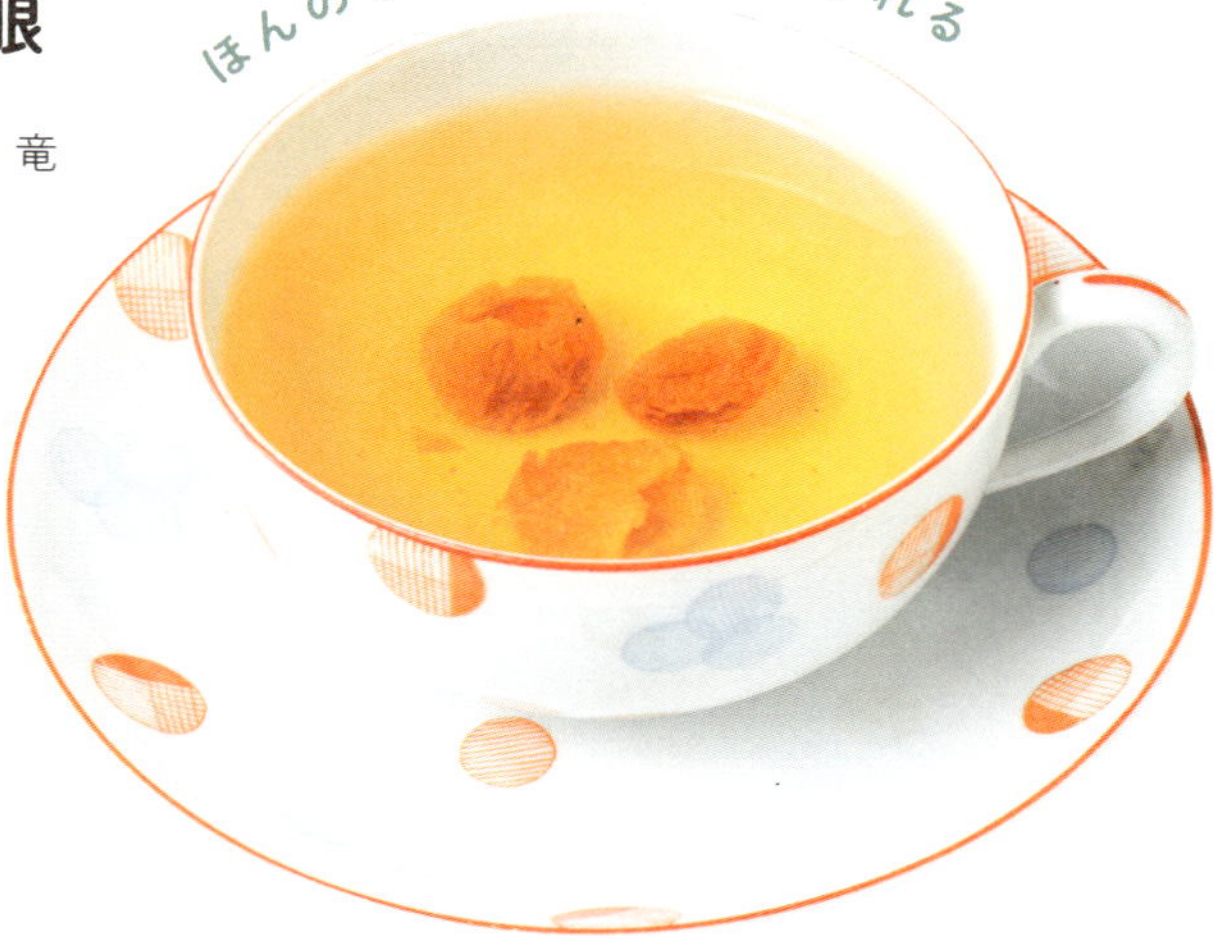

ほんのり甘い竜眼に癒やされる

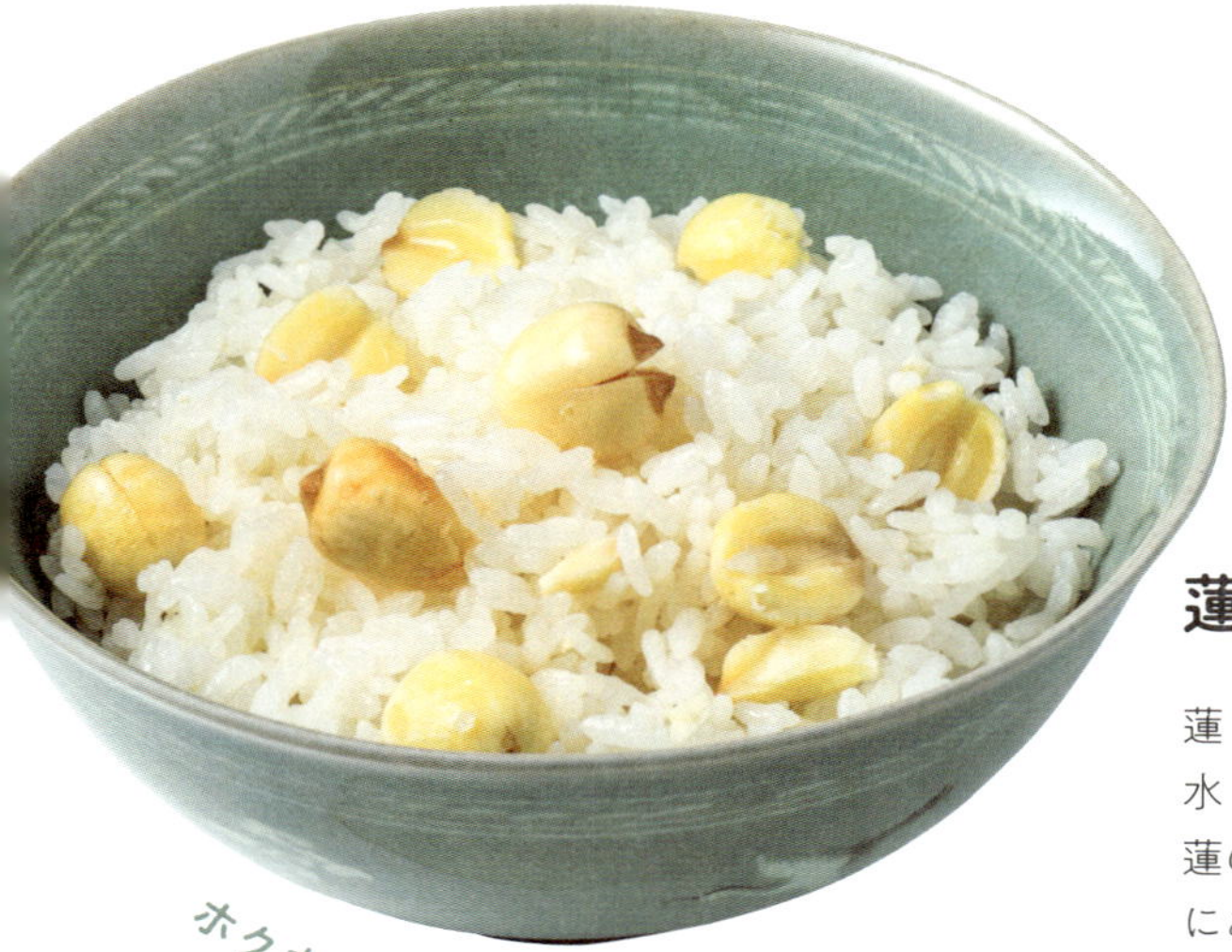

ホクホクとした食感が楽しい

蓮の実ごはん

蓮の実16粒は軽くとぎ、一晩浸水させる。鍋に湯適量を沸かし、蓮の実を入れて３分程ゆで、ザルにあげる。緑色の芯がある場合は取り除く。炊飯器にといだ米１合、蓮の実、昆布5㎝と塩少々、１合の水加減に合わせて水を入れ、炊飯する。

PICK UP食材

山査子《さんざし》【Hawthorn】

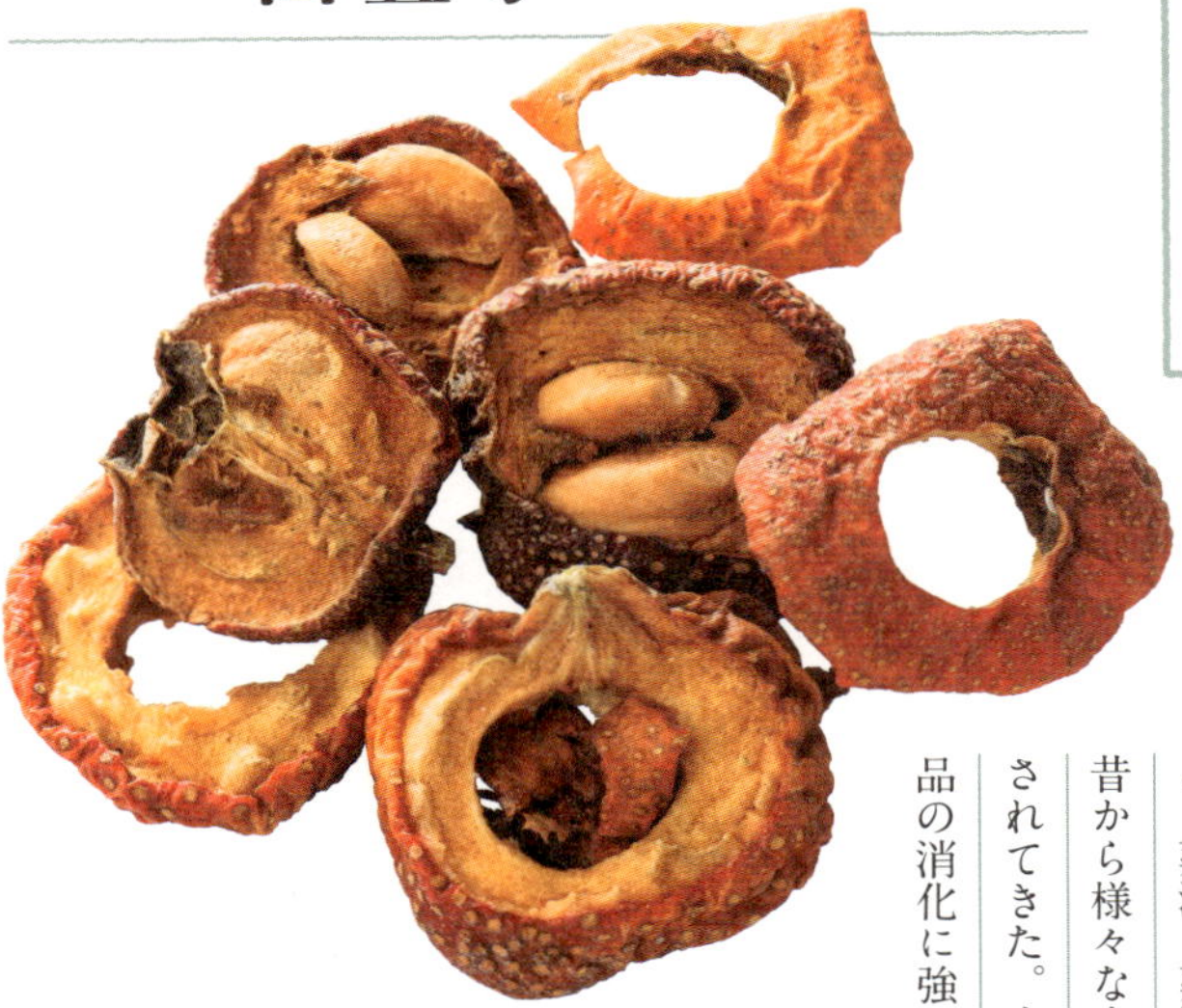

さくらんぼより一回り大きな赤い果物。甘酸っぱい味が特徴で、砂糖掛けのお菓子やジャム、薬酒、薬膳茶など、昔から様々な方法で食されてきた。肉や乳製品の消化に強い。

お悩み

胃もたれ
不眠タイプ

- 寝付きが悪い
- 夕食が遅い
- 食生活が乱れている

胃腸の熱を冷ますことで心地よい眠りを

食生活が乱れがちな人に多いのが「胃もたれタイプ」の不眠。夜遅くに食べると、消化で発生した体内の熱が寝る間際まで体内にこもり、心地よい眠りを妨げるのだ。

このタイプの不眠には山査子《さんざし》と陳皮《ちんぴ》、そして蓮心《れんしん》をおすすめしたい。

山査子はさくらんぼより一回り大きな赤い果物。高い消化促進作用があり、特に肉料理の消化が得意だ。

陳皮は乾燥させたみかんの皮のことで、漢方薬にも使われるれっきとした薬膳食材。胃腸の調子を整えてくれる。

蓮心は蓮《はす》の実の中にある胚芽だが、胃腸の余分な熱を冷ます効果がある。精神安定の効果もあり、その実力は「天然の安眠薬」の異名をとるほど。不眠に悩まされた清《しん》の時代の皇帝が愛用したと伝わる、歴史のある食材だ。

ほんのりとみかんが香る

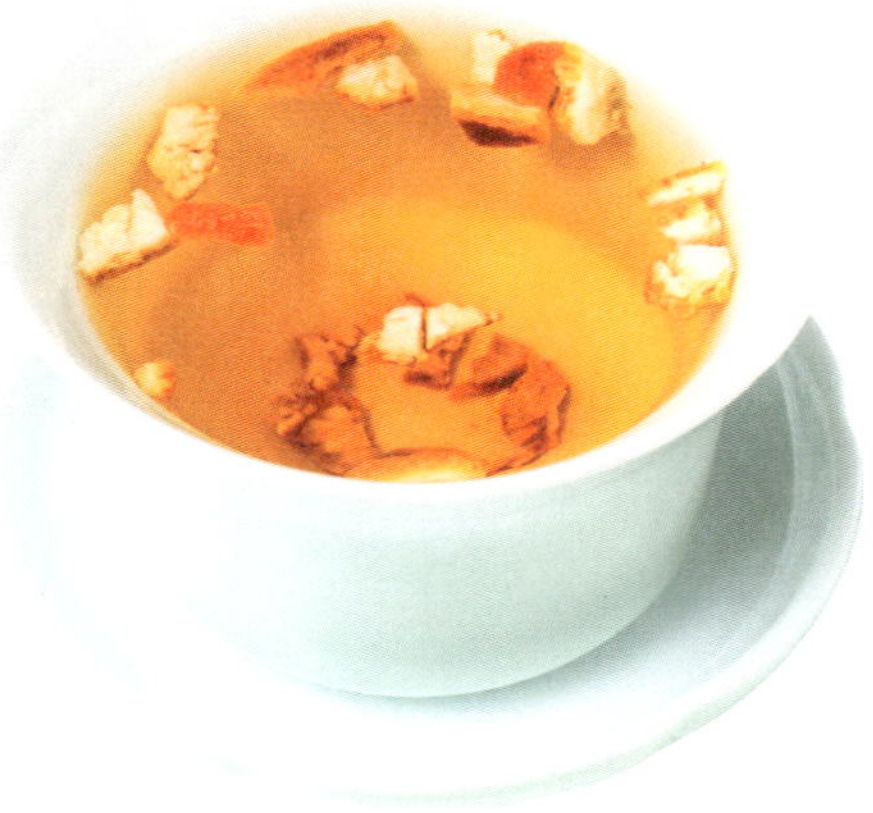

カモミール茶+陳皮

煎じたカモミール茶1人前に、陳皮適量を散らす。

甘酸っぱさがアクセント

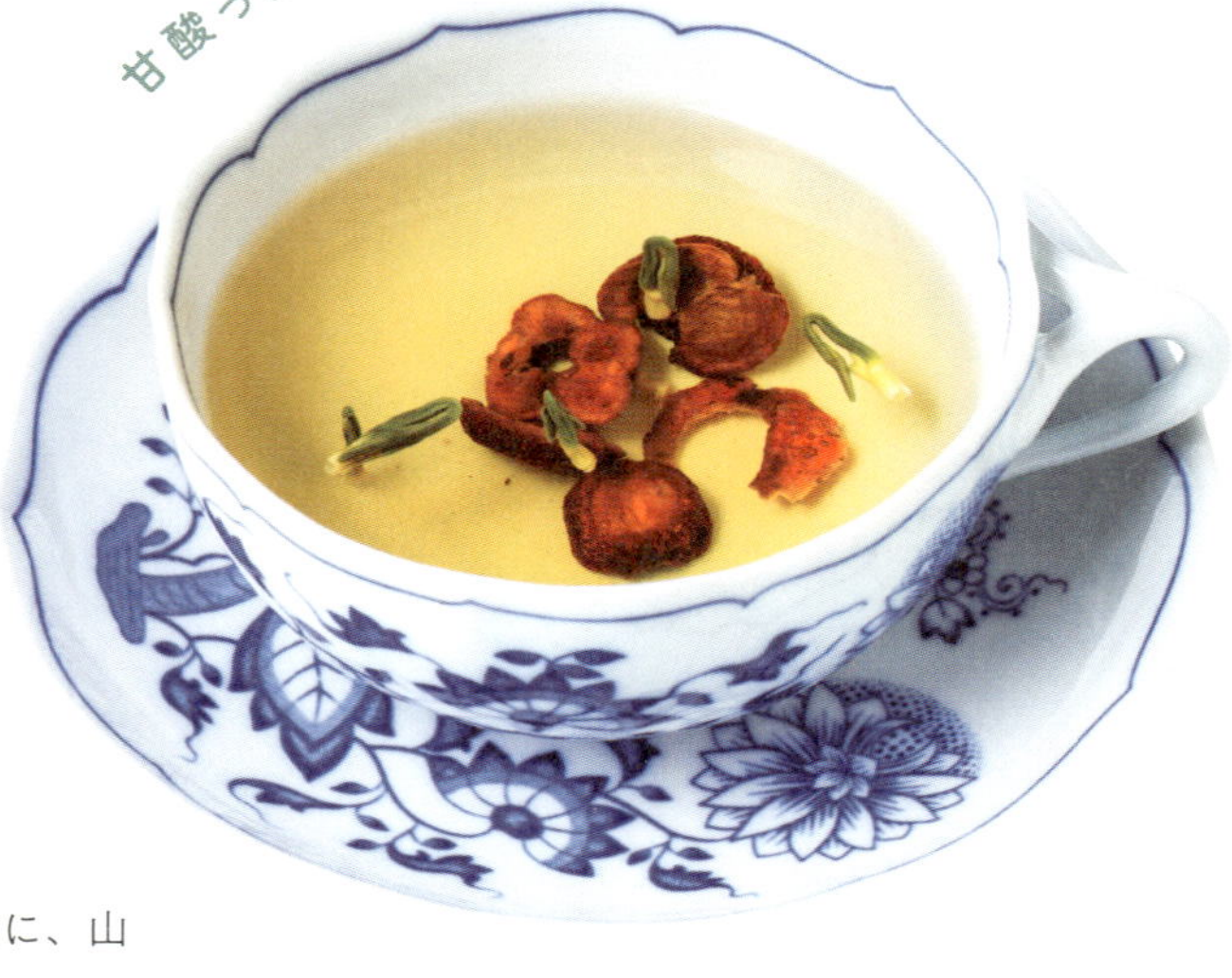

カモミール茶+山査子+蓮心

煎じたカモミール茶1人前に、山査子・蓮心各適量を散らす。

不眠のタイプ

	ストレスタイプ	気血不足タイプ	胃もたれタイプ	潤い不足タイプ
特徴	イライラする、 夢をよく見る、 一晩中 眠れない時も	夢をよく見る、 よく目が覚める、 眠りが浅い	寝付きが悪い	眠りが浅い、 早朝に目が 覚める
その他の症状	ふらつき、 頭痛、 目の充血、 耳鳴り	めまい、 食欲不振、 動悸、不安感	胃の不快感、 めまい、 体が重い、 げっぷ	耳鳴り、 物忘れ、 足腰のだるさ、 ほてり
主な原因	ストレス	慢性疲労、 病後、産後	食生活の乱れ、 遅い時間の 夕食、	老化、 更年期、 過度な性行為
おすすめ食材	カモミール、ラベンダー、ローズ、ジャスミン	なつめ、竜眼《りゅうがん》、蓮《はす》の実、春菊	山査子《さんざし》、セロリ、大根	枸杞《くこ》の実、ゆり根、きくらげ、黒豆、豆腐

年齢とともに弱る体の冷却機能を補う

年齢とともに段々と眠れなくなるのは、「潤い不足」が原因かもしれない。体の余分な熱を冷ます「冷却水」の役割を持つ体液が不足すると、体温が下がらずに不眠に繋がるのだ。

加齢とともにある程度、潤い不足になるのは仕方がないけれど、食事で潤いを補えば、不眠の症状を緩和することはできる。

黒豆、黒ごまなど黒い食材は体の潤いを補ってくれる。特に黒豆は体液を巡らせる効果もあり、安眠食材としてもふさわしい。

豆腐は潤いを補い、体の冷却水の補助的な役割を担ってくれる。豆腐で作るフランス発祥のじゃがいも冷製スープ・ビシソワーズは、まろやかな口当たりでおいしくヘルシーに潤いを補える一品だ。

意外でもおいしい組み合わせ

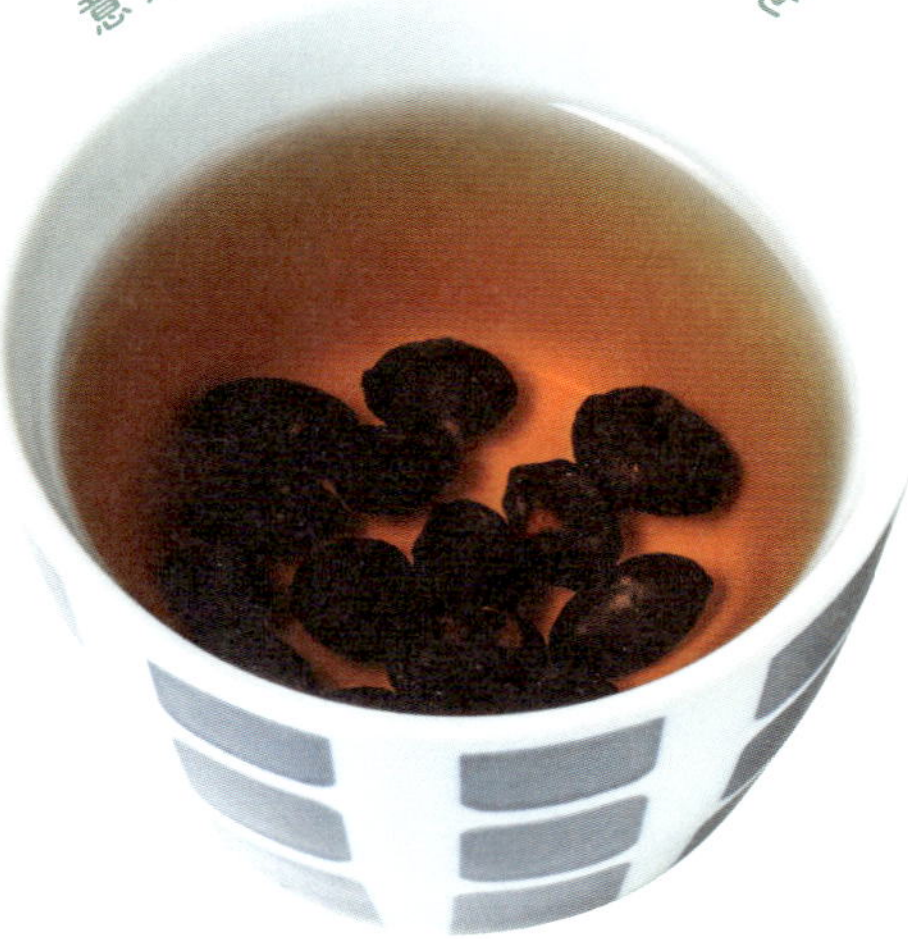

カモミール茶+黒豆

煎じたカモミール茶１人前に、煮た黒豆を入れ、好みで煮汁少々を入れる。

豆のうまみがぎっしり

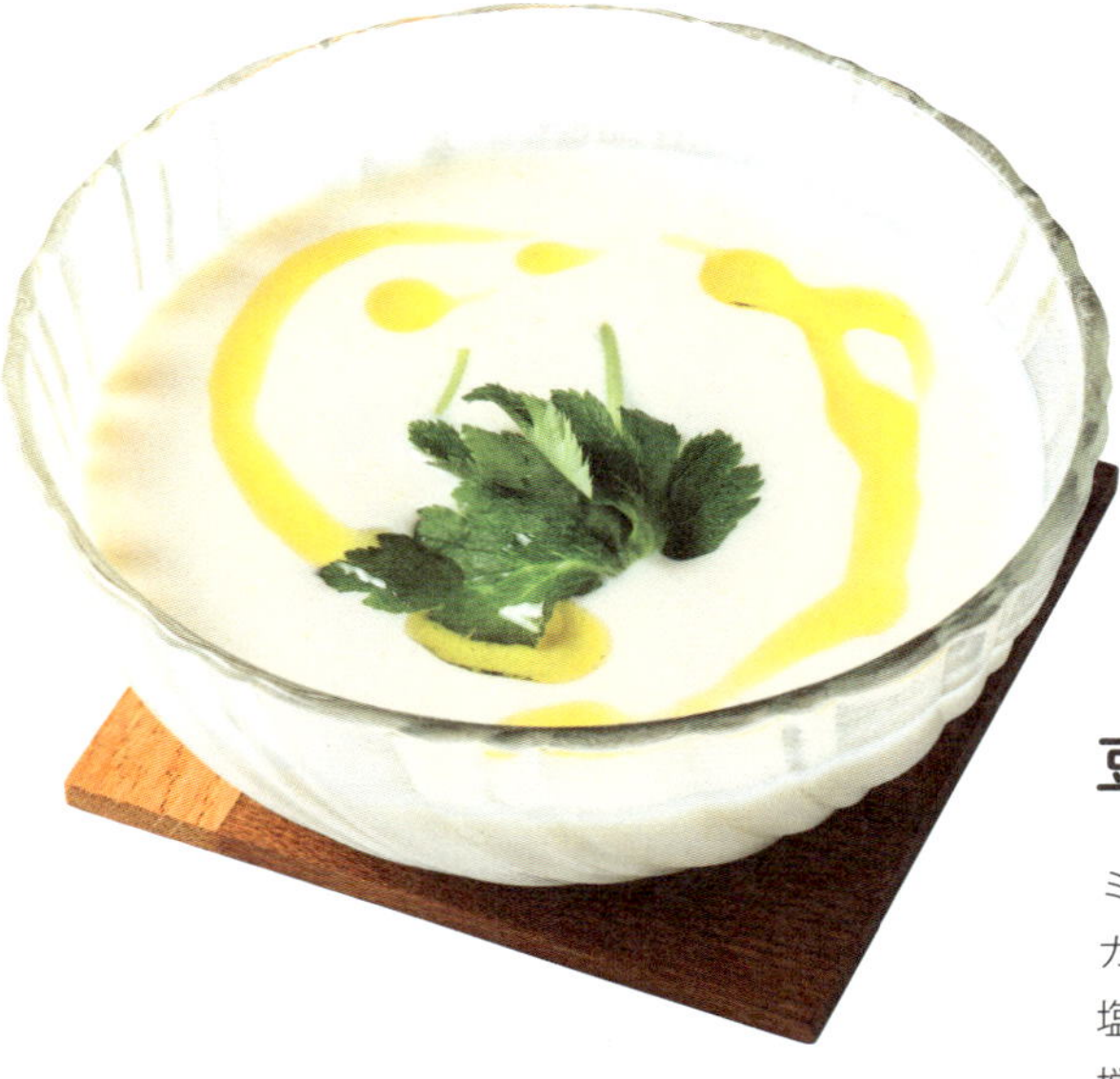

豆腐ビシソワーズ

ミキサーに絹豆腐200g、豆乳１カップ、ウスターソース小さじ½、塩少々を入れて滑らかになるまで撹拌する。器に盛り、オリーブオイル少々を回しかける。

お悩み

だるい（無気力）

「疲労」と「疲労感」原因別対策

- 疲労によるだるさ
  →気を補う
- メンタルからくるだるさ
  →気を巡らせる

PICK UP TEA

なつめ茶【Jujube tea】

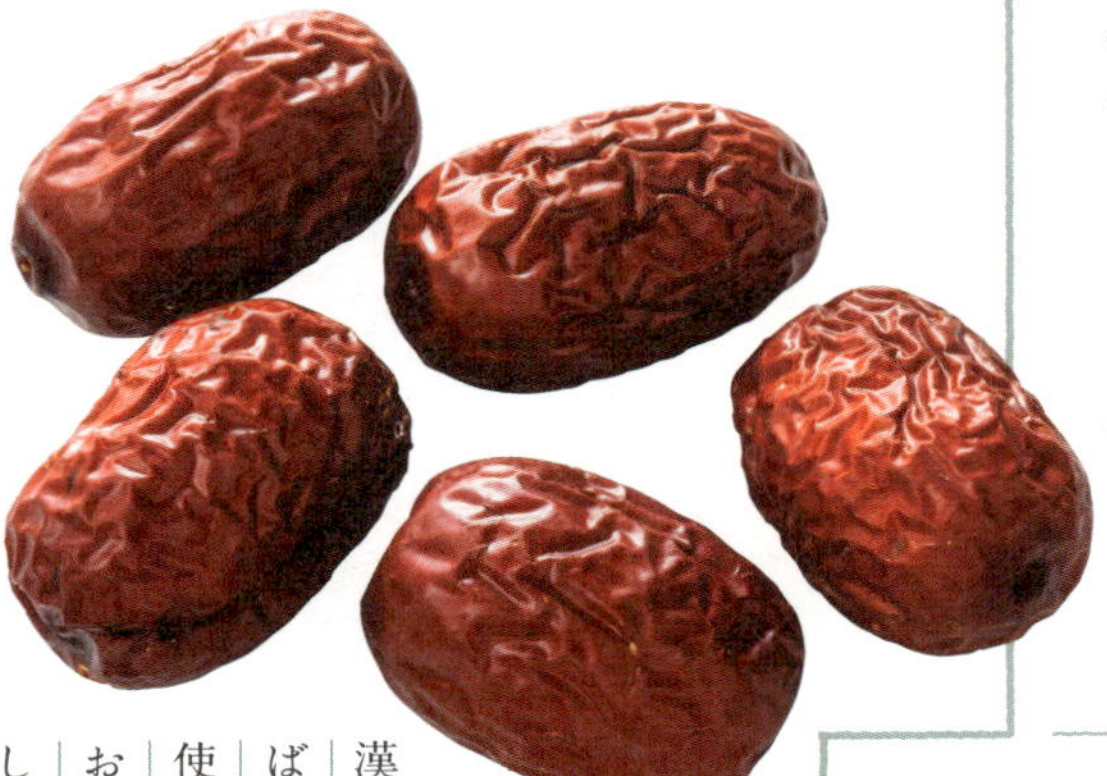

漢方では「大棗《たいそう》」と呼ばれ、様々な漢方薬に使われる生薬でもある。お茶にするとほんのりした甘みがある。市販のスライスなつめを使ってもよい。

肉体的なだるさか、メンタルのだるさか？

日本ではなじみが薄いが、中国では日常的な食材である、なつめ。漢方や薬膳にも欠かせない。だるい時の体力回復に効果があるうえに、「一日3個のなつめで老い知らず」といわれるほど優れたアンチエイジング効果を誇る。

　疲れでだるいなら豆類も食べてほしい。ミックスビーンズのスープは、体力回復のみならず、むくみ、消化不良、便秘や下痢など、色々な豆の効果を手軽においしくいただける。

　一方で、十分な睡眠や休息をとってもだるいなら、それはメンタルからくるものかも。だるさの原因が違えば対策も違う。レモンは気を巡らせてメンタルを整えてくれるから、気力がわかない時にぴったり。なつめにレモンを合わせたお茶は、肉体的と精神的、両方のだるさに対応できる。

甘さとコクがちょうどいい

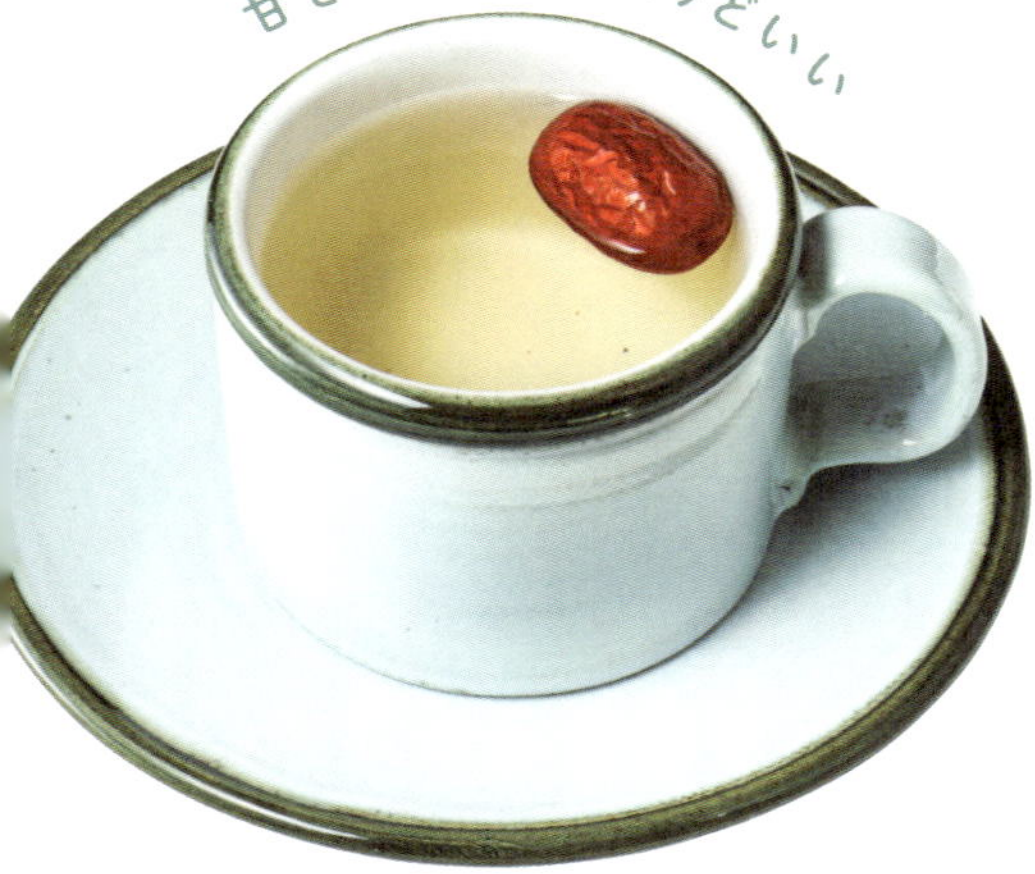

なつめ茶＋はちみつ

なつめ１つを煎じ、はちみつ適量を入れる。

レモンでさっぱりさわやか

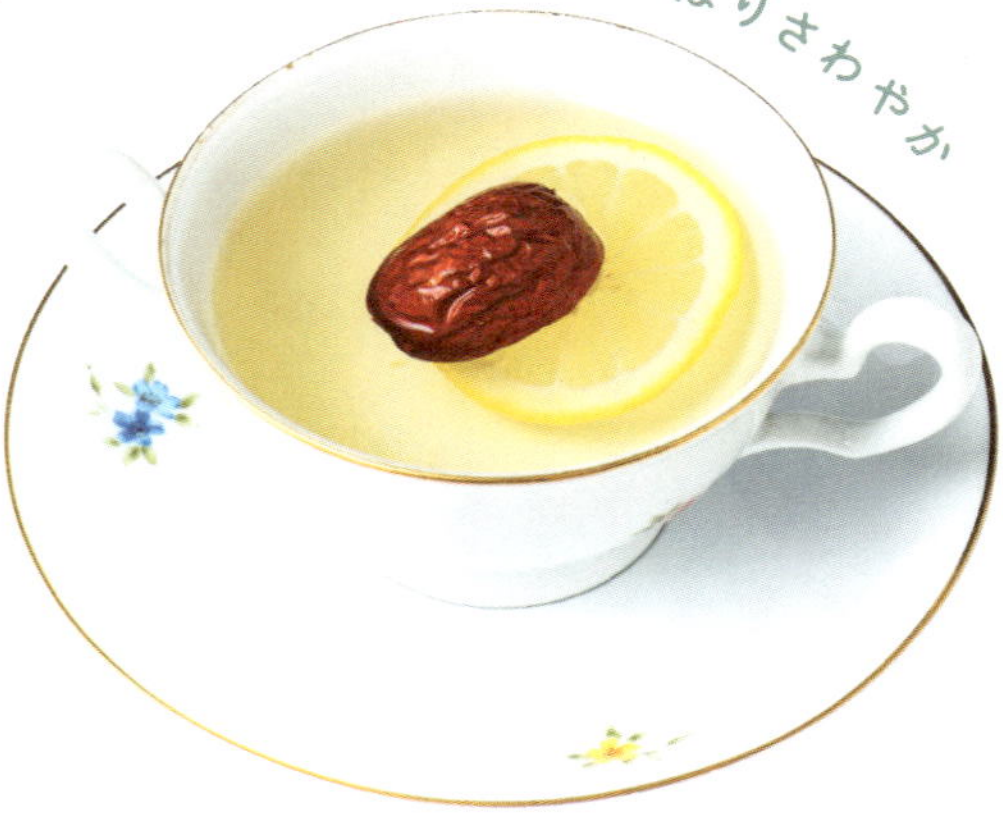

なつめ茶＋レモン

なつめ１つを煎じ、スライスしたレモン１枚を入れる。

具材も豆もごろごろ

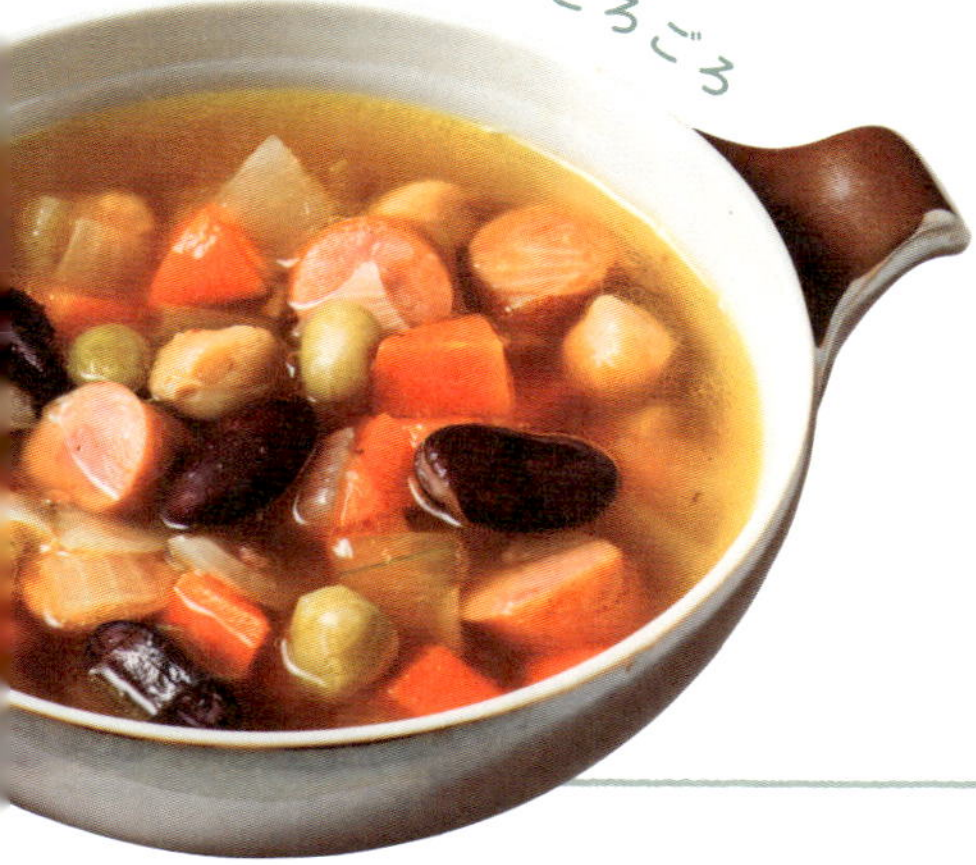

ミックスビーンズのスープ

ミックスビーンズ50gはザルにあげて水を切っておく。ソーセージ３本は1㎝幅の輪切り、玉ねぎ¼個とにんじん¼本は1㎝の角切りにする。鍋にオリーブオイル小さじ１を熱し、にんじん、玉ねぎ、ソーセージを炒め、玉ねぎがしんなりしてきたらミックスビーンズも入れて炒める。水２カップを加えてひと煮たちさせ、塩・こしょうで味をととのえる。

PICK UP食材

桑の実【*Mulberry*】

お悩み

こんな お悩みに最適

- 月経後、産後、更年期のだるさ
- 耳鳴りや眼精疲労
- 足腰の疲れ

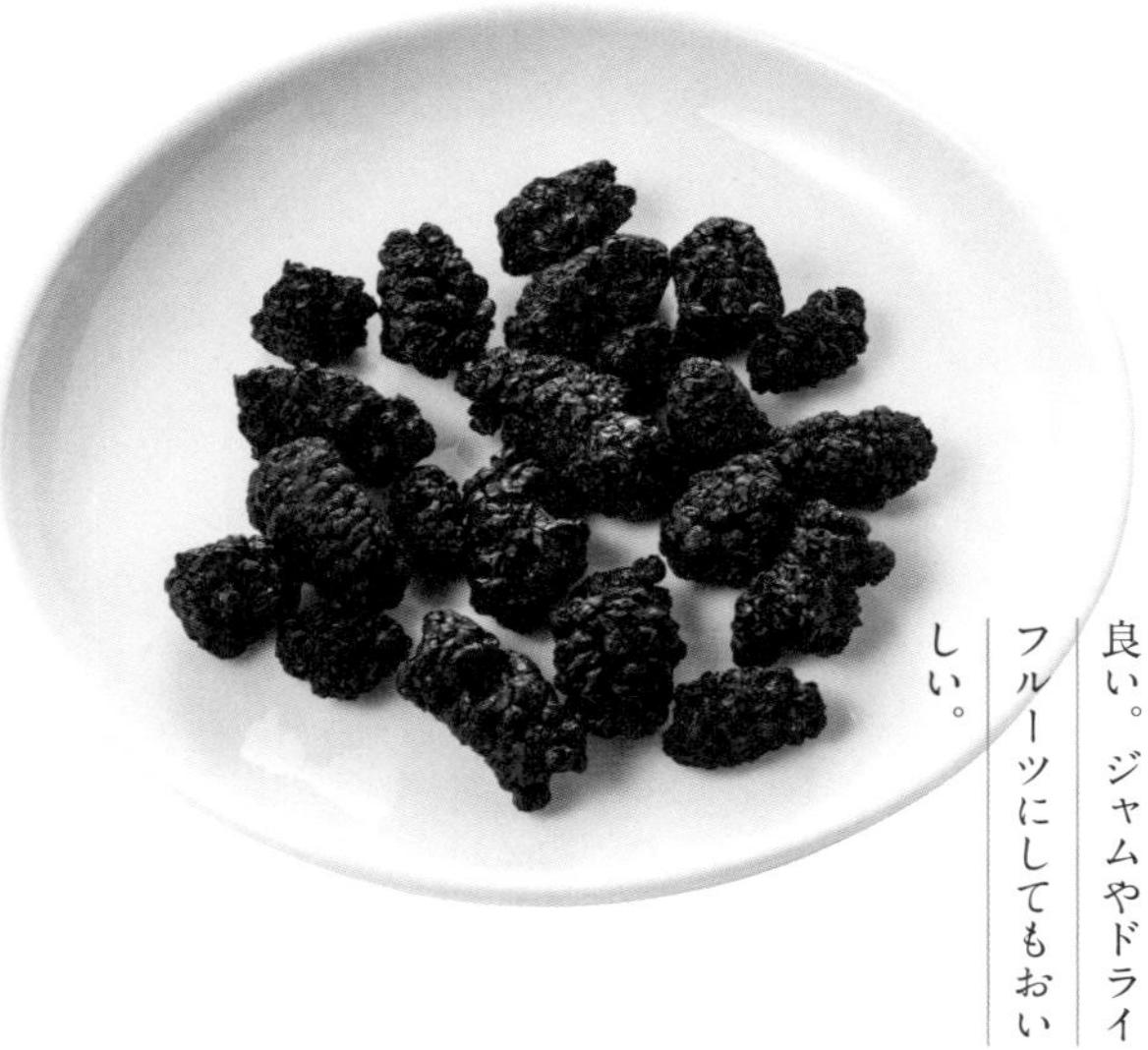

漢方薬にも使われる、薬膳では定番のフルーツ。血《けつ》や体液を補う効果が高く、月経時や産後、更年期のだるさに良い。ジャムやドライフルーツにしてもおいしい。

女性の悩みに関連するだるさは血《けつ》と潤いを補給して

月経後、産後・更年期などにだるさが続くなら、それは「血《けつ》と潤い不足」が原因の可能性が。そんなだるさには、血と水《すい》を補う食材で対処したい。

桑の実はマルベリーとも呼ばれ、血と水を補う効果が高い。中国ではメジャーなこの甘酸っぱい果物、じつは童謡「赤とんぼ」に歌われるほど、かつては日本でもおなじみだった。血と潤いを補う、五臓《ごぞう》を丈夫にするなど、様々な効果を持つスーパーフードだ。『西遊記』に登場する孫悟空も食べたというが、その強さの秘密は桑の実だったのかも（？）。

中華料理で定番のニラと卵の組み合わせも血と潤い不足のだるさには効果的。気を補う働きがあるみそ汁に入れれば、気血水《きけつすい》を補う薬膳みそ汁のできあがり。

甘酸っぱさと上品なコク

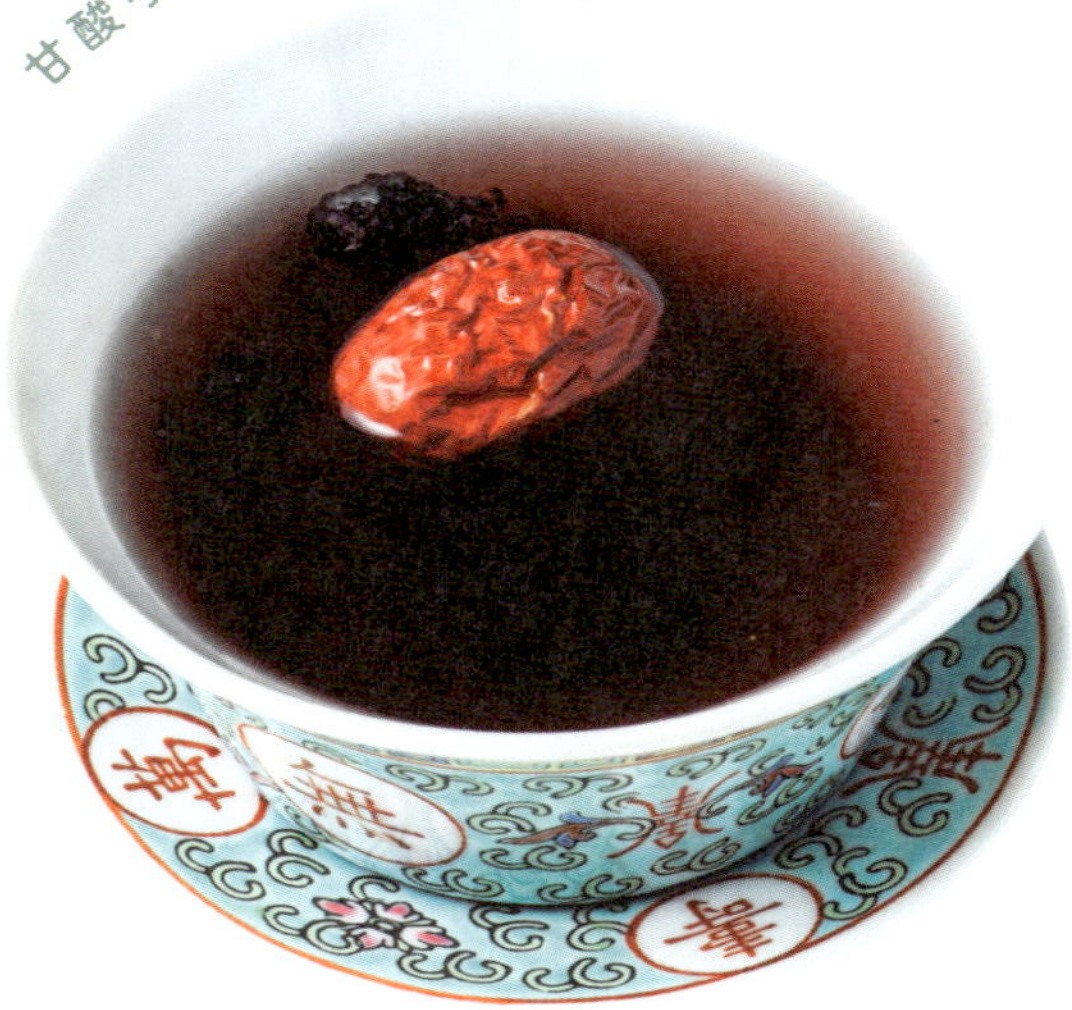

なつめ茶＋桑の実

なつめ１つを煎じ、桑の実適量を入れる。

ほっとする家庭の味

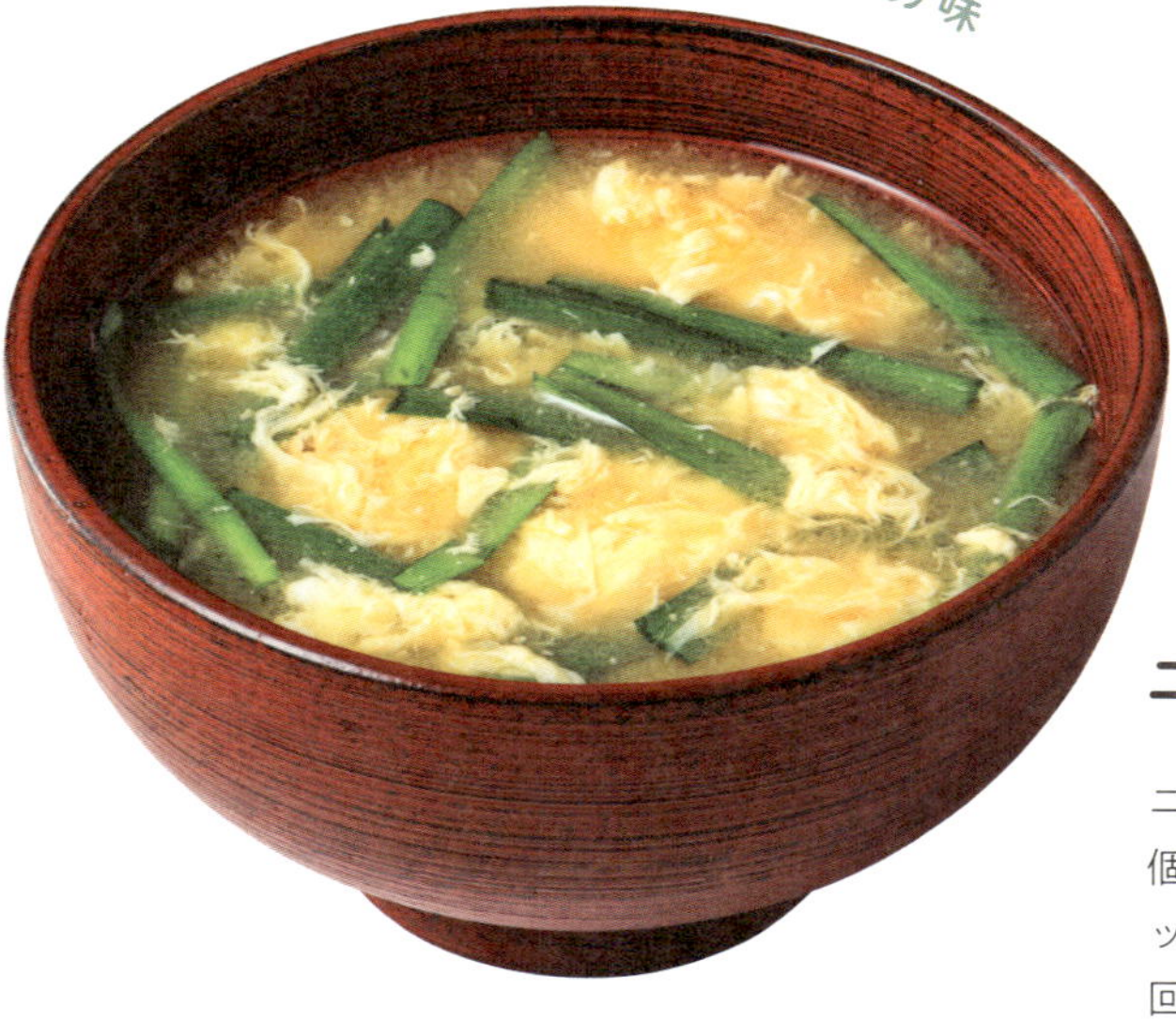

ニラと卵のみそ汁

ニラ50gは4cm長さに切る。卵１個は溶きほぐす。鍋にだし汁２カップを入れ、煮立ったら溶き卵を回し入れる。固まってきたら弱火にし、みそ大さじ1.5を溶き入れニラを入れる。

お悩み

気象病

気象病とは？

- 気圧による頭痛
- めまい
- 吐き気

など

PICK UP TEA

はとむぎ茶【*Hatomugi tea*】

お茶には煎ったはとむぎが使われる。水分代謝をよくすることで、悪天候の時に起こるむくみや頭痛などの解消が期待できる。味わいはクセがなく、日常的に飲める。

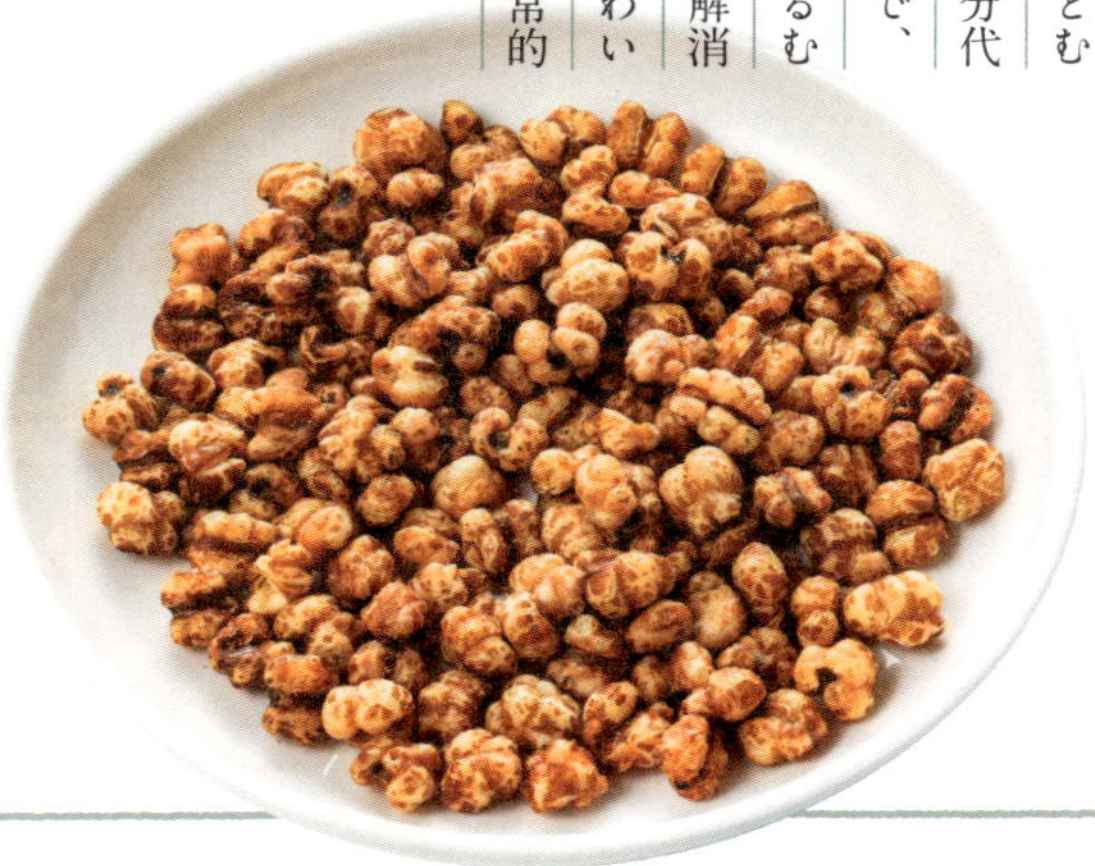

はとむぎと小豆で体を「除湿」させよう

天気が悪い日はなんだか頭が重い……。低気圧の時の頭痛やめまいなどの不調は、体内に余分な水《すい》がたまることが主な原因だ。

「ヨクイニン」という生薬でもあるはとむぎは、体内の余分な水分を取り除く、いわば「食べる除湿剤」。体内の水分バランスを調節して気圧や湿度の変化による頭痛や重だるさを改善してくれる。古代中国の王朝が、湿気の多い南方に攻め込んだ際、兵士にはとむぎを食べさせて気象病を防いだなんてエピソードも残っている。

小豆にも体液の巡りを促して、余分な水を排出する作用がある。はとむぎ茶に小豆をちょい足しすれば、最強の除湿薬膳茶の誕生。低気圧頭痛だけでなく、二日酔いによる頭痛やむくみにも効果を発揮する。

それぞれの香ばしさが楽しめる

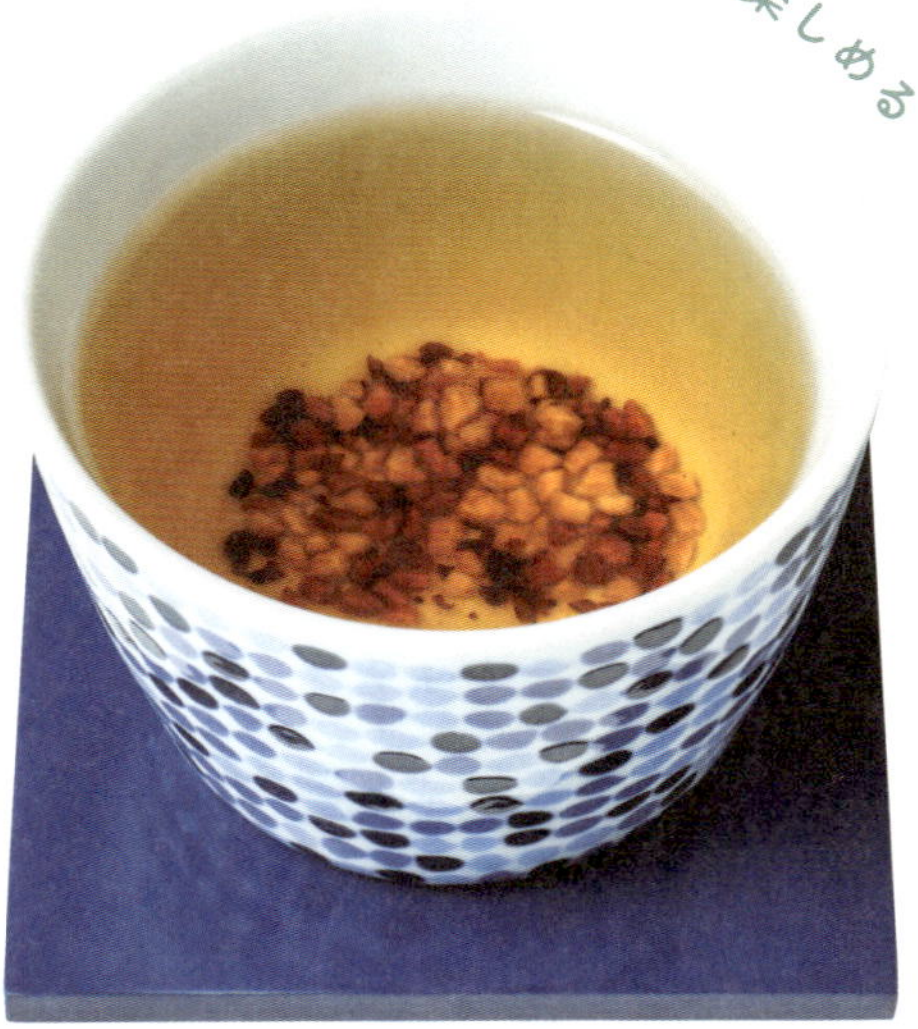

はとむぎ茶+小豆

煎じたはとむぎ茶1人前に、砕いた小豆を加える。

日常の主食としても

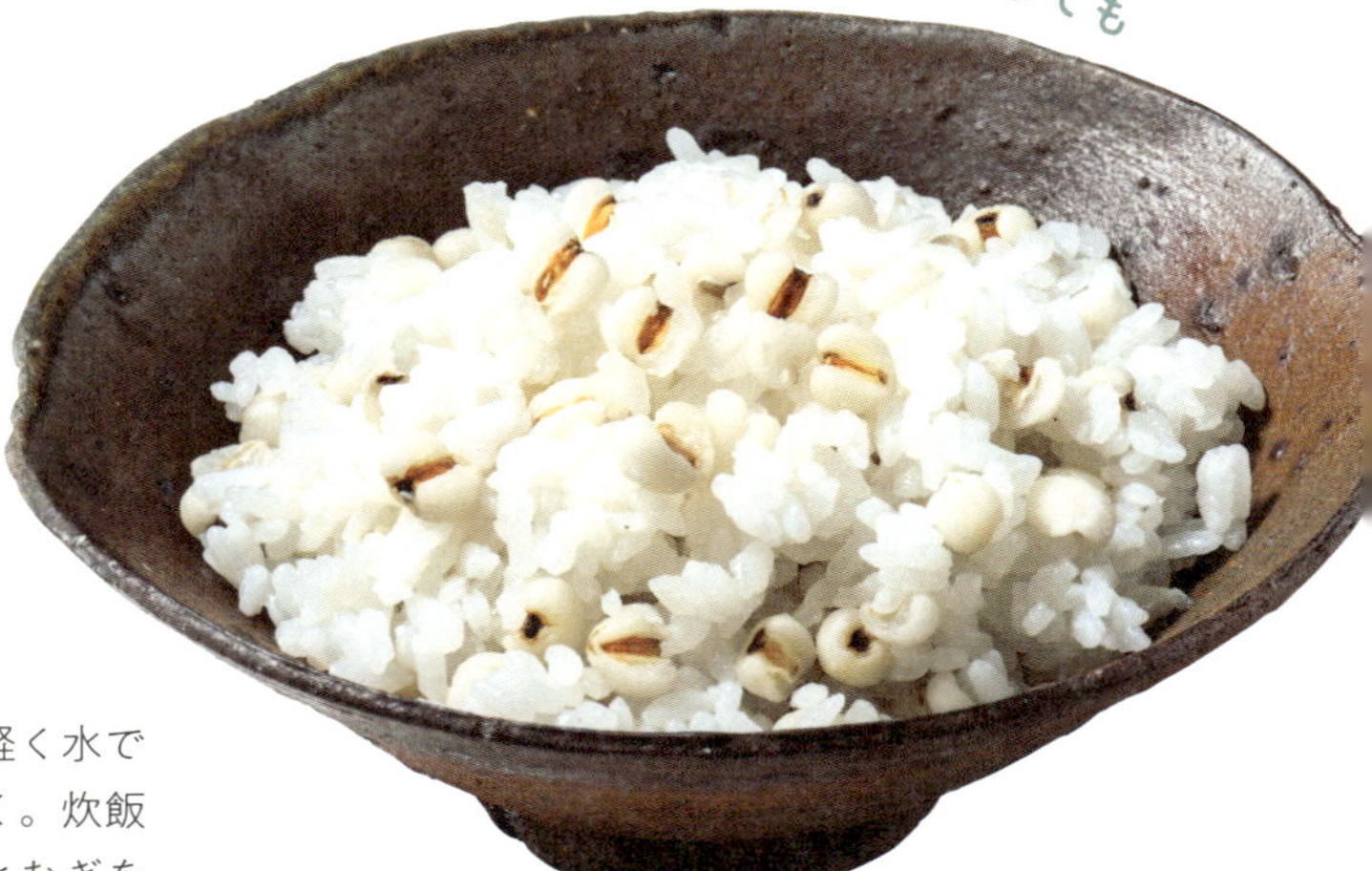

はとむぎごはん

はとむぎ大さじ1～2は軽く水で洗い、一晩水に浸けておく。炊飯器にといだ米1合と、はとむぎを入れ、1合の目盛りより少し多めに水を入れて炊飯する。

PICK UP食材

緑《りょく》豆《とう》【Mung bean】

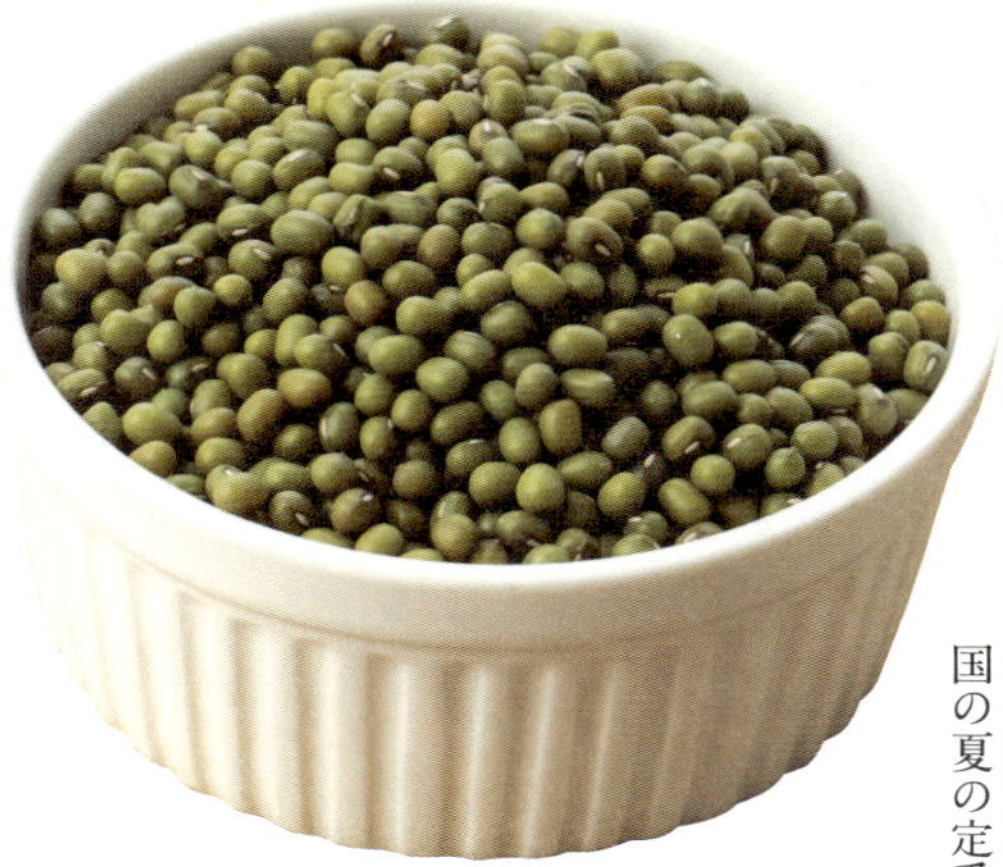

中国では豆の状態で食べられる。熱を冷ます効果が高く、お茶やスープで食べられるほか、あずきバーならぬ「緑《りょく》豆《とう》バー」のアイスは中国の夏の定番だ。

お悩み

こんなお悩みに最適

- 悪天候時の頭痛
- 夏バテ
- 二日酔い

梅雨や台風の気圧変化に緑《りょく》豆《とう》や冬《とう》瓜《がん》を活用して

気象病の季節といえば、梅雨や台風の時期。この時期は蒸し暑く、湿気と熱が体内にこもりやすい。その結果、頭痛の他にめまい・むくみ・吐き気などの症状が現れるのだ。

緑《りょく》豆《とう》は、熱を冷ます効果が高く、熱と湿気による気象病に効果がある。日本ではもやしや春雨として食べるのが一般的だが、中国では豆の状態でお茶やスープ、アイスなど、多彩な食べ方で親しまれている。

冬《とう》瓜《がん》は、古代中国の名医が「数ある瓜類の中で特に優れている」と絶賛した食材。熱を冷まし余分な水分を排出するが、必要な潤いは逃がさない、かゆい所に手が届く憎いやつ。

気を補う鶏の手羽先、吐き気を止めるしょうがと組み合わせたスープは、ジメジメ時期の不調を強力にブロックしてくれるだろう。

くせがなく素朴な味わい

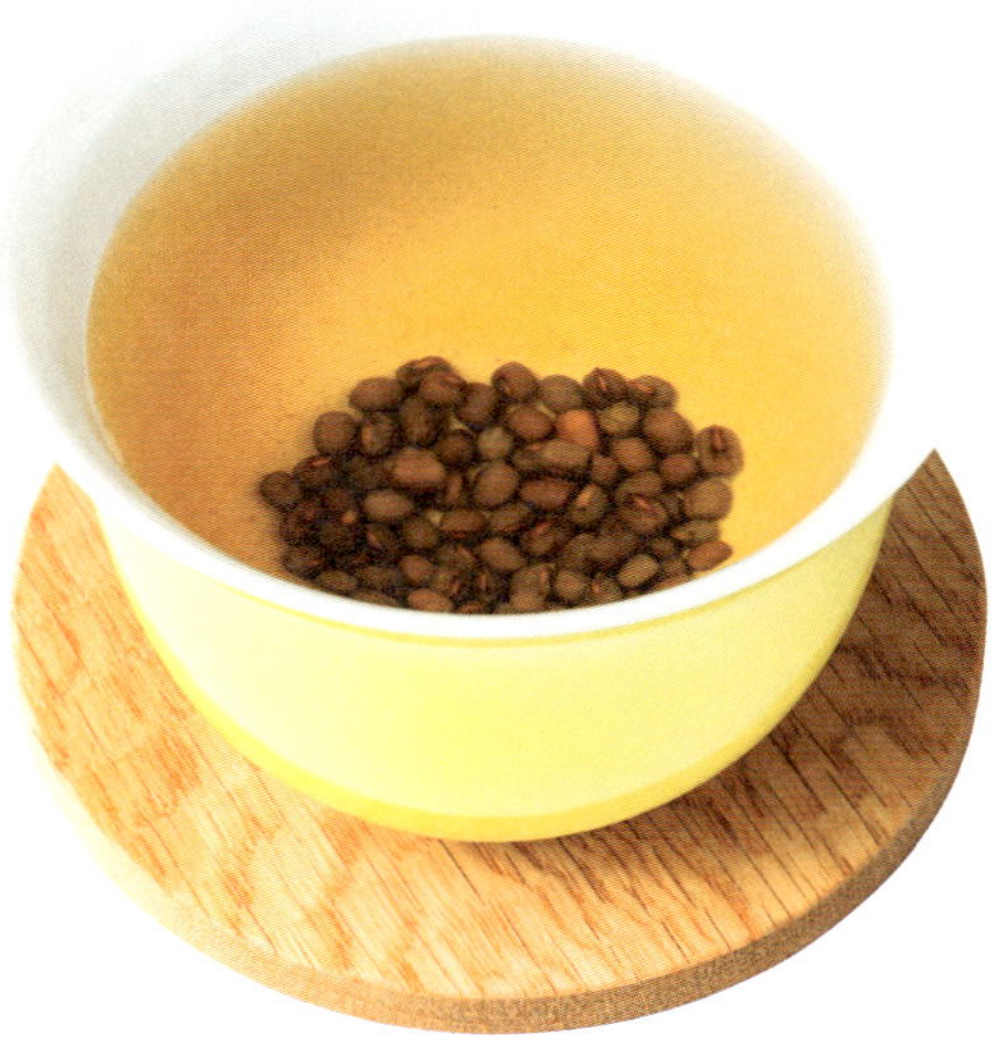

はとむぎ茶+緑豆

煎じたはとむぎ茶1人前に、ゆでた緑豆適量を加える。

うまみはしっかり後味さっぱり

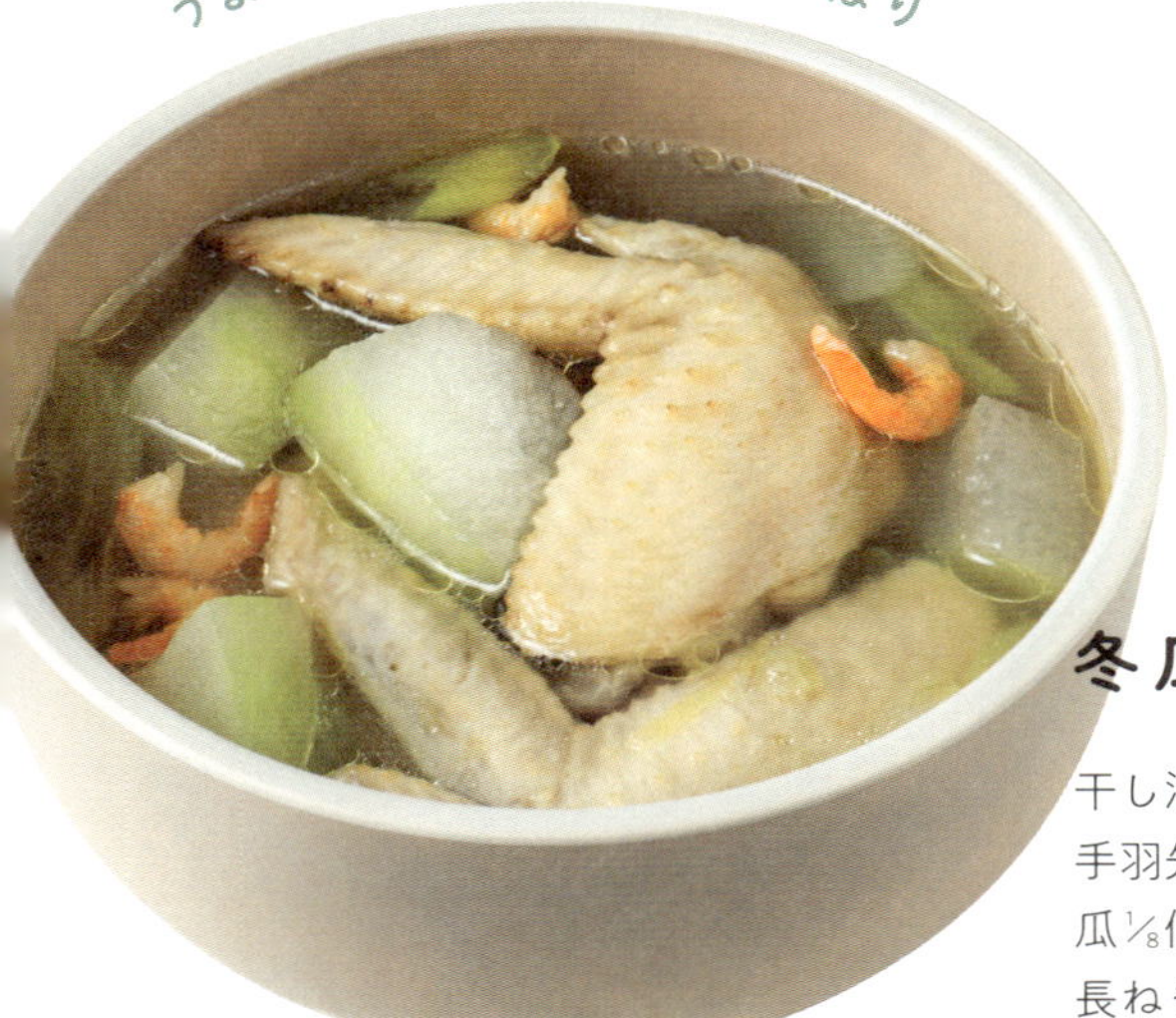

冬瓜と手羽先のスープ

干し海老大さじ1は湯適量で戻しておく。手羽先6本は骨に沿って包丁を入れる。冬瓜1/8個は厚めに皮をむき、一口大に切る。長ねぎ1本は斜め切りに、しょうが1片は千切りにする。鍋に昆布5㎝と水4カップ、全ての食材を入れ、冬瓜が透き通るまで煮る。塩少々で味をととのえる。

お悩み

イライラ

イライラの要因

- 気の流れの滞り
- 体に余分な熱がたまる
- 寒暖差などによる自律神経の乱れ

PICK UP TEA

ラベンダーティー【*Lavender tea*】

カモミールティーと並び、気持ちを落ち着けるハーブの代表。フローラルな香りでストレスによる緊張を和らげ、イライラを鎮めてくれる。

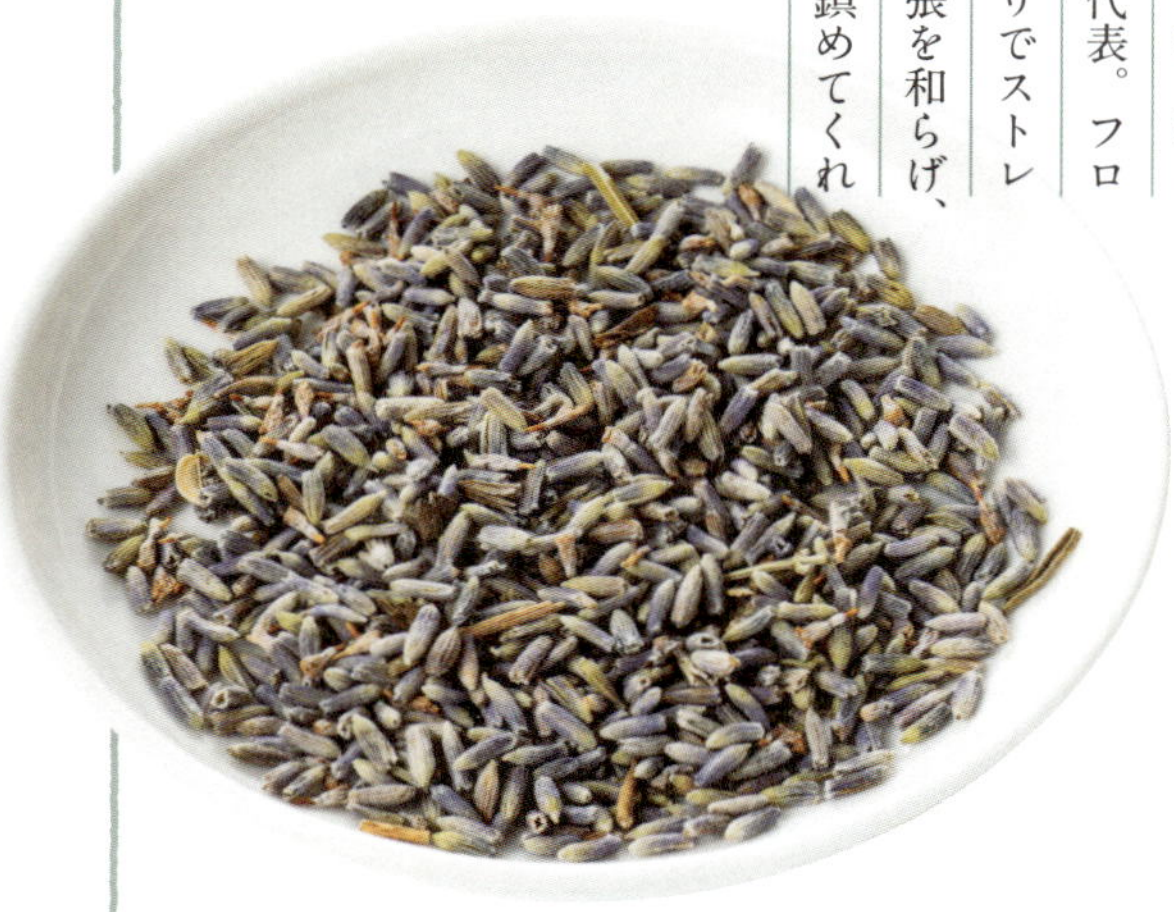

イライラしがちな現代人「ハーブの女王」で安らぎを

さわやかな香りでイライラを鎮めてくれる「ハーブの女王」ラベンダー。イライラ解消や頭痛、口臭にも効果的なハーブとして、古代ローマの時代から利用されてきたという。「人間に恋した天使の変身した姿」、「悪魔から少女を守った花」などの伝説が残るのは、その魅惑的な香りと神秘的な薬効ゆえか。

リラックス作用があるカモミールとゆず皮を合わせたお茶は、イライラを抑えて穏やかな気持ちになれるほっこり薬膳茶だ。

イライラを抑える身近な食材には、ピーマン、玉ねぎ、トマトなどの野菜、そしてオレガノ、ローリエなどのハーブがある。これらリラックス食材を一度に味わえるミネストローネは、心も体も落ち着ける一品だ。

ゆずピールもしっかり味わって

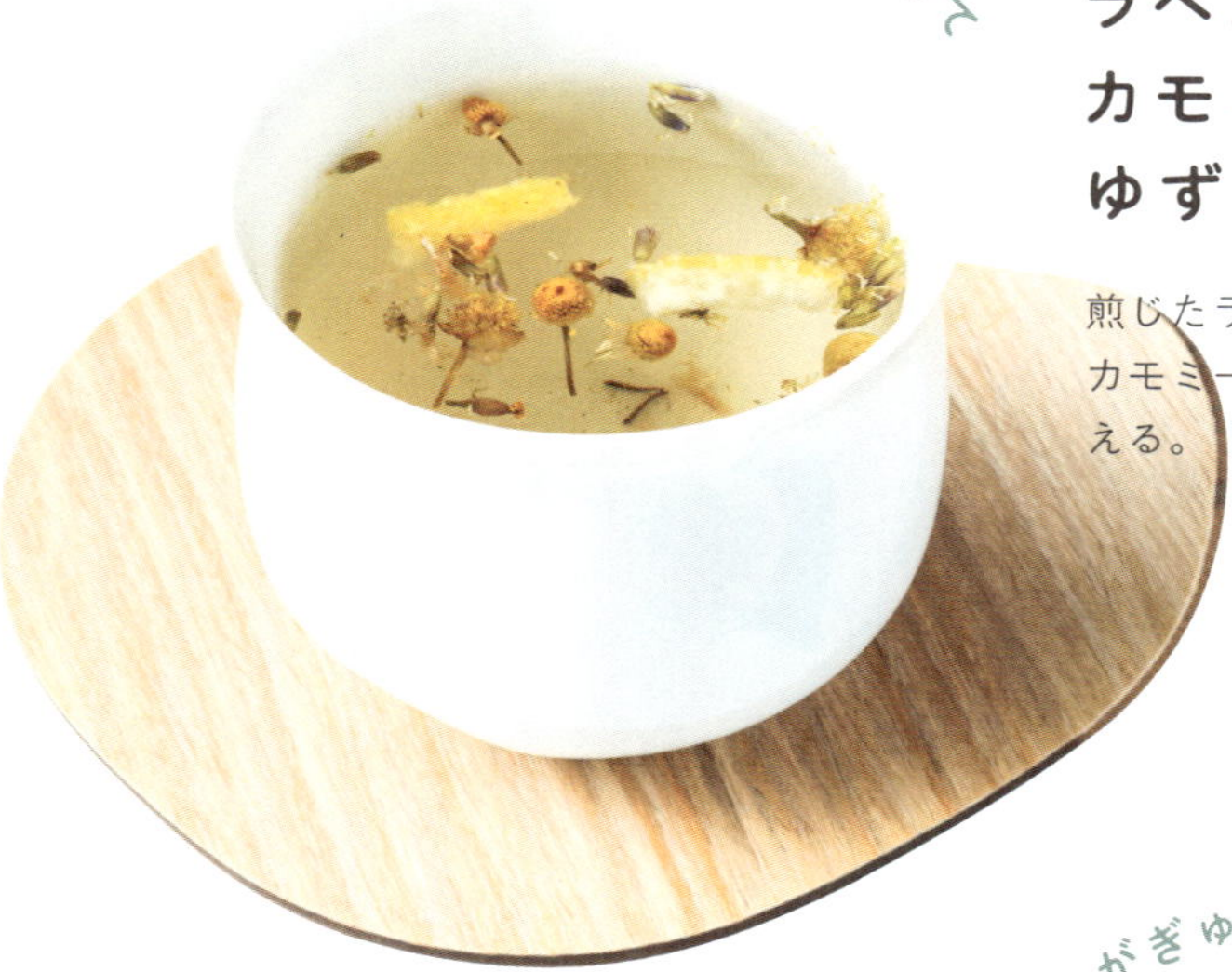

ラベンダーティー＋カモミール＋ゆずピール

煎じたラベンダーティー１人前に、カモミール・ゆずピール適量を加える。

素材のうまみがぎゅっと詰まった

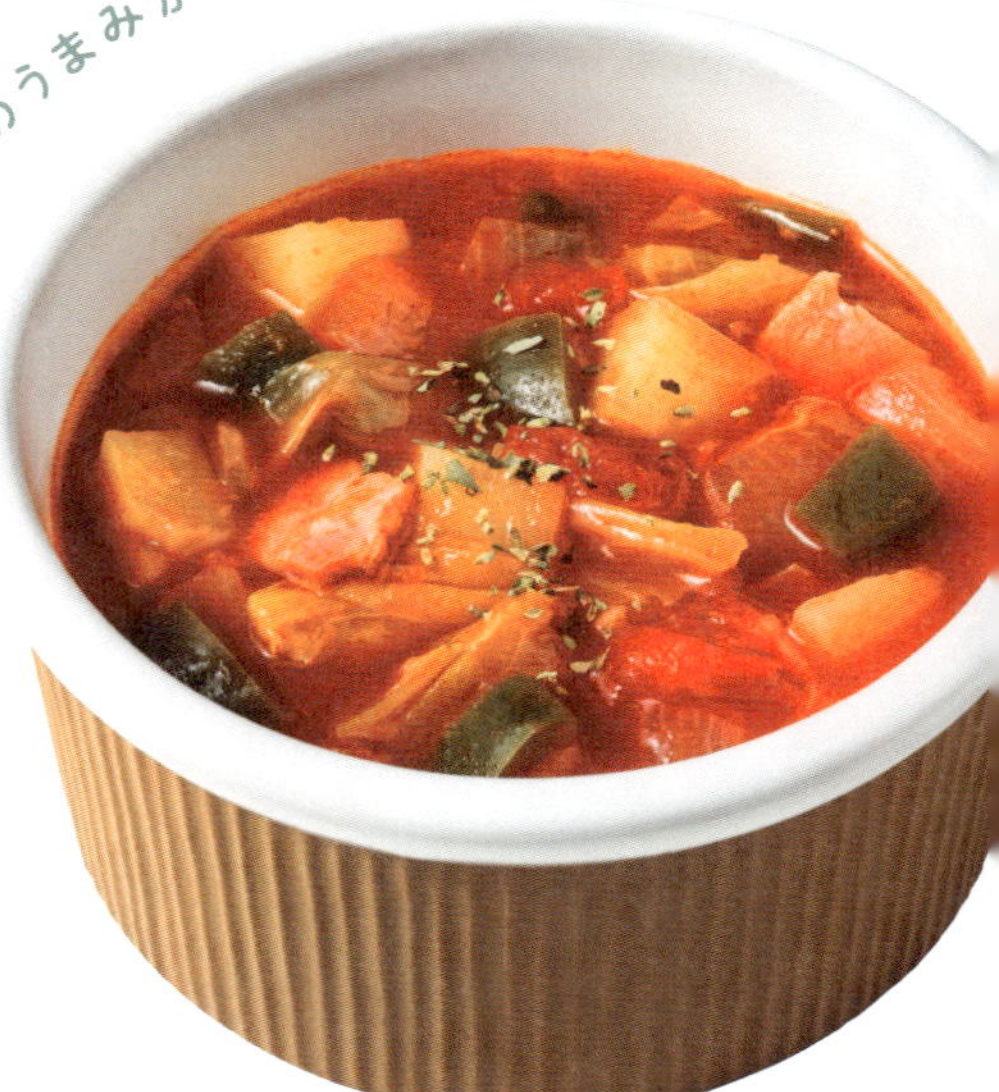

ミネストローネ風スープ

じゃがいも小１個、ピーマン１個、玉ねぎ¼個、ベーコン２枚は1㎝の角切りにし、キャベツ⅛玉はざく切りにする。にんにく１片はみじん切りにする。鍋にオリーブオイル小さじ２とにんにくを熱し、香りが立ったら全ての具材を入れて軽く炒める。野菜がしんなりしてきたら、水1.5カップ、ローリエ１枚、トマト缶½缶をつぶしながら入れ、中火で10分程煮る。塩・こしょうで味をととのえ、器に盛りつけオレガノ適量を振る。

イライラにおすすめの食材

気を巡らせる	金木犀《きんもくせい》、ローズ、ジャスミン、陳皮《ちんぴ》、玉ねぎ、ゆず皮、レモン、オレガノ、ピーマン、そば
不安を和らげる	ラベンダー、カモミール、紅茶、春菊、ゆり根、なつめ、竜眼《りゅうがん》、蓮《はす》の実、あさり、牡蠣
熱を冷ます	マリーゴールド、セリ、ミント、ひじき、緑豆《りょくとう》もやし、蓮心《れんしん》茶、スイカズラ、ゴーヤ、キウイフルーツ、いちご
潤いを与える	ミルクティー、枸杞《くこ》の実、アスパラガス、山芋、松の実、きくらげ、ごま、豆乳、モロヘイヤ、桑の実

ハーブで体の中の熱を排出 イライラを防ぎ健やかに

何かとイライラしやすい人は、体の中に余分な熱がたまりがち。ストレスや食生活の乱れでたまった老廃物が熱化して、イライラに繋がることもある。

体にこもった余分な熱を冷ますハーブのおすすめはマリーゴールド。老廃物を流しつつ、イライラの炎を鎮めてくれる。肌の炎症を抑え美肌効果も期待できることから、古代エジプトでは「若返りの妙薬」として知られていたとか。

春の七草の一つとして有名なセリは、精神安定効果に加え、熱冷ましや解毒効果も高い。気温の上昇や寒暖差で自律神経が乱れ、イライラしやすくなる旧暦の正月（2月中旬頃）の時期に、セリの入った七草粥を食べるという風習は、とても理にかなっている。

ラベンダーティー+
マリーゴールド

見た目にもフローラル

煎じたラベンダーティー１人前に、
乾燥マリーゴールド適量を加える。

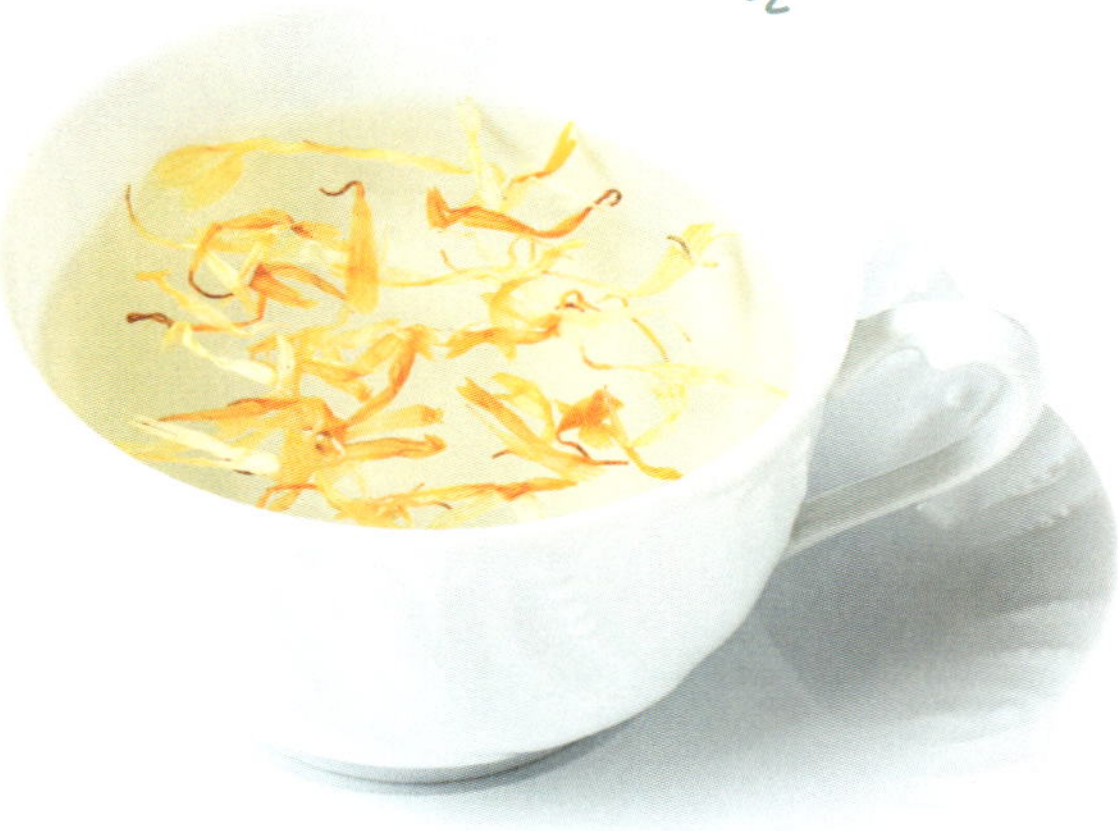

シャキシャキ食感が楽しめる

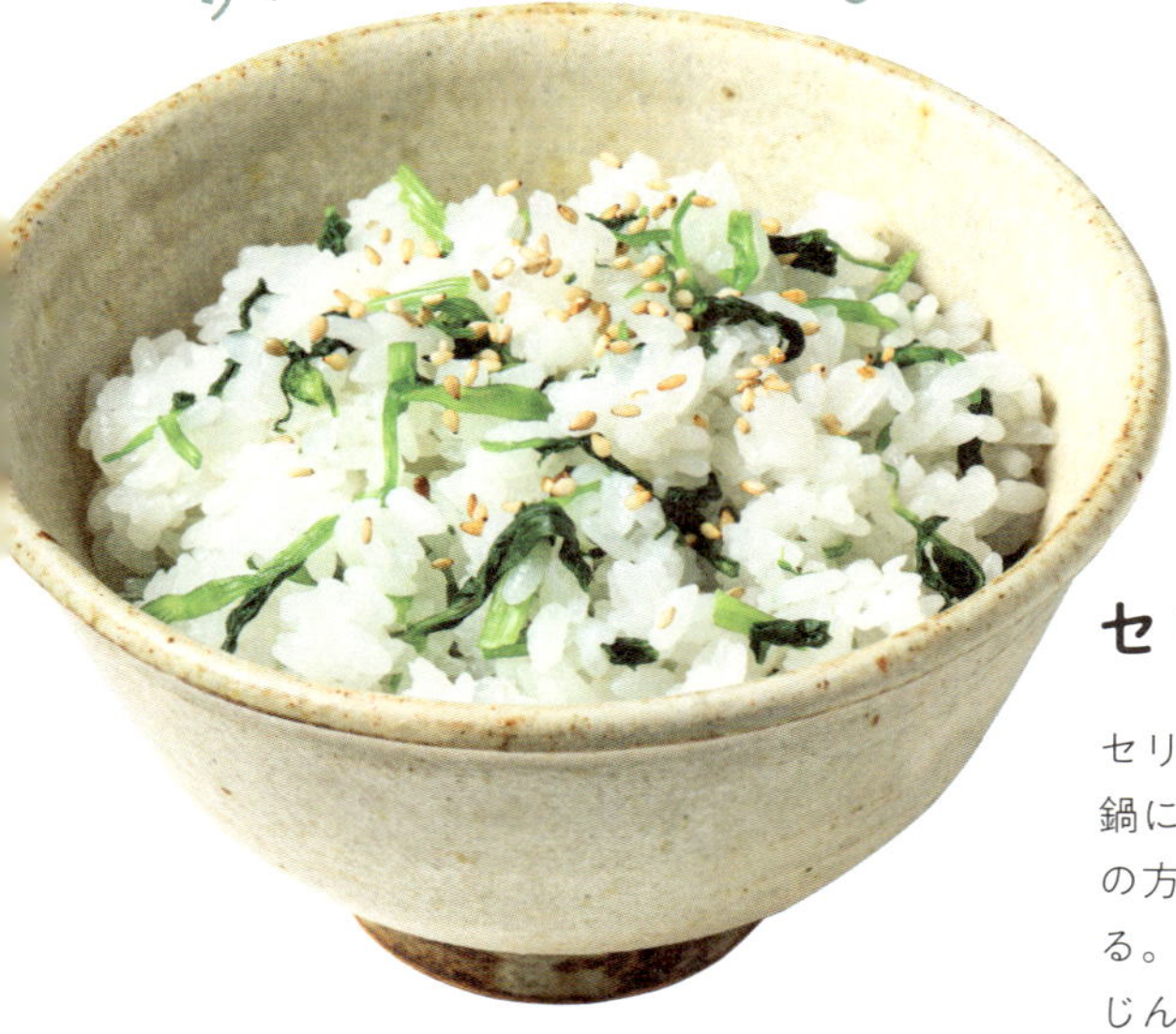

セリごはん

セリ50gはよく洗い根を切り落とす。鍋にたっぷりの湯を沸かし、セリを根の方から入れてさっとゆでて冷水にとる。しっかり絞って水けをきったらみじん切りにし、塩少々をまぶす。炊き立てのごはん１合に混ぜ込み、器に盛り付け白ごま少々を振る。

お悩み

落ち込む

気分の落ち込みの要因

- 五臓《ごぞう》の「心《しん》」の弱り
- 「肝《かん》」の弱り

PICK UP TEA

ミルクティー【Milk tea】

薬膳では、紅茶とミルクの組み合わせはともにリラックス効果があるとされる。チャイのように、様々なスパイスやハーブとも合わせやすい、懐の広い飲み物だ。

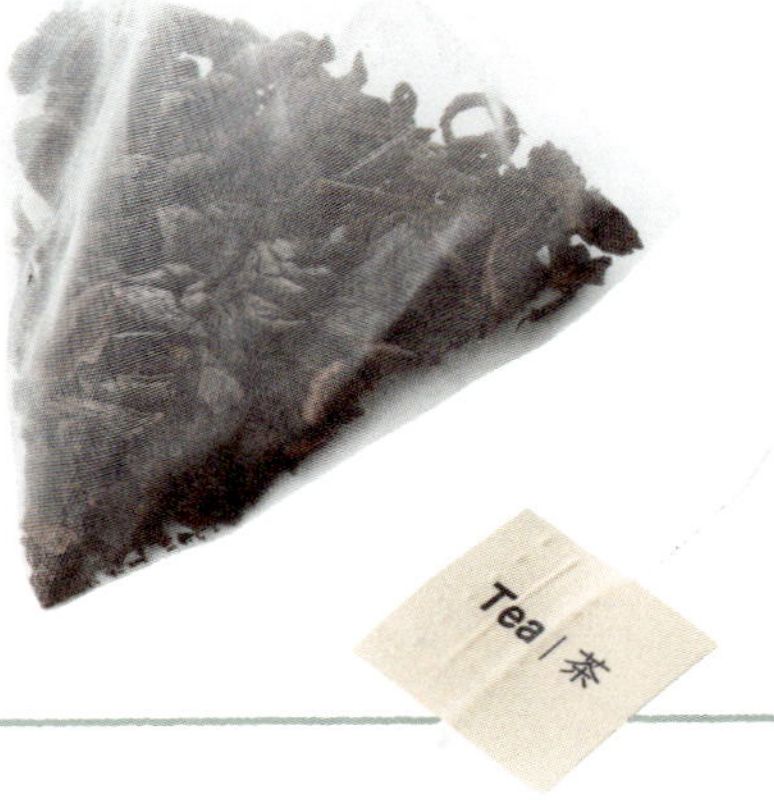

落ち込んだ時はミルクティーで休憩を

紅茶ベースのミルクティーは、近代のヨーロッパが発祥と言われているが、モンゴル、チベットなどの地域では、千年以上前からお茶にミルクを入れて飲む習慣があったという。

紅茶と牛乳は弱った心を元気にする「養《よう》心《しん》」の作用があり、東洋医学の観点からも理想的な組み合わせと言える。

枸《く》杞《こ》の実も落ち込みには効果的で、枸杞の実を浮かべた薬膳ミルクティーが中国の若者の間で流行っているのは、みんな癒やしを求めているからかもしれない。

リラックス効果といえば牡蠣も外せない。栄養価の高さから、「海のミルク」と呼ばれるが、養心効果が高いのもミルクと同じ。うまみたっぷりの牡蠣のミルクスープは、陸と海のミルクが、落ち込んだ心を癒やしてくれるはず。

見た目の可愛らしさにも癒やされる

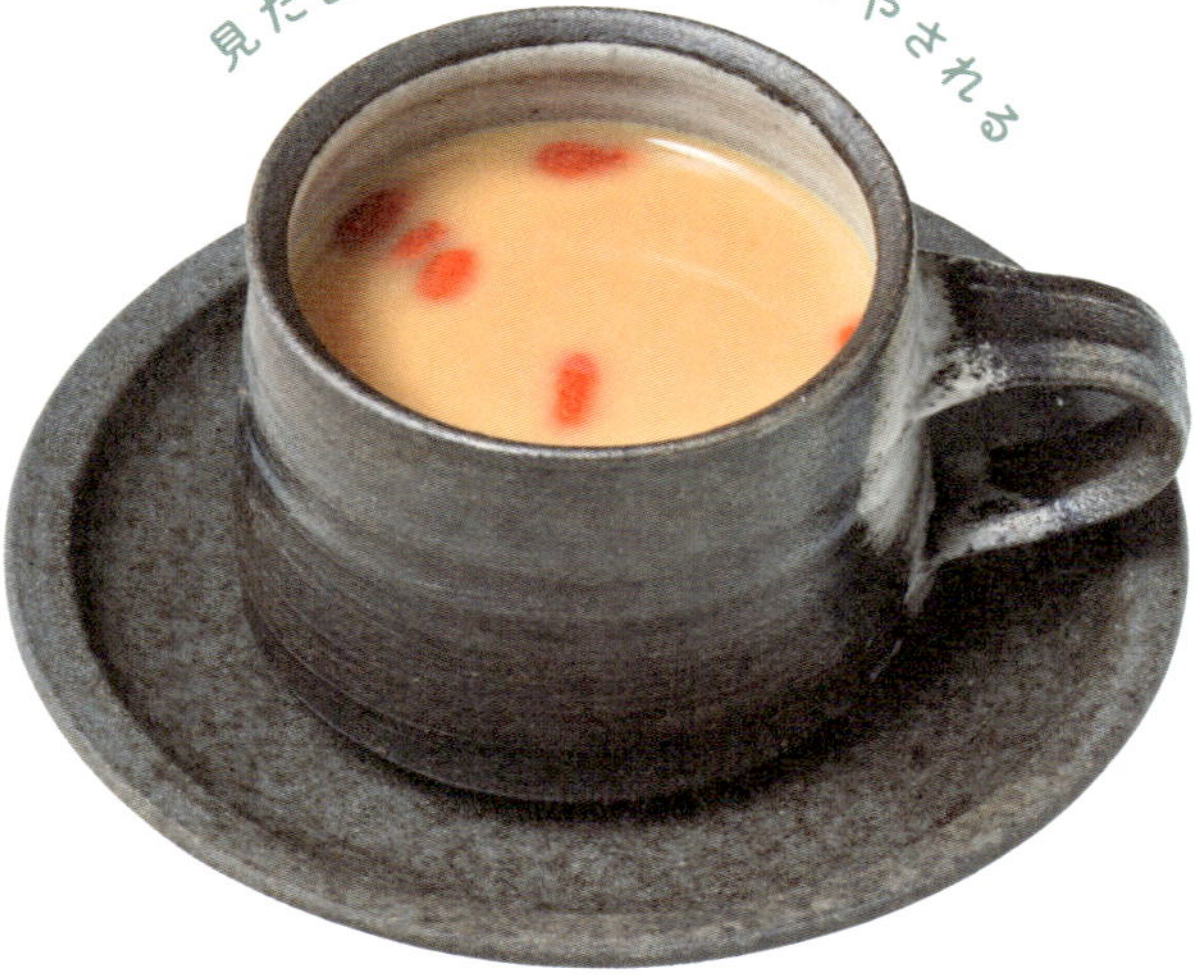

ミルクティー＋枸杞の実

煎じた紅茶1人前に、牛乳・枸杞の実各適量を加える。

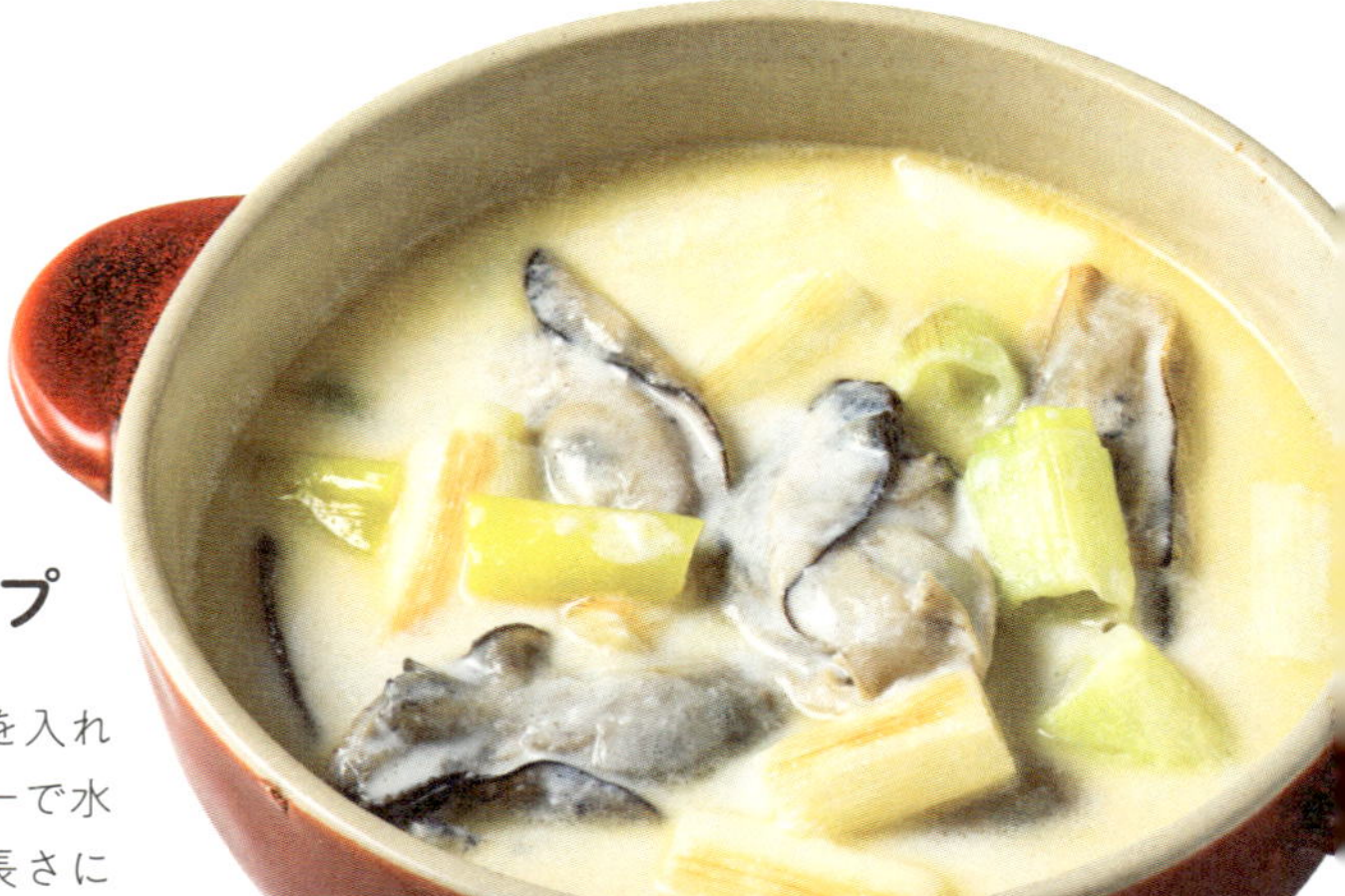

牡蠣のミルクスープ

牡蠣（むき身）6個は、塩水を入れたボウルで振り洗い、ペーパーで水けをきる。長ねぎ1本は2cm長さに切る。鍋にバター大さじ1を中火で熱し、長ねぎを炒める。透き通ってきたら牛乳1カップ、水½カップ、酒粕大さじ3を入れなじむまで混ぜる。ふつふつしてきたら牡蠣を入れ、塩・こしょうで味をととのえる。

ぷりぷり牡蠣とミルクのうまみしっかり

お悩み

PICK UP食材

さくらんぼ【Cherry】

こんなお悩みに最適

- 気持ちの落ち込み
- 疲労
- 足腰の痛み

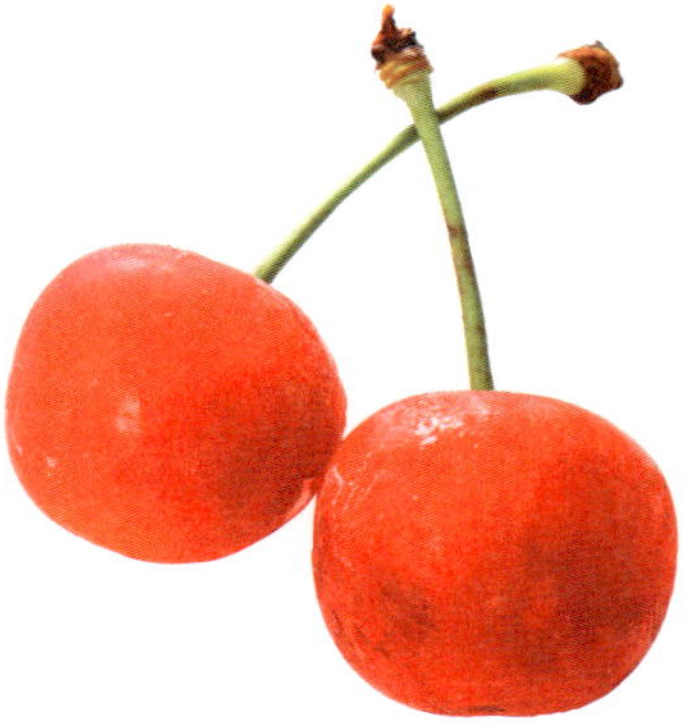

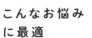

古代中国の医学書の中で「血色が良くなり、気持ちが高まる」とその効能が紹介されている、立派な薬膳食材。

ミルクティーとも相性抜群「心《しん》の果物」さくらんぼ

気分の落ち込みにいい果物といえば、さくらんぼをおいて他にない。五臓《ごぞう》の心《しん》に働き、気持ちを高める作用があり、「心《しん》の果物」と称される。古代中国の医学書に「あらゆる虚弱体質に効く」とも記されていて、小さな見た目からはとても想像できないパワーを秘めているのだ。甘酸っぱさがミルクティーとの相性も良く、沈んだ気持ちをやさしく持ち上げてくれる。

イカも精神安定効果がある食材だ。気持ちの落ち込み、不眠、健忘《けんぼう》など、メンタルに関わる不調に広く使える。シンプルながらうまみがたっぷり溶け込んだイカの炊き込みごはんで、定期的にメンタルを整えたい。

ところで、世界で獲れるイカの3割は日本人の胃に収まるという。私たちは世界でもトップクラスのイカ好き民族なのだ。

ちょっと意外だけどおいしい組み合わせ

ミルクティー＋
さくらんぼ

煎じた紅茶１人前に、牛乳適量、さくらんぼの実２つを加える。

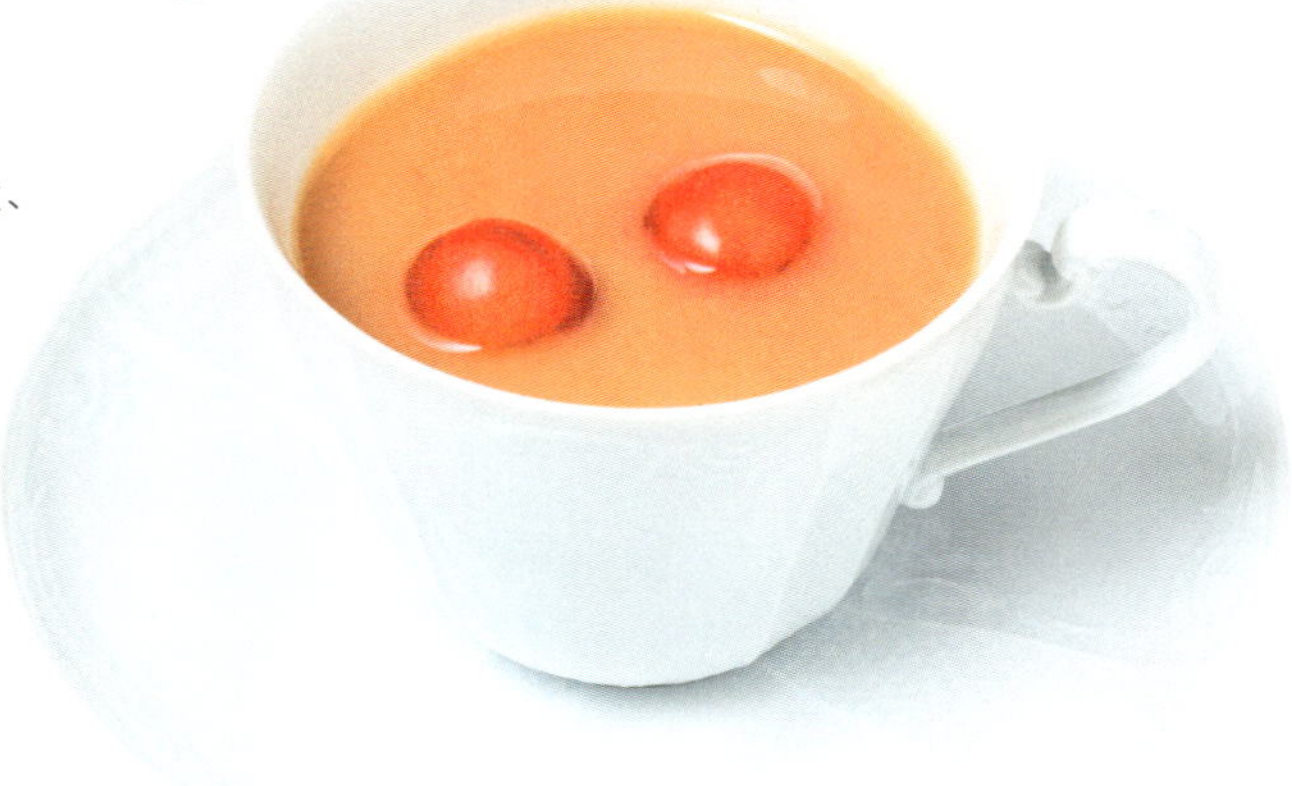

イカのうまみを生かしたシンプル味

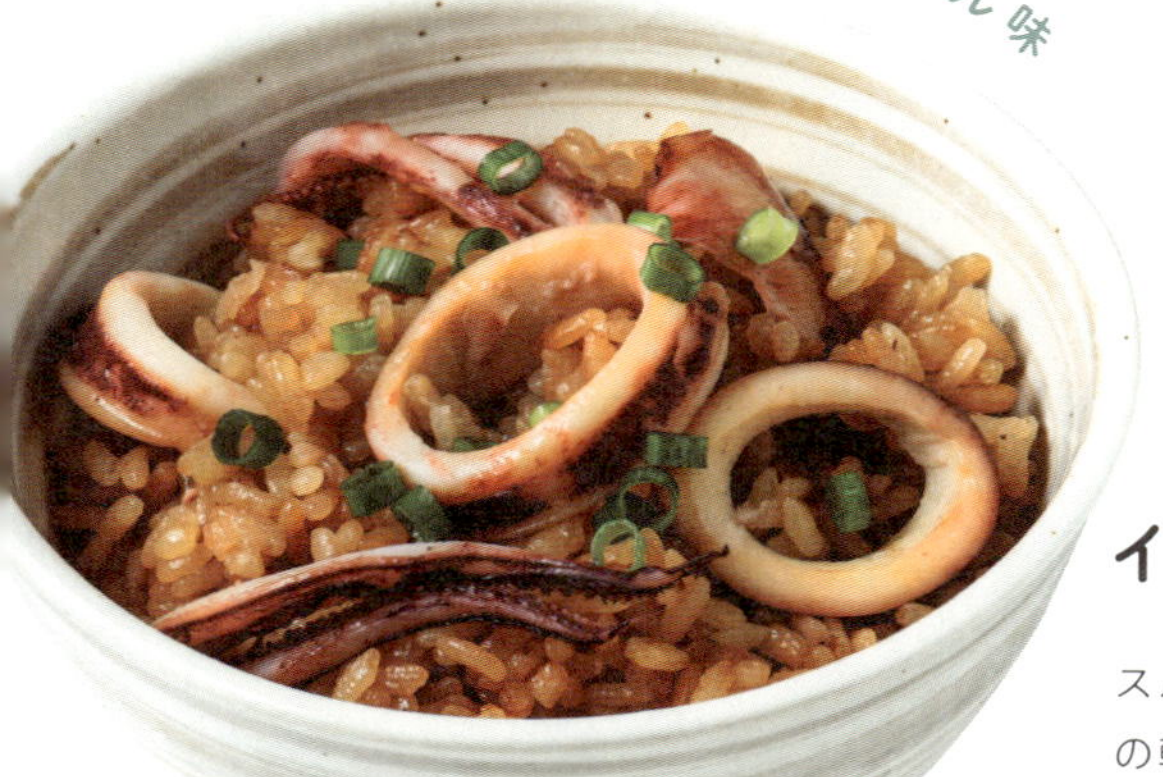

イカの炊き込みごはん

スルメイカ（小）１杯は内臓を取り1.5cmの輪切りに、足は２本ずつに切る。しょうが１片は千切りにする。炊飯器にといだ米１合としょうゆ・みりん各大さじ１、酒大さじ½を入れる。炊飯器の水加減に合わせて水を入れ、残りの材料と一緒に炊く。器に盛り、小ねぎを添える。

お悩み

過食

過食の要因

- ストレス
- 胃に熱がたまる
- 胃腸の弱り

PICK UP TEA

苦《く》丁《てい》茶《ちゃ》【*Kuding tea*】

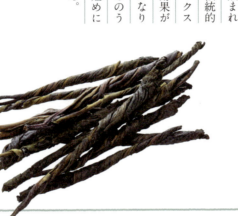

千年以上前から飲まれていたとされる伝統的な健康茶。デトックス作用など様々な効果が知られている。かなり苦いので、はじめのうちは抽出時間を短めにするのがおすすめ。

苦いけれど飲みたくなる苦丁茶《くていちゃ》の実力

苦丁茶《くていちゃ》は中国の伝統的な薬草茶で、主に苦丁樹の葉から作られる。苦（苦い）、丁（ねじる）の名が示す通り、実はこのお茶かなり苦い。こんな苦いお茶をわざわざ飲むのはその高い薬効ゆえで、特にストレスによる過食に絶大な効果を発揮する。

ミントも過食には効果がある。アイスの上にのっているイメージしかないが、中国ではスープや炒め物の具材にもなる。濃い味付けでついつい箸が進んでしまう中華料理に入れて、食べ過ぎを防いでいるのかも。

ライムやナンプラーなど胃腸をすっきりさせる食材も、食欲が抑えられない時におすすめしたい。あっさりなのに、味はしっかりエスニック。食べると何だかホッとするエスニックそうめんは、胃も心もさっぱりさせてくれる。

苦さを打ち消す清涼感

苦丁茶+ミント

煎じた苦丁茶１人前に、ミント適量を浮かべる。

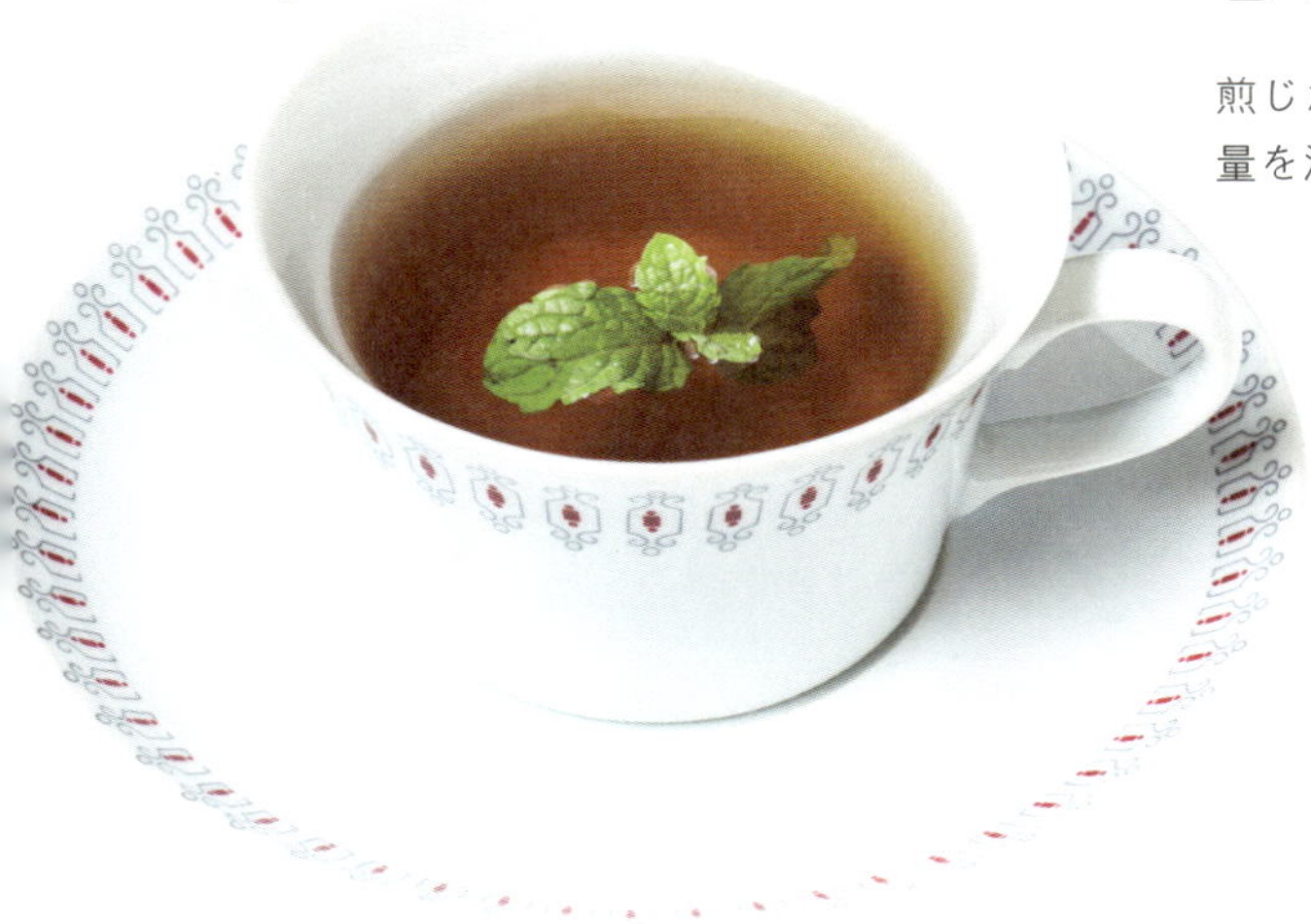

胃も心もさっぱりとして気分転換に

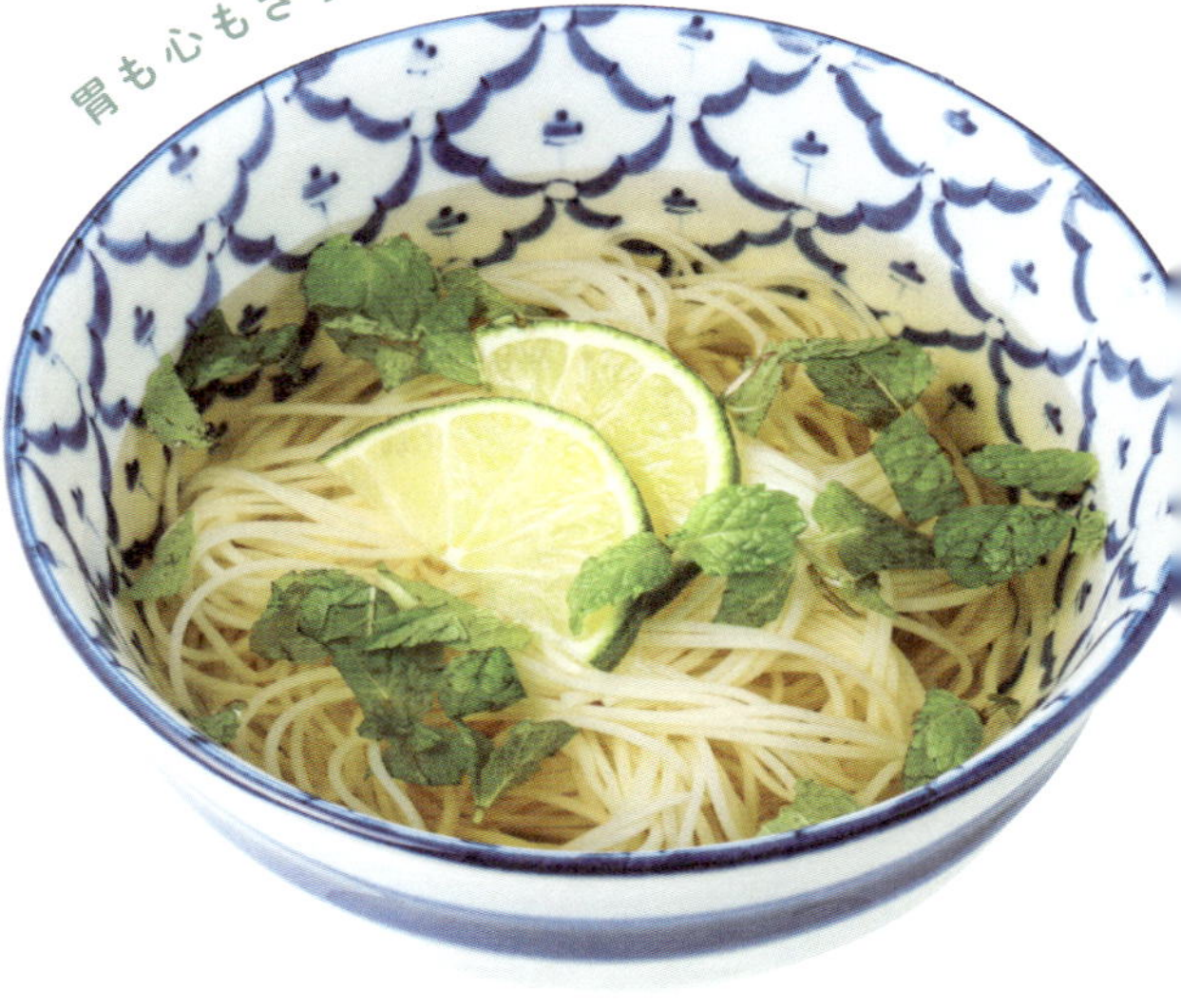

ミントとライムのエスニックそうめん

鍋に水３カップ、ナンプラー大さじ３、しょうが１片を入れて中火にかける。深めの器にゆでたそうめん２束を盛りつけ、鍋の汁を注ぎ、粗みじん切りにしたミント１パック分、薄くスライスして半分に切ったライム２枚をのせる。

PICK UP TEA

蓮《はす》の葉茶【Lotus leaf tea】

お悩み

こんなお悩みに最適

- 胃熱による過食
- 口の渇き
- 口臭、口内炎

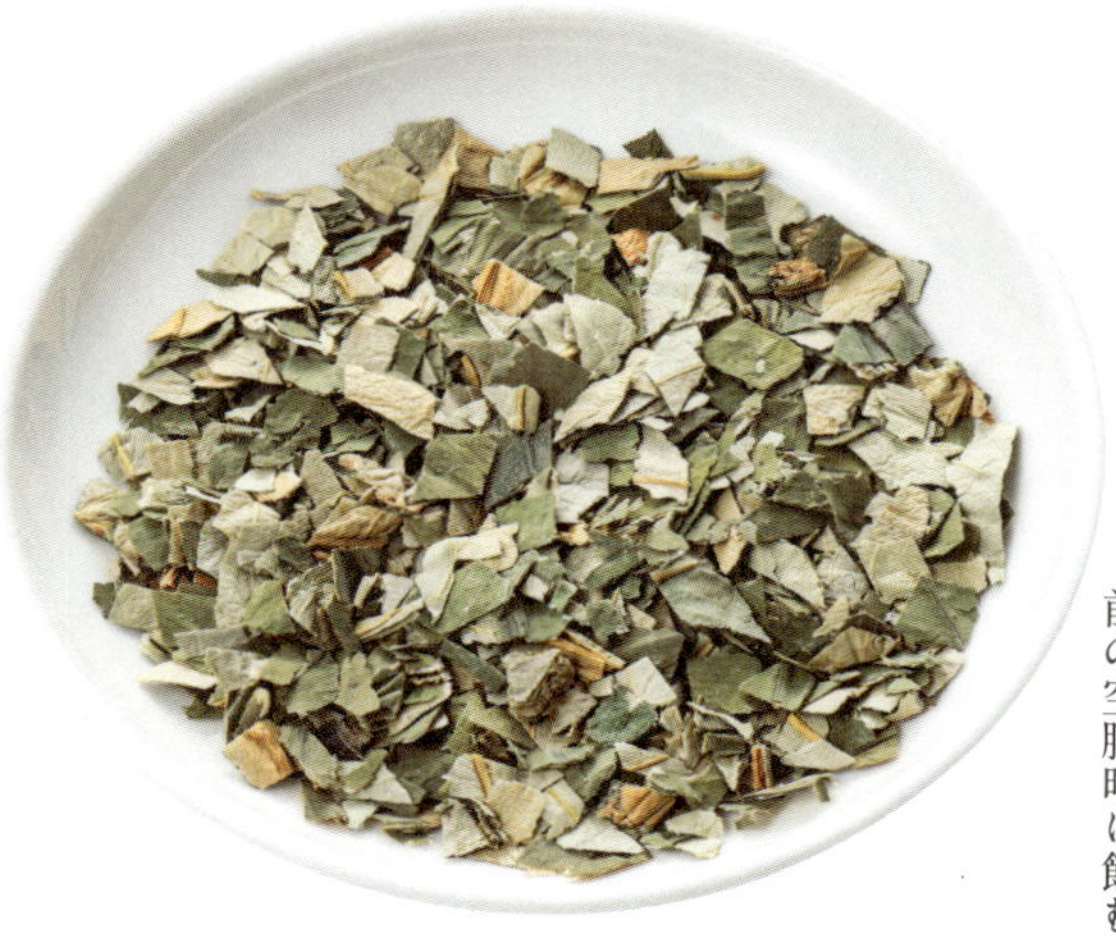

蓮《はす》の葉茶を飲み始めてから体調不良が改善した清《しん》の嘉慶帝《かけいてい》が、「天下第一の養生茶」と絶賛したほどのお茶。食前の空腹時に飲むべし。

「胃熱」を取り除き 暴飲暴食から脱却を

暴飲暴食が習慣化すると、胃に熱がたまり食べても満足できずまた食べてしまう悪循環に陥ってしまう。これは「胃熱」という状態で、喉の渇きや口臭、口内炎を伴うことも。

苦丁茶には胃熱を冷ます働きがあるが、熱冷まし効果なら蓮《はす》の葉茶も負けてはいない。胃熱を取る効果が高いから、料理の味付けが濃いタイやベトナムで人気なのも納得できる。食欲抑制には食前に飲むのがおすすめだ。

スペイン南部発祥のガスパチョは、トマトをベースにたっぷりの野菜を使った冷製スープだ。「飲むサラダ」と言われるほど栄養価が高く、熱を冷ます効果も高い。

薬膳でも定番の熱冷まし食材であるスイカでアレンジしたガスパチョは、さっぱりと胃熱を取り除いてくれるだろう。

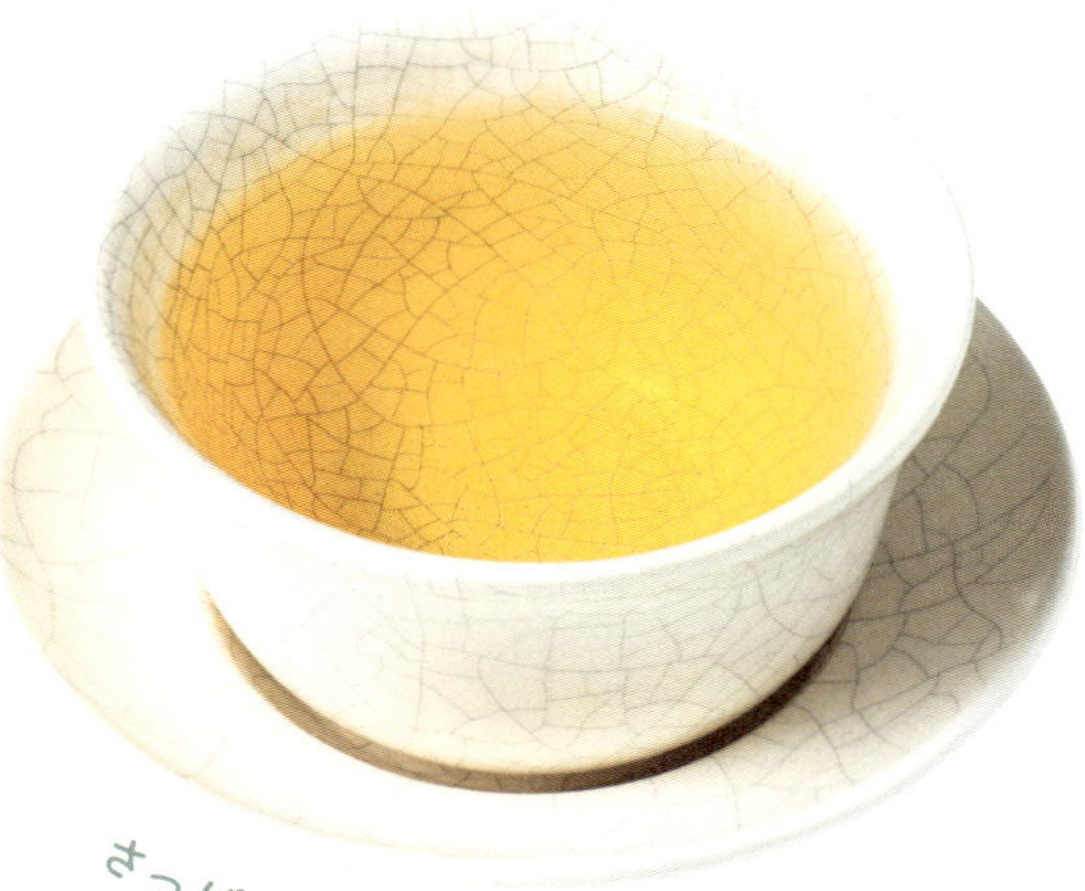

苦丁茶+蓮の葉茶

苦丁茶と蓮の葉茶各１人前を合わせて煎じる。

さっぱりとして飲みやすい

あざやかな赤色に心も躍る

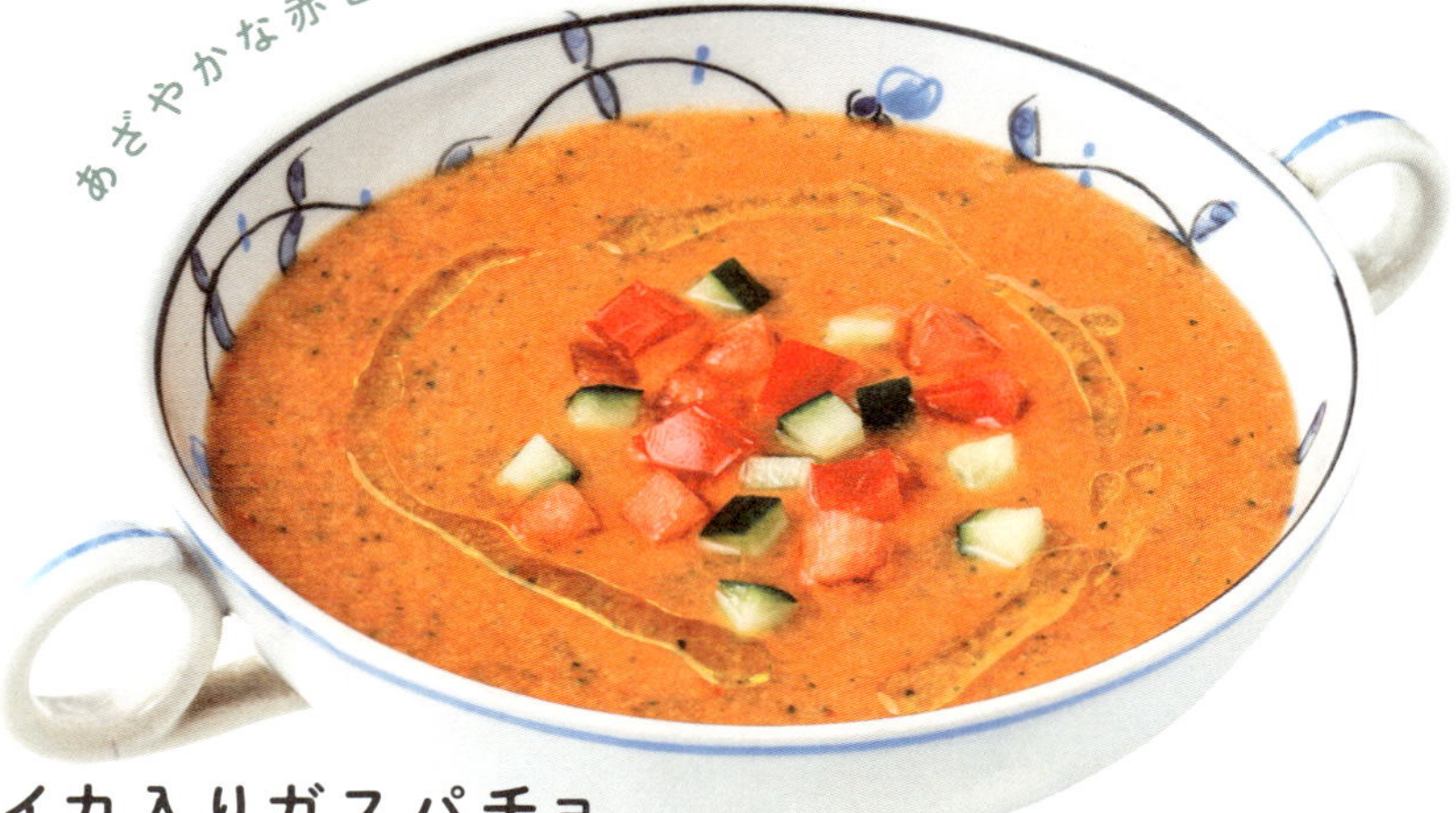

スイカ入りガスパチョ

トマト２個、きゅうり½本、スイカ50gは5㎜の角切りにし、トッピング用に少しとりわける。ピーマン１個、玉ねぎ⅛個はざく切りにしておく。６枚切り食パン１枚は少量の水に浸けてふやかす。ミキサーに切った野菜、オリーブオイル・白ワインビネガー各大さじ２、塩少々を入れ、なめらかになるまでミキサーで撹拌し、食パンをちぎり入れてもう一度撹拌する。器に盛り付け、トッピングのトマト、きゅうり、スイカを盛り、オリーブオイル適量を回しかける。

お悩み

食欲不振

PICK UP TEA

陳皮《ちんぴ》茶【Chenpi tea】

陳皮《ちんぴ》とはみかんの皮で、陳とは「古い」という意味。長い年月をかけて乾燥させたものほど良質とされる。香りにも健康効果があり、茶は香りが飛ばないうちに飲むのがポイント。

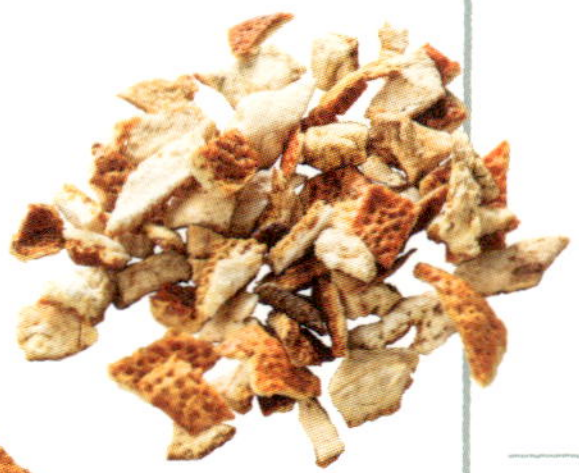

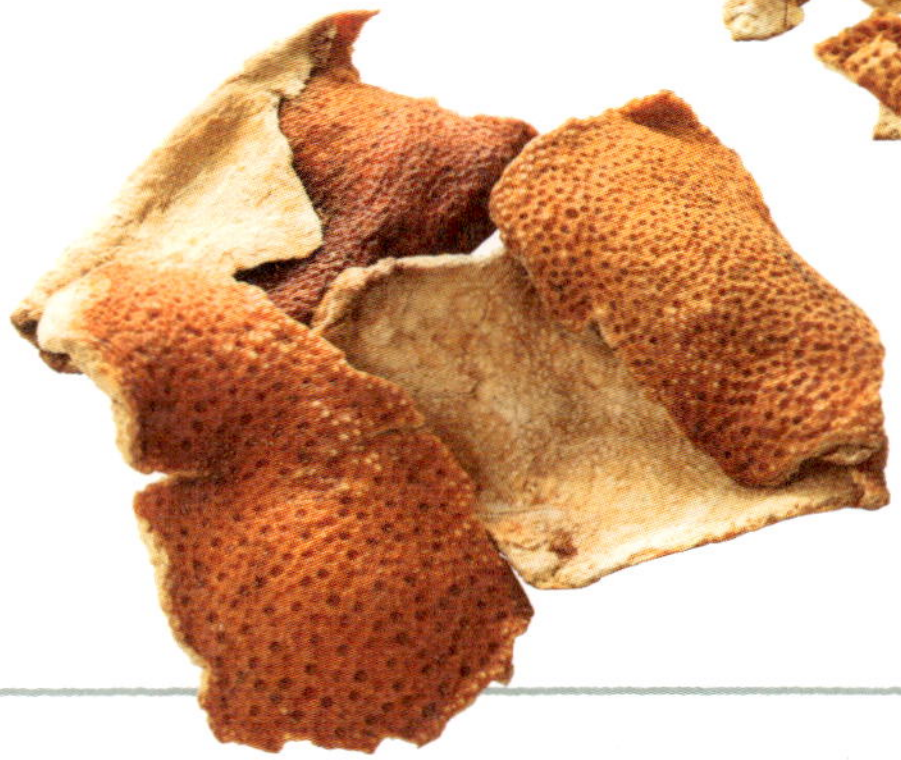

食欲不振の要因

- 疲労
- ストレス
- 運動不足

など

みかんやかぼちゃは食欲不振に重要な養生食材

みかんの皮を乾燥させた陳皮《ちんぴ》。胃腸の調子を整える、体を温める、せきやたんを鎮めるなど多くの薬効がある。三国志にも登場する伝説の名医・華佗《かだ》が、旅の途中でカゼをひいたお供の二人にみかんを食べさせると、皮ごと食べた人のほうのカゼが瞬く間に完治したことからその薬効に気づいたという逸話もある。中国では健康茶として飲まれることも多く、胃腸の気を補うなつめとの相性も抜群だ。

芋や栗など甘くてホクホクした食材は、胃腸の調子を整える力があるが、かぼちゃはそんなホクホク食材の代表格。疲労回復にいい豆乳との組み合わせは薬膳でも定番だ。

野菜の甘みと塩麹《しおこうじ》のうまみでしみじみおいしいかぼちゃの豆乳スープは、パンとの相性が最高にいい！

みかんの風味がほんのりと

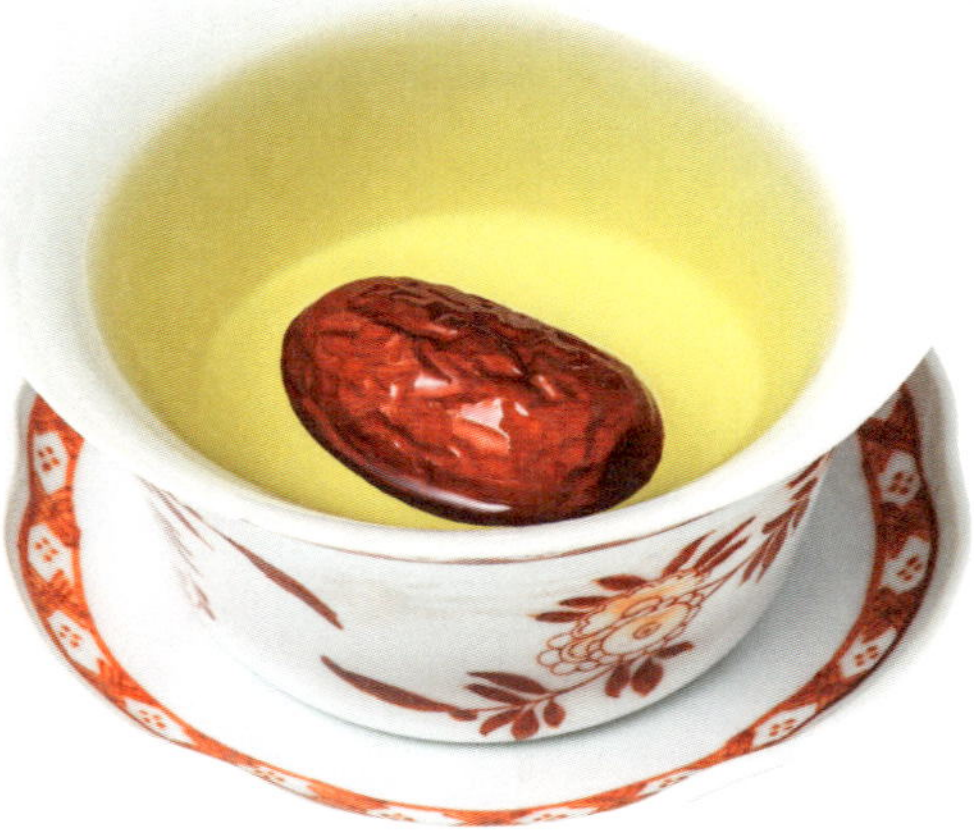

陳皮茶+なつめ

煎じた陳皮茶１人前になつめ１個を浮かべる。

疲れに染みるやさしい甘さ

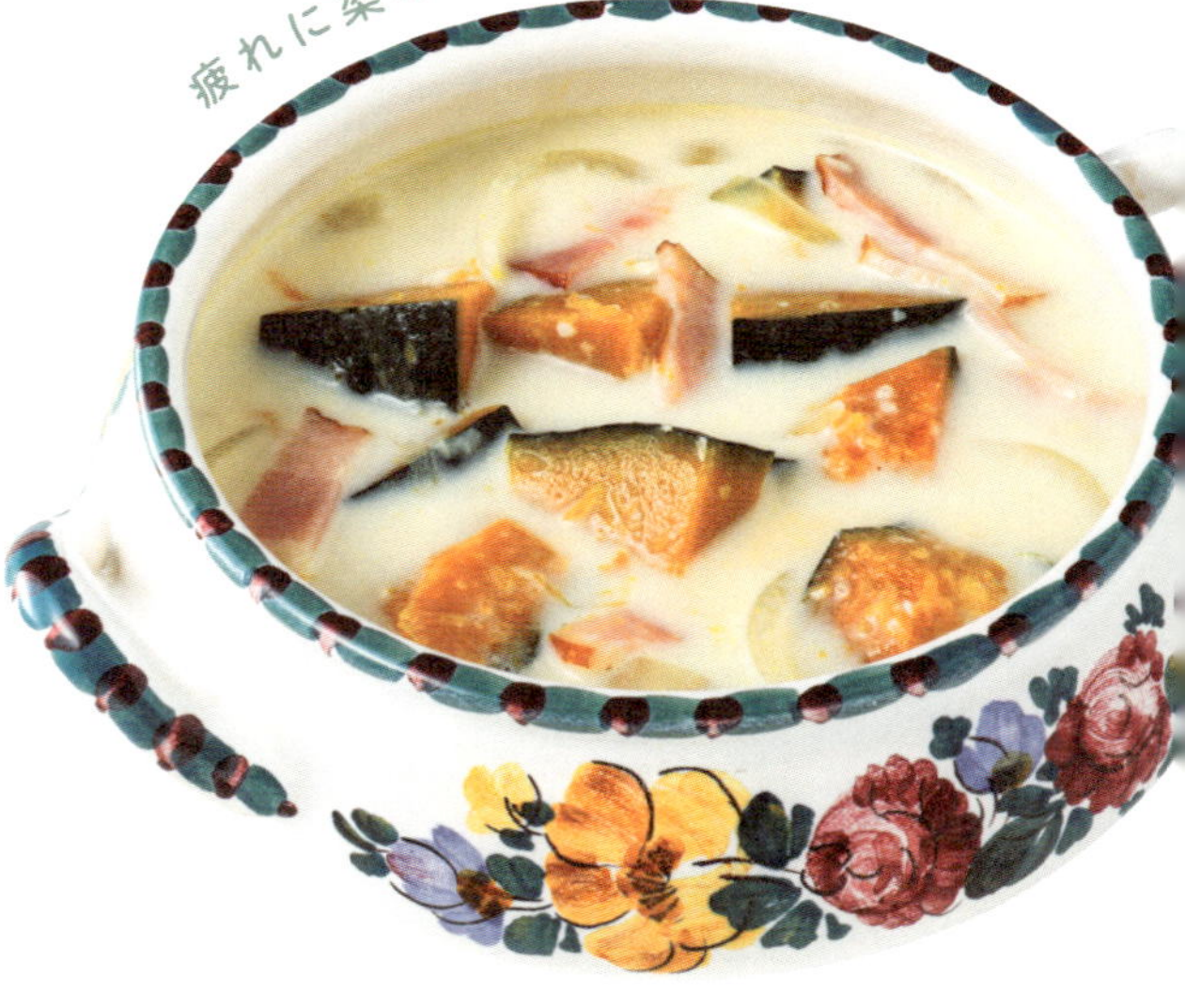

かぼちゃの豆乳スープ

かぼちゃ150gは小さめの一口サイズに切る。玉ねぎ¼個とベーコン２枚は細切りにする。鍋に水150mℓと具材を入れ、柔らかくなるまで煮る。火が通ったら豆乳１カップ、塩麹大さじ１、昆布茶小さじ１、こしょう少々を入れる。

食欲不振におすすめの食材

食欲を高める	レモン、ヨーグルト、山査子《さんざし》、いちご、キウイフルーツ、いちじく
胃腸の調子を整える	陳皮《ちんぴ》、なつめ、山芋、かぼちゃ、アワ、竜眼《りゅうがん》、甘酒
夏バテの食欲不振に	ハイビスカス、インゲン豆、緑豆《りょくとう》、トマト、もやし、ココナッツミルク、パイナップル
ストレスの食欲不振に	烏龍茶、ジャスミン茶、パセリ、ラディッシュ、大根、パクチー、グレープフルーツ

アダムとイブはいちじくを食べていた？

薬膳では、胃を開いて食欲を増進させるという意味の「開胃《かいい》」という言葉がある。開胃の食材はレモンや梅、ヨーグルトなど酸っぱいものが多いが、いちじくもそんな開胃の食材だ。

旧約聖書でアダムとイブが食べた「禁断の知恵の実」は、実はりんごではなくいちじくだったという説があるくらい、古くからあるいちじくは、食欲増進、消化促進、せき止めなど、様々な効果がある。

「エッグレモンスープ」は食欲のない時やカゼ気味の時によいギリシャの家庭料理。卵をよく混ぜて加えることで、まったりクリーミーに仕上がるスープと、さわやかなレモンの香りがクセになる。

食欲が落ちている時でも「胃が開く」カンタン薬膳を、ぜひ作ってみてほしい。

ふやけた果物が香ります

陳皮茶+いちじく

煎じた陳皮茶1人前に、乾燥いちじく適量を入れる。

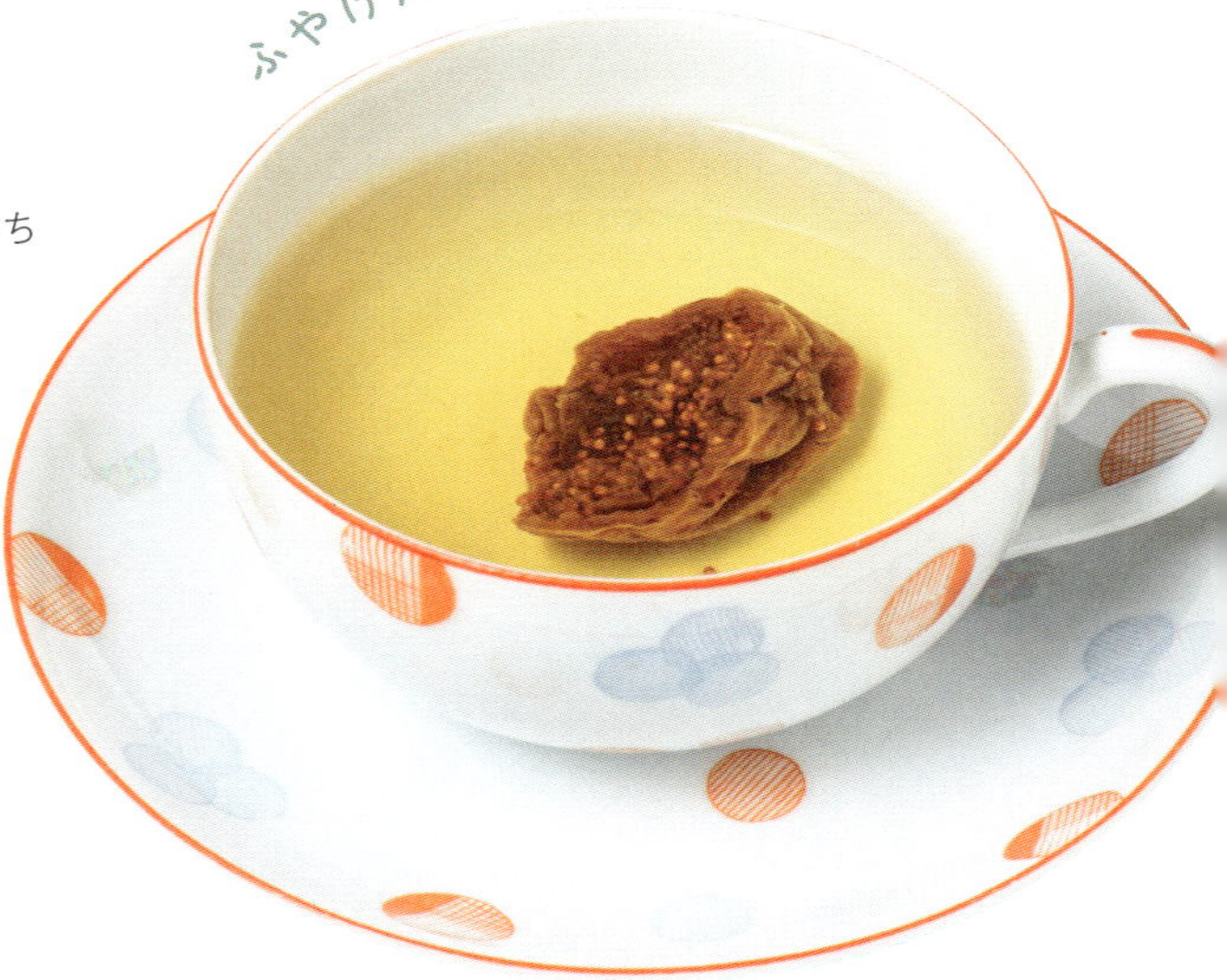

さわやかで甘い、ギリシャの家庭料理

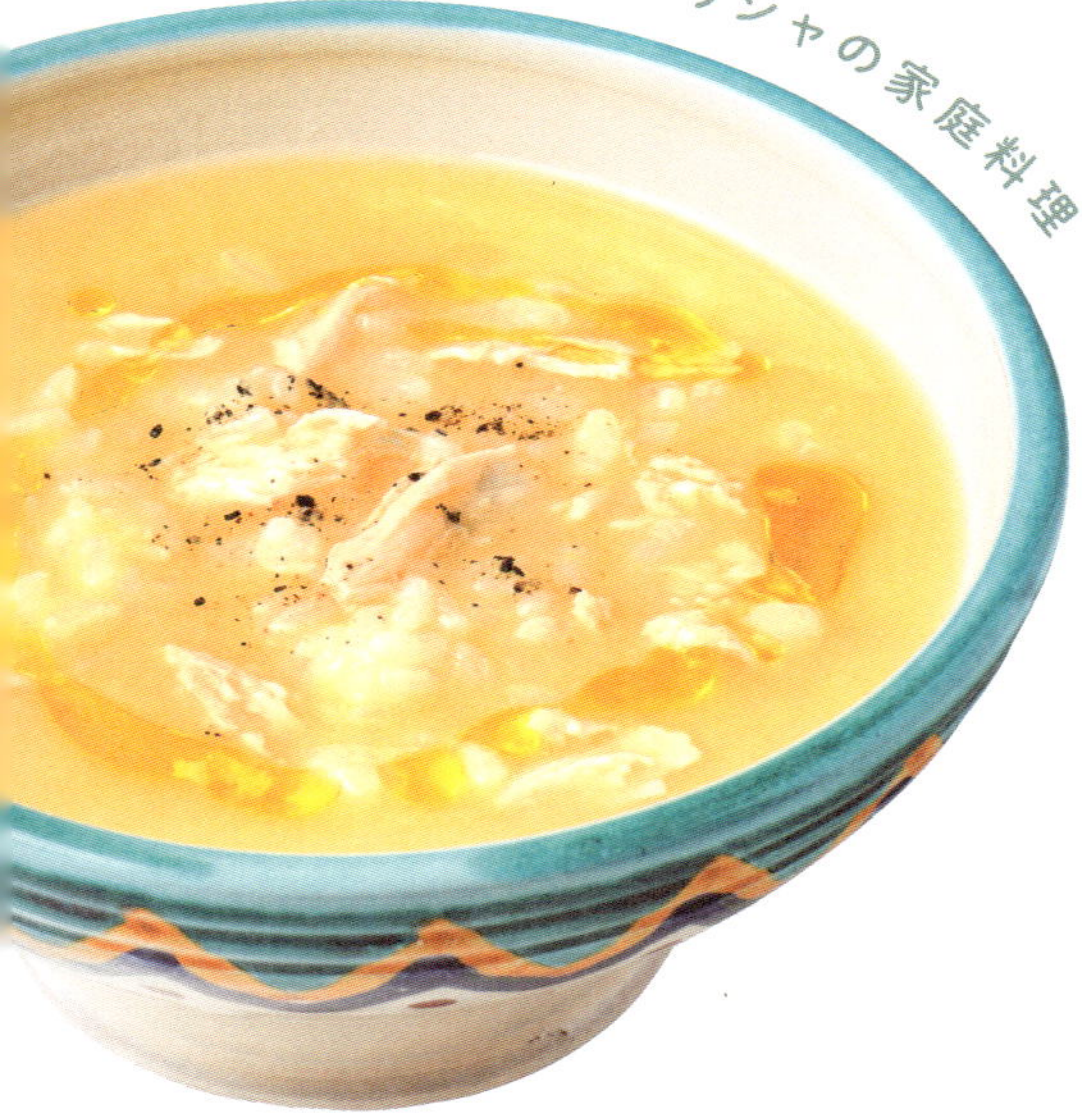

エッグレモンスープ

鍋にチキンスープ2カップを入れて温め、一口大に切った鶏むね肉80gを入れて煮る。火が通ったら取り出し、手で細かく裂く。米¼カップは軽くとぎ、鍋に入れて柔らかくなるまで煮る。少し大きめのボウルに卵1個を溶きほぐし、レモン汁½個分と混ぜる。鍋のスープをボウルにお玉で1杯ずつ入れて混ぜる。数回混ぜ入れた後、ボウルの中身を鍋に移し、裂いた鶏を入れ、塩・こしょうする。器に盛りつけ、オリーブオイル少々を垂らす。

お悩み

不安感

不安感の要因

- 血《けつ》の不足
- 気の不足
- 心《しん》の弱り

PICK UP TEA

ほうじ茶【*Hojicha*】

緑茶と並んで日本で人気のほうじ茶は、マイルドな味わいで、食中茶としても最適。焙煎による熱が加わることで、体を冷やさない穏やかな性質になっている。

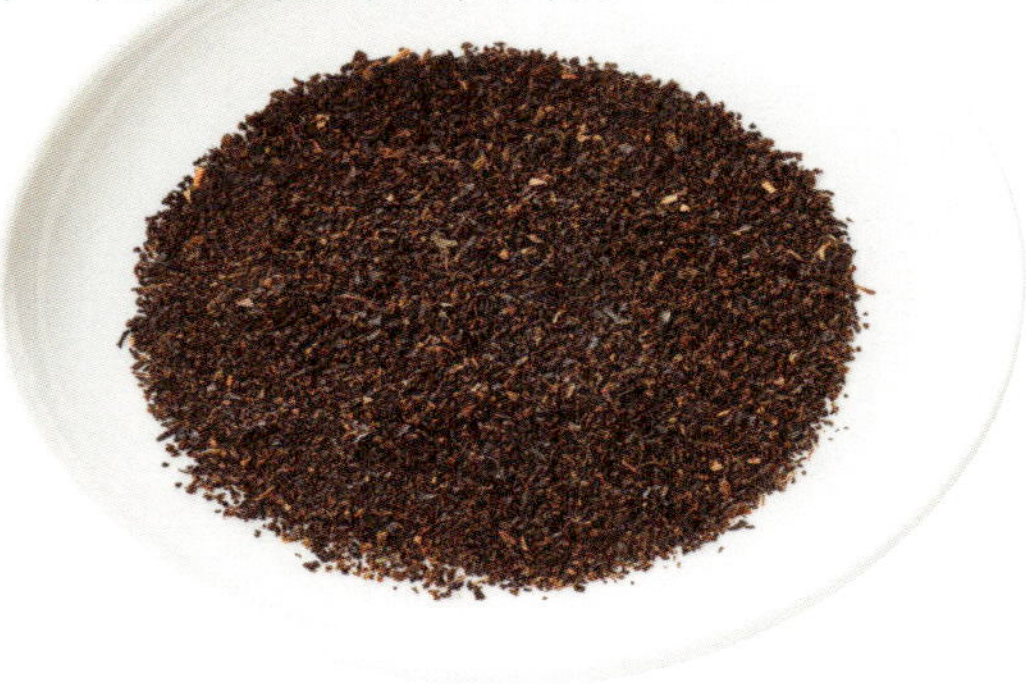

ほうじ茶の香りで不安を和らげる

不安感には、ほうじ茶がおすすめだ。ほうじ茶の香りに含まれる「ピラジン」という成分には、不安を和らげる効果がある。

そんなほうじ茶に合わせるのはぶどうが最適。心を落ち着かせる作用があるぶどうのまろやかな甘みと、ほうじ茶の香ばしさは、意外なほどマッチする。

ゆり根はスープやデザートなどによく使われる食材だが、優れた精神安定作用を持つ。そのホクホク食感を活かした、ココナッツミルクぜんざいは、やさしい甘さに思わず頬が緩み、不安も和ませてくれる。

不安で眠れない時は、あさりと春菊のスープでまったりしたい。情緒不安やイライラを鎮める食材を使った、やさしい味わいの和風スープだ。

ちょっとした香りをプラス

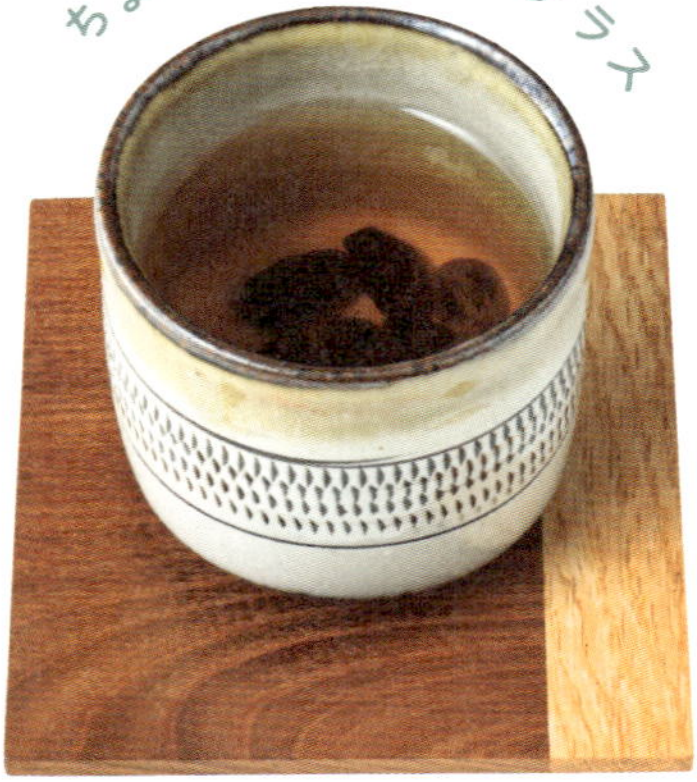

ほうじ茶+レーズン

煎じたほうじ茶１人前に、レーズン少々を入れる。

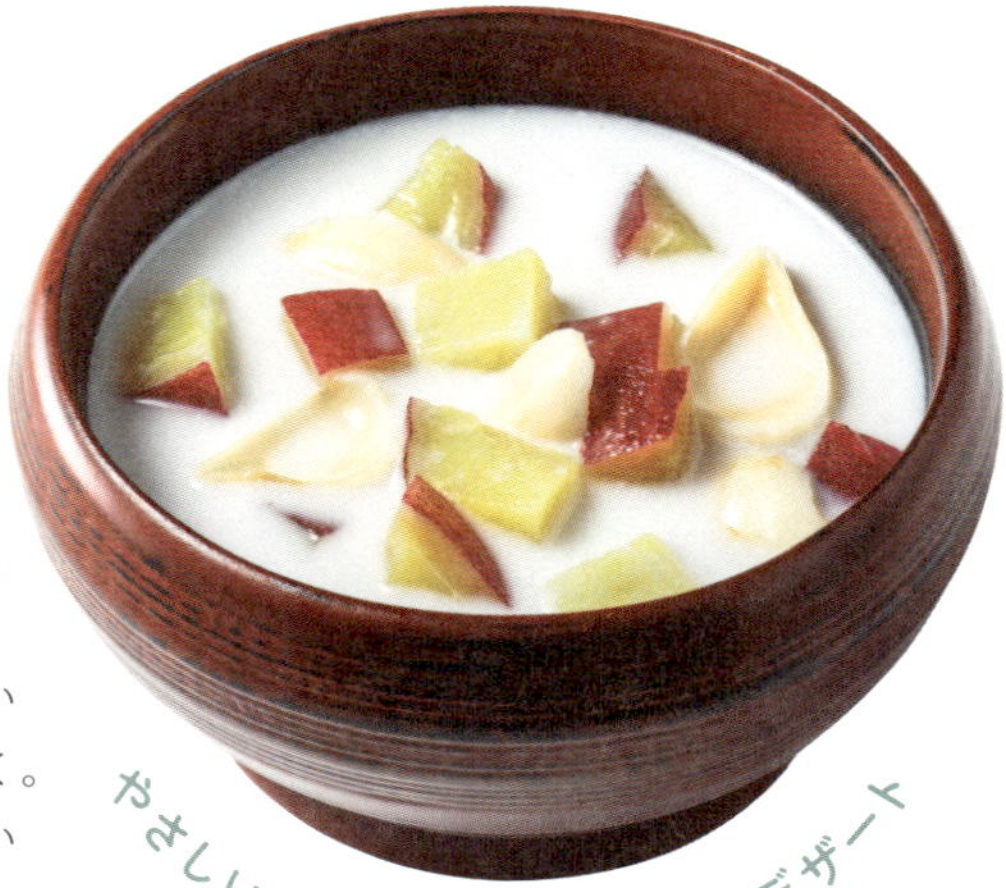

ゆり根の
ココナッツミルクぜんざい

ゆり根¼個は洗って１枚ずつはがし、大きいものは半分に切り、茶色いところは取り除く。鍋で１～２分ゆで、ザルにあげる。さつまいも¼本は1cmの角切りにし、柔らかくなるまで鍋でゆでる。別の鍋にココナッツミルク１カップ、水50mℓ、砂糖大さじ1.5を沸かし、沸騰直前で止める。器にゆり根、さつまいもを盛り、ココナッツの煮汁を注ぐ。

やさしい甘さの東南アジア風デザート

あさりのおだしが春菊にからむ

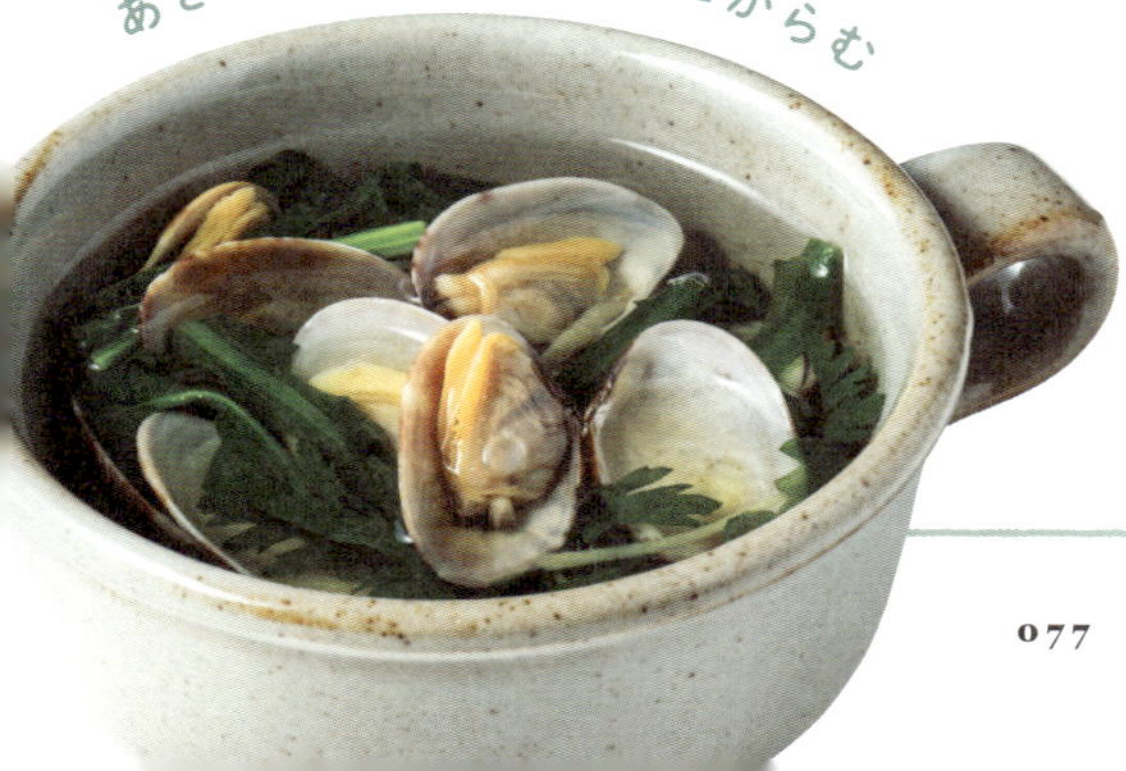

あさりと春菊のスープ

あさり100gは砂抜きをする。春菊½束は3cm長さに切る。鍋に水２カップ、塩小さじ１、酒大さじ１、千切りしょうが１片、あさりを中火に熱し、あさりの口が開いたら春菊を入れる。

PICK UP食材

レモンバーム【Lemon balm】

こんなお悩みに最適

- 強い不安感
- 頭痛
- 消化不良

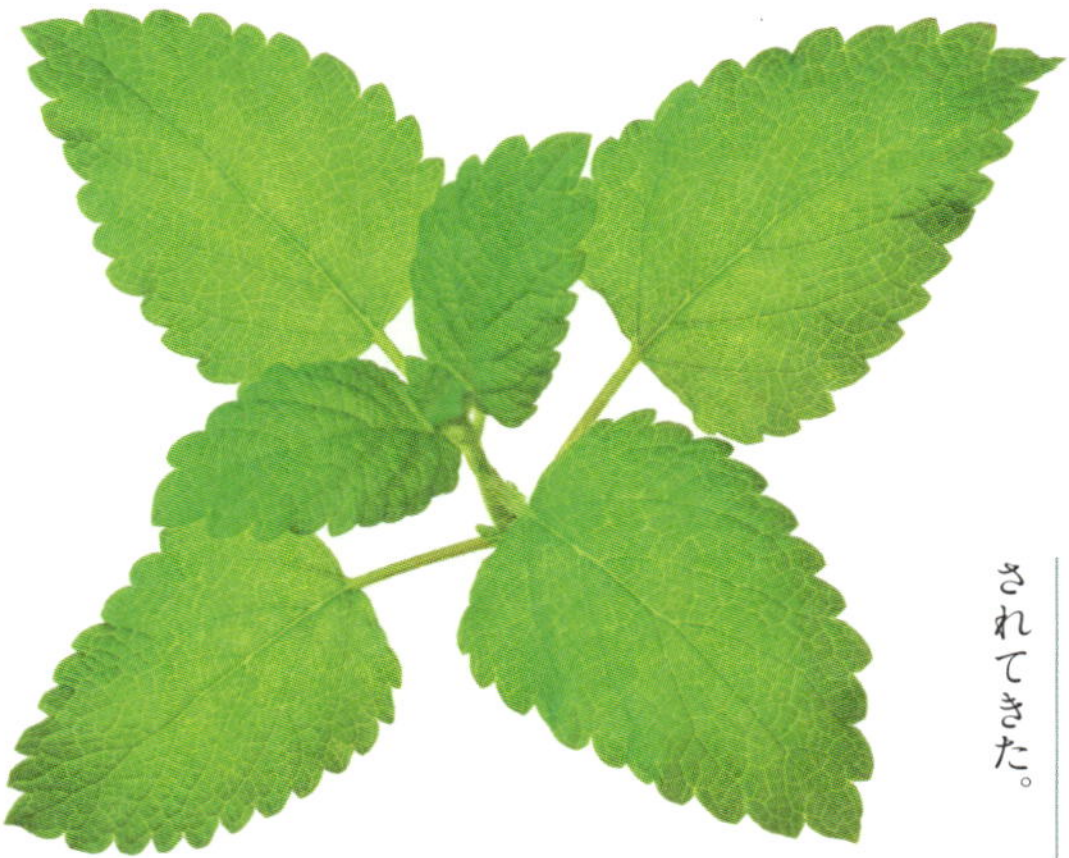

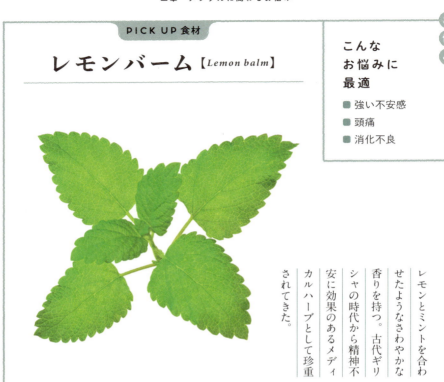

レモンとミントを合わせたようなさわやかな香りを持つ。古代ギリシャの時代から精神不安に効果のあるメディカルハーブとして珍重されてきた。

免疫アップと不安の解消「長寿のハーブ」がすごすぎる

近年、レモンバームが精神不安に効果ありと注目を集めている。「長寿のハーブ」の異名に違わぬ万能ぶりで、免疫力の向上など様々な効果を持つ。ほうじ茶と意外なほどマッチするさわやかな香味をぜひ体験してほしい。

手軽に飲めて心も休まるジャスミン茶で作るお茶漬けは、後味にほのかにジャスミンが香る新感覚のお茶漬けだ。安眠効果があるひじきの甘みとの相性の良さは意外。だまされたと思って一度試してほしい。

なつめやはちみつなど、自然の甘みを持つ食材も不安感を和らげる効果がある。特にクヨクヨして気分がふさぎがちになったり、疲れてやる気が出ない時などには、癒やしの一杯になるはずだ。

ちょっとした香りを足して

ほうじ茶＋
レモンバーム

煎じたほうじ茶１人前に、乾燥レモンバーム少々を入れる。

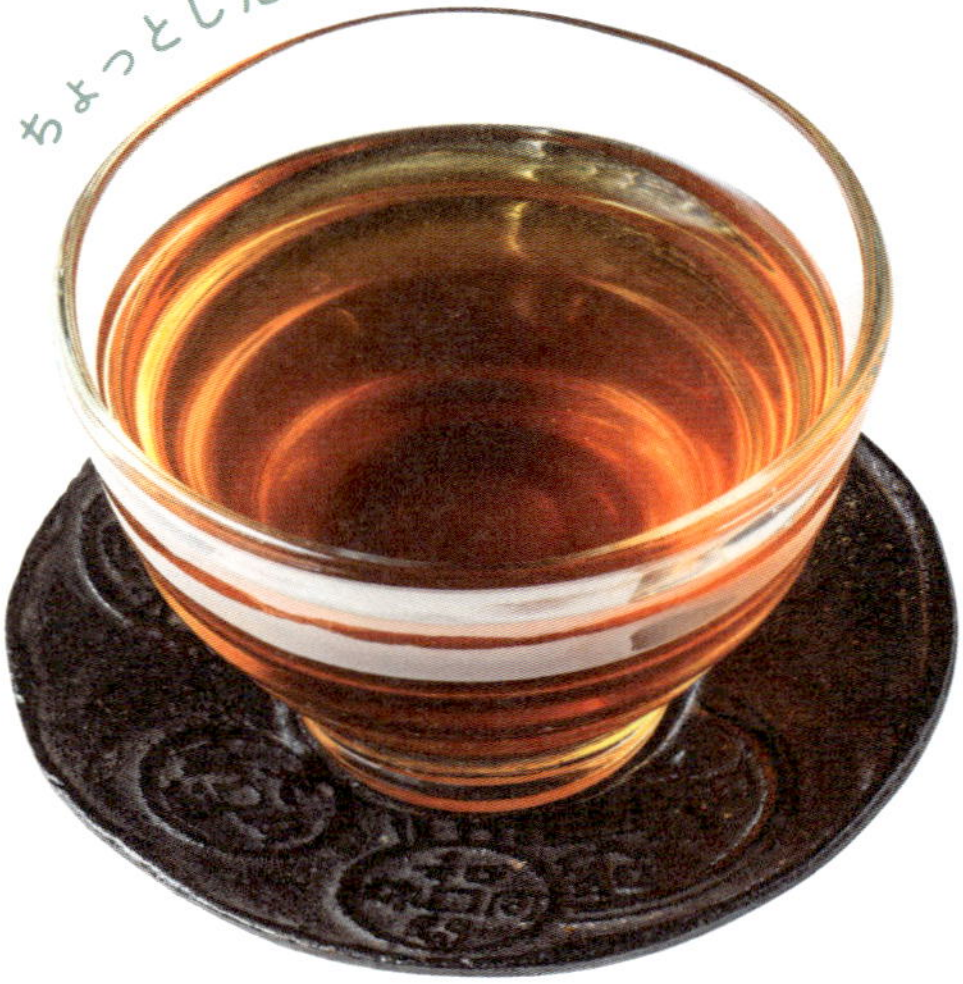

新感覚のさっぱり茶漬け

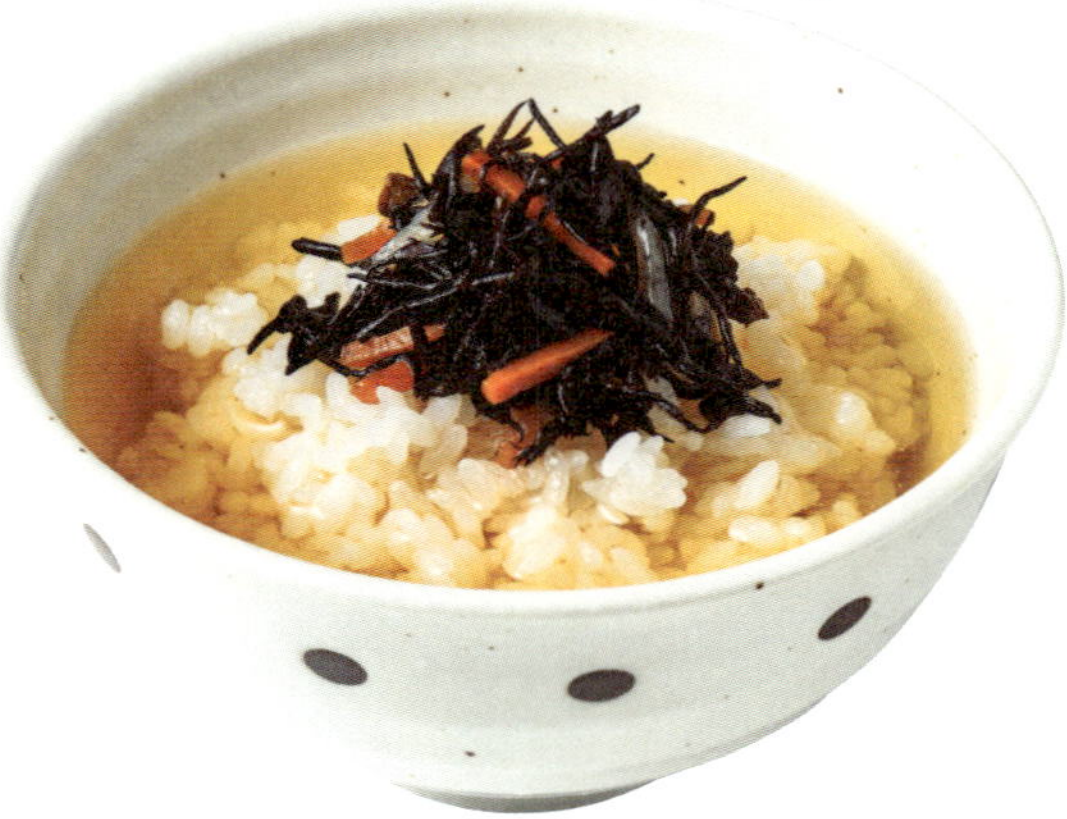

煮ひじきと
ジャスミン茶漬け

煮ひじき大さじ３は、好みの味付けで煮ておく。器にごはん、煮ひじを盛り、ジャスミン茶１人前を注ぐ。好みで、水戻しした枸杞の実適量を散らす。

濃厚な甘みを感じます

ほうじ茶＋なつめ
＋はちみつ

煎じたほうじ茶１人前に、なつめ１個、はちみつ適量を入れる。

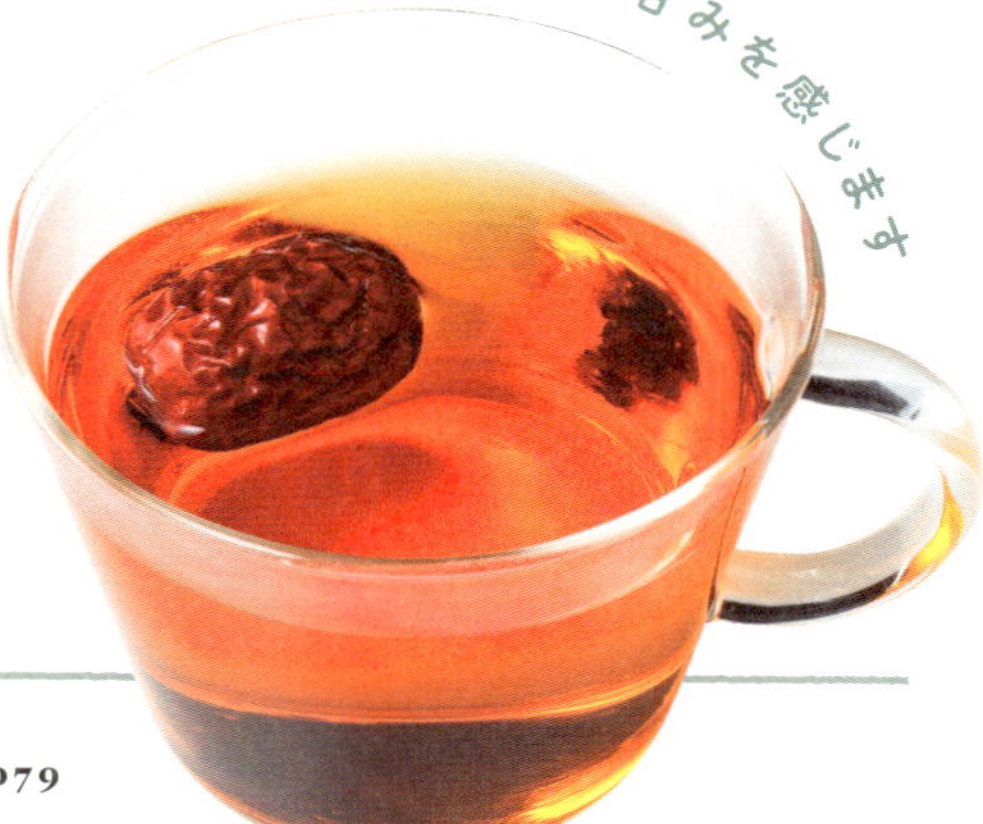

三章

CHAPTER 3

日頃のお悩み

何気ない疲れ、肩こり、胃の不調など、病院に行ったり薬を飲むほどではないけれど不調を抱える人はたくさんいるはず。そうした未病的な症状に対応しやすいのが東洋医学。自分の抱える症状に応じて考え方や食材を知り、できるところから活かしていきたい。

お悩み

疲れ

疲れ体質の要因

- 気の不足
- 血《けつ》や体液の不足
- 水《すい》の回りの悪化

PICK UP TEA

甘酒【*Amazake*】

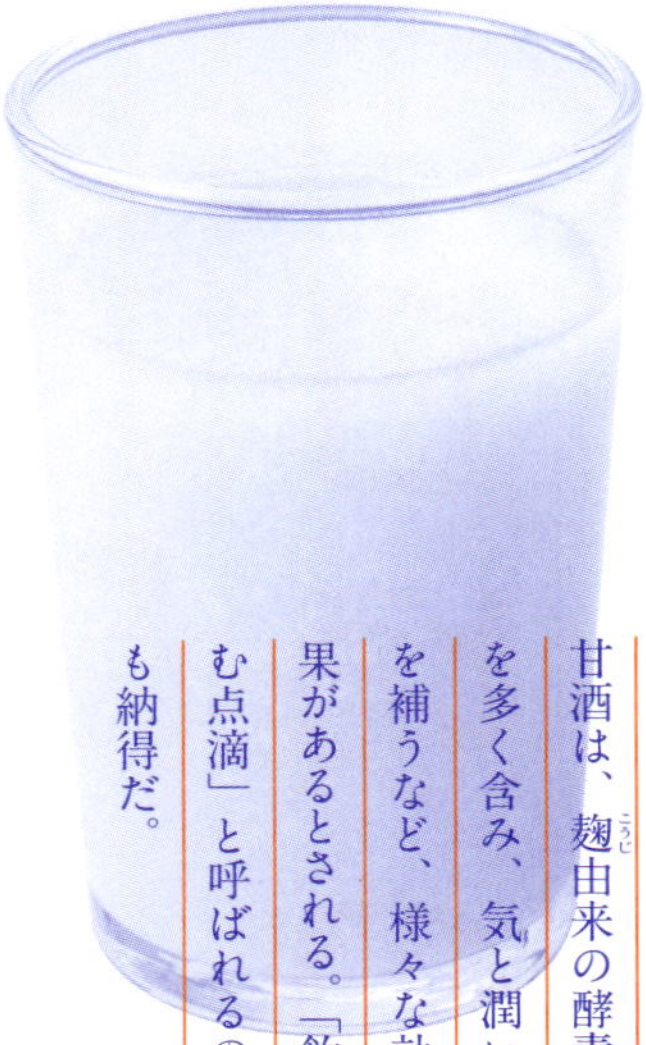

甘酒のルーツは、古代中国で作られた酒だといわれている。現代の甘酒は、麹《こうじ》由来の酵素を多く含み、気と潤いを補うなど、様々な効果があるとされる。「飲む点滴」と呼ばれるのも納得だ。

古代の貴婦人も飲んでいた「甘酒たまご」の効果がすごい

1970年代に発見され、中国最古の医学文献が多数見つかるなど世界中で話題になった中国湖南省の「馬《ま》王《おう》堆《たい》漢《かん》墓《ぼ》遺《い》跡《せき》」。そこで眠っていた古代の薬膳レシピが「甘酒たまご」だ。

気を補い体を温める甘酒と、血《けつ》を補い体を潤す卵のペアは、疲労回復や肌ツヤを良くする効果があり、古代の貴婦人も美容と健康のために飲んでいたそう。現在の卵酒の原型とも言えるものが、二千年もの昔からあったとは驚きだ。

体が疲れた時に積極的に摂りたいのがイモ類。薬膳ではじゃがいも、山芋、さつまいもなどのイモ類、かぼちゃのように加熱するとホクホクするものは、気を補う働きがあるとされている。消化も良いさつまいもと卵のおじやは、疲れて食欲がない時にもよい。

古代の貴婦人も愛した味

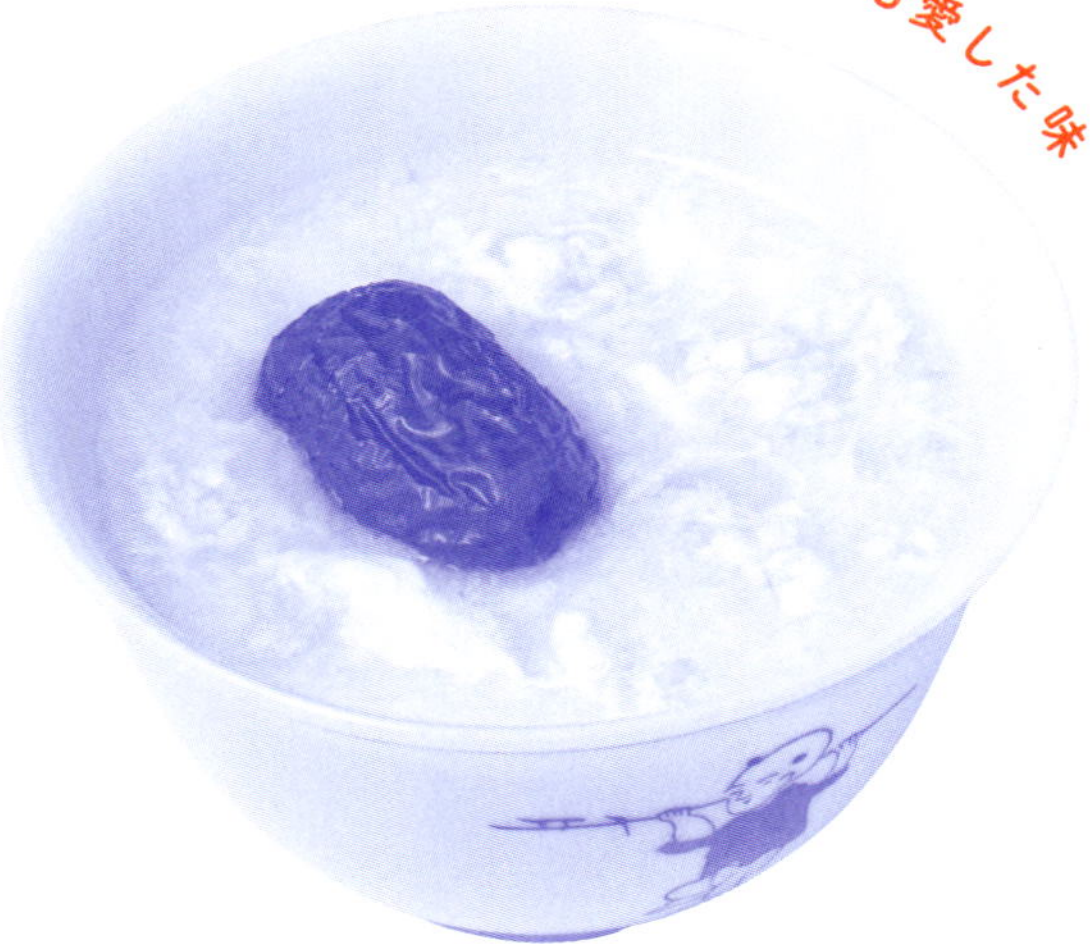

甘酒＋卵＋なつめ

溶き卵１個を入れた甘酒１人前を温め、なつめ１個を浮かべる。

ほっこりあたたかい

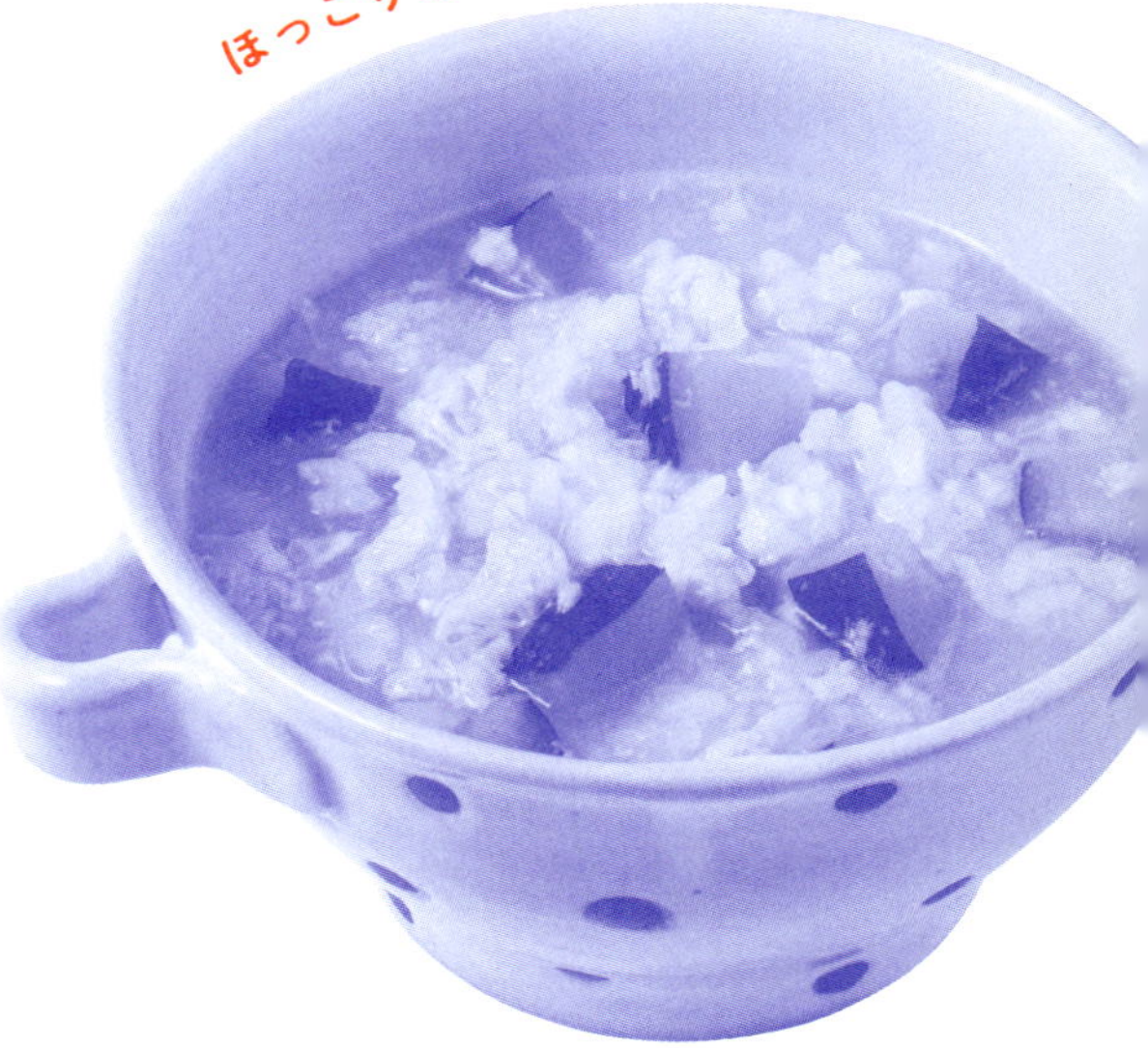

さつまいもと卵のおじや

さつまいも½本はよく洗い、皮つきのまま1cmの角切りにする。卵１個は溶いておく。ごはん½合はザルに入れて軽く水をかけてほぐす。鍋にだし汁２カップとさつまいもを入れて中火で柔らかくなるまで煮る。ごはんと塩小さじ½を入れ、煮立ったら卵を回し入れる。

お悩み

PICK UP 食材

竜眼《りゅうがん》【Longan】

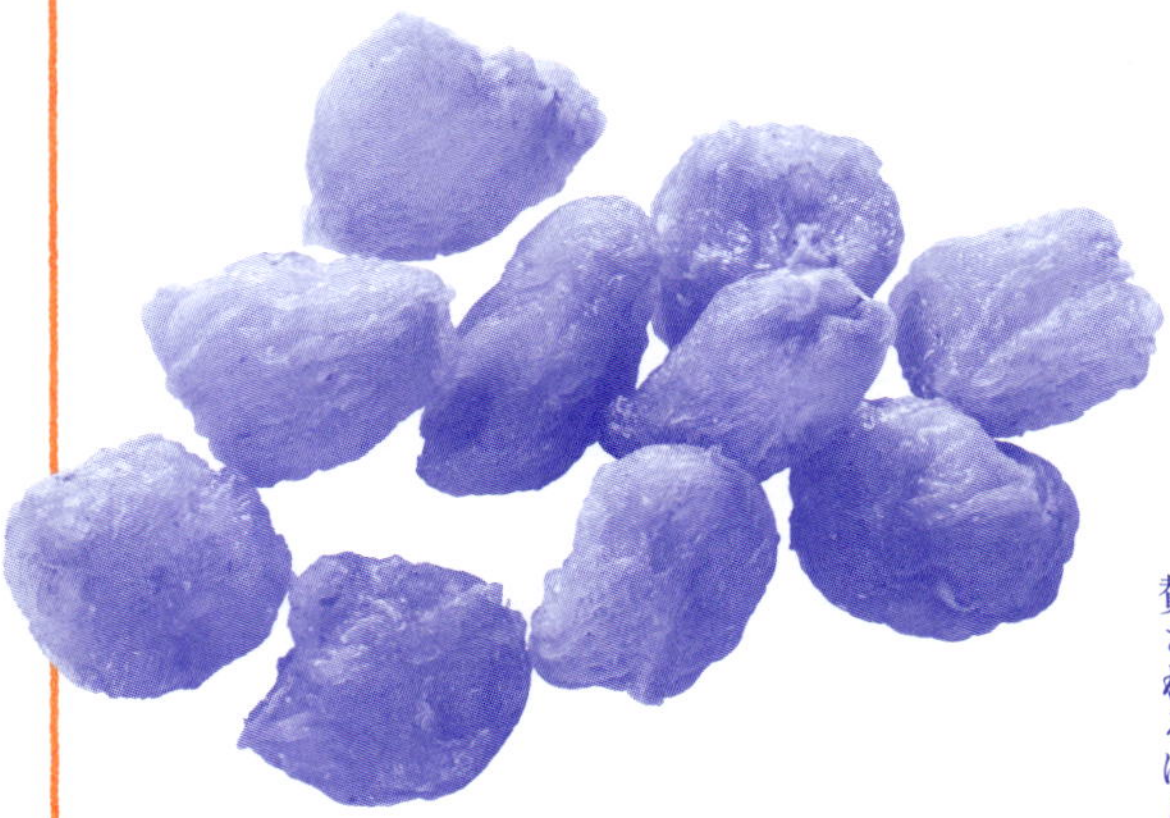

こんなお悩みに最適

- 生理後、産後の疲れ
- 胃腸の弱り
- 疲れた時の不眠

血《けつ》を補う薬食兼用素材。中国の有名な薬学書『本草綱目《ほんぞうこうもく》』でも「最も貴重な食材はライチだが、健康効果は竜眼にはかなわない」と絶賛されるほど。

女性は元々疲れやすい疲労回復には血《けつ》や水《すい》を補う食材を

日常的に疲労を感じている人の割合は、男性に比べて女性の方が10％も高いという調査結果がある。特に多いのが産後や更年期、生理後などに感じる疲れで、体の血《けつ》や体液の消耗が原因と考えられる。目の疲れ、不眠やほてりを伴うことも多いので、このタイプは血と体液を補う食材がいい。

血を補う食べ物といえば竜眼《りゅうがん》。ライチの仲間の果物で、見た目や食感もライチとそっくりだけど、ケタ違いの薬効を持っている。同じく血を補う効果がある黒ごまとは、効果も風味の上でも甘酒、竜眼と相性抜群だ。

ほてりや口の渇きを伴うなら、それは体の冷却水が不足しているサイン。ほてりを抑えるいちごと、体を潤すヨーグルトをプラスした甘酒ベースの「いちごラッシー」は、疲れとほてりを癒やしてくれる。

香ばしくてほんのり甘い

甘酒+黒ごま+竜眼

甘酒1人前を温め、黒ごま適量を散らし、竜眼適量を浮かべる。

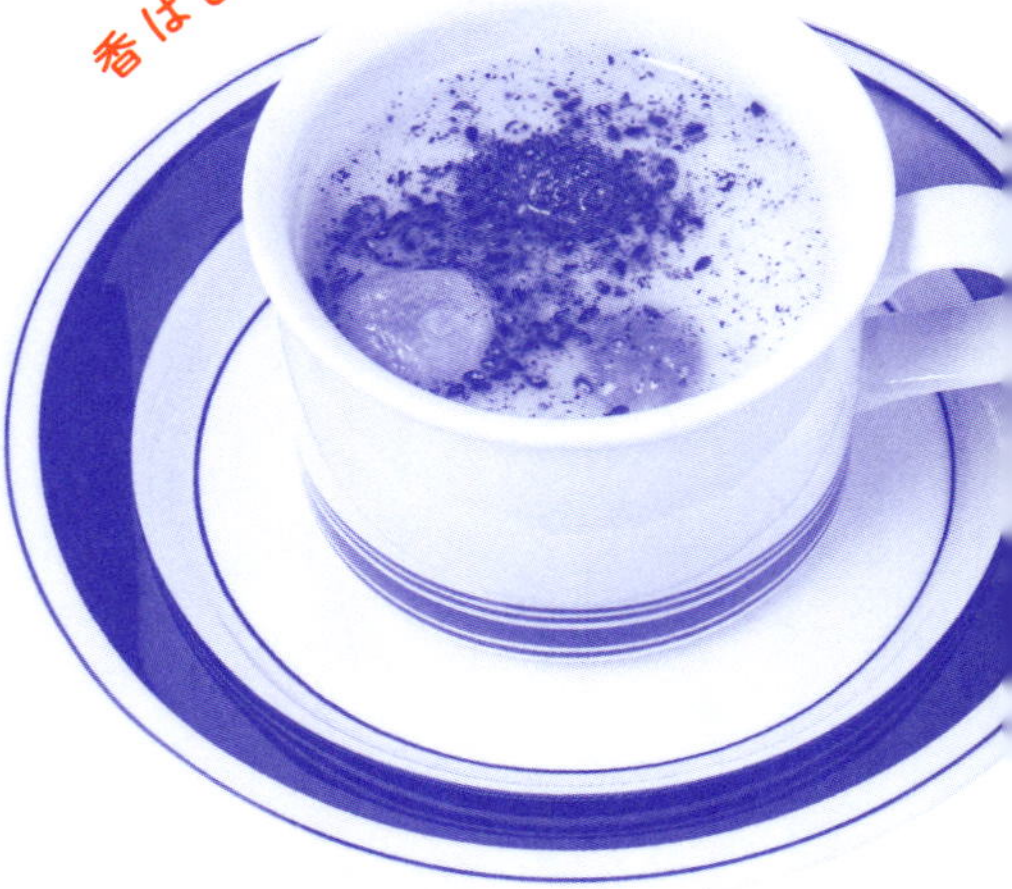

さわやかで果実味たっぷり

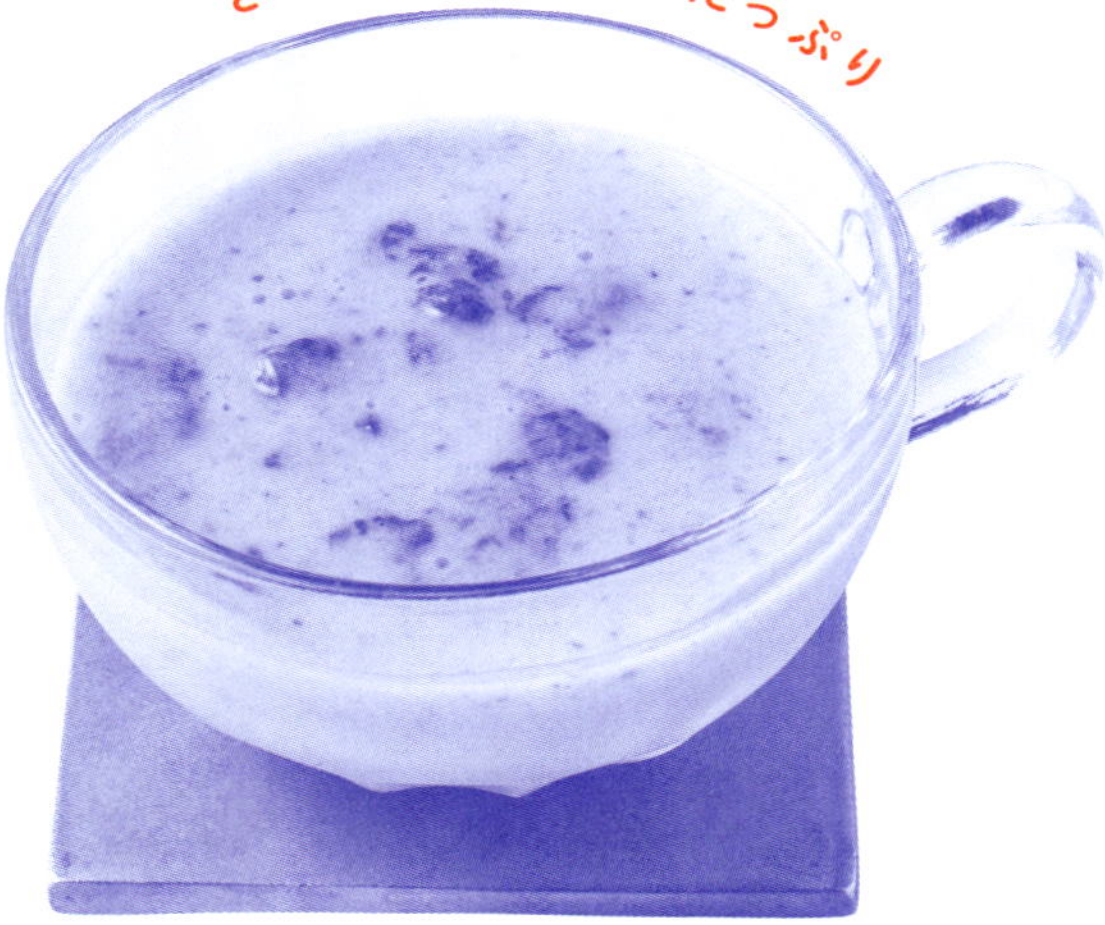

いちごラッシー

いちご4個と甘酒1カップ、プレーンヨーグルト½カップをミキサーに入れ、滑らかになるまで撹拌する。グラスに注ぎ、フォーク等でつぶしたいちご4個分をトッピングする。

甘くて温かくてほっこり

甘酒+はちみつ+いちご

甘酒1人前を温め、はちみつ・いちご各適量を入れる。

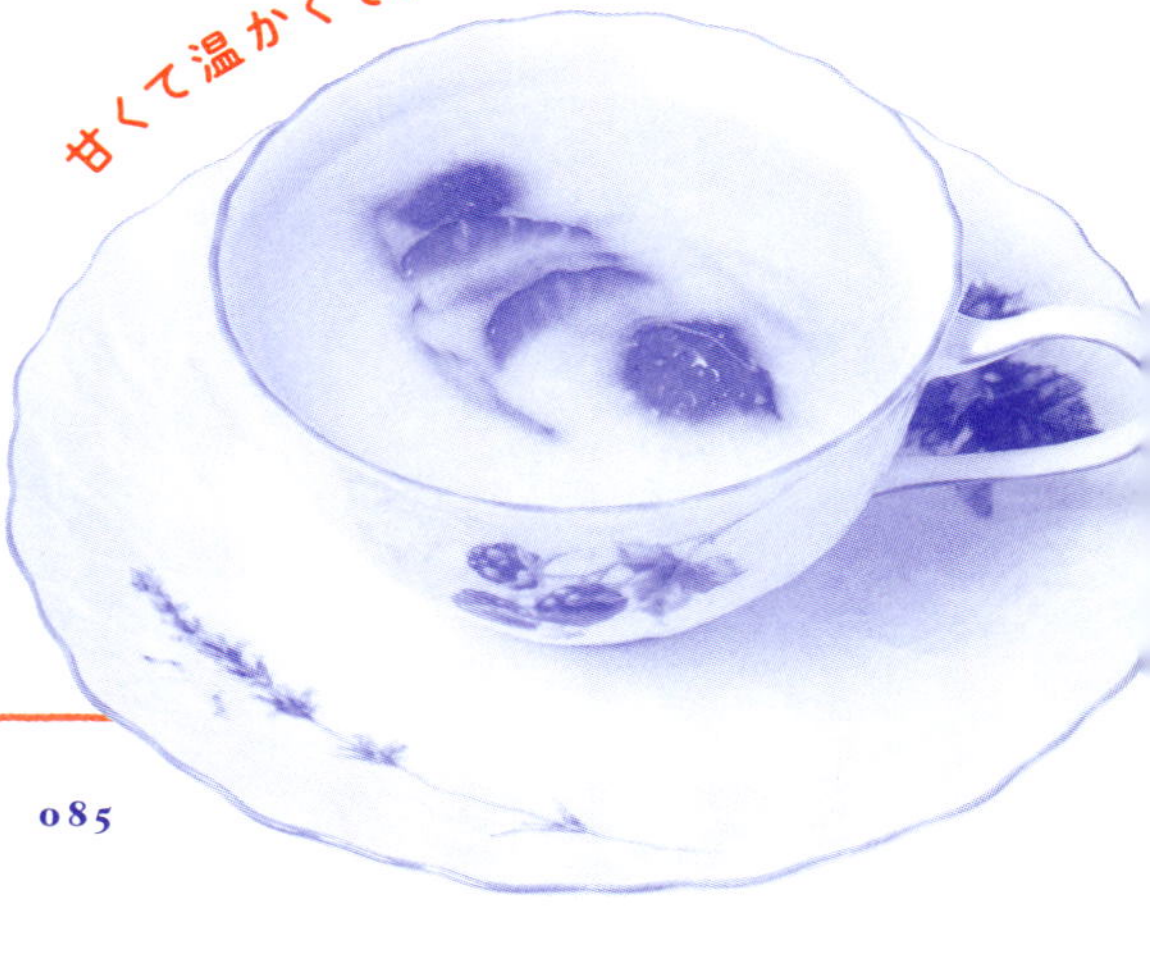

お悩み

肩こり、首こり

PICK UP TEA

金木犀《きんもくせい》茶【*Osmanthus tea*】

金木犀《きんもくせい》の花は、昔からお茶や薬酒、お菓子の材料としても親しまれてきた。気血《きけつ》の流れを促す効果に優れ、凝り固まった体を心地よい香りでほぐしてくれる。

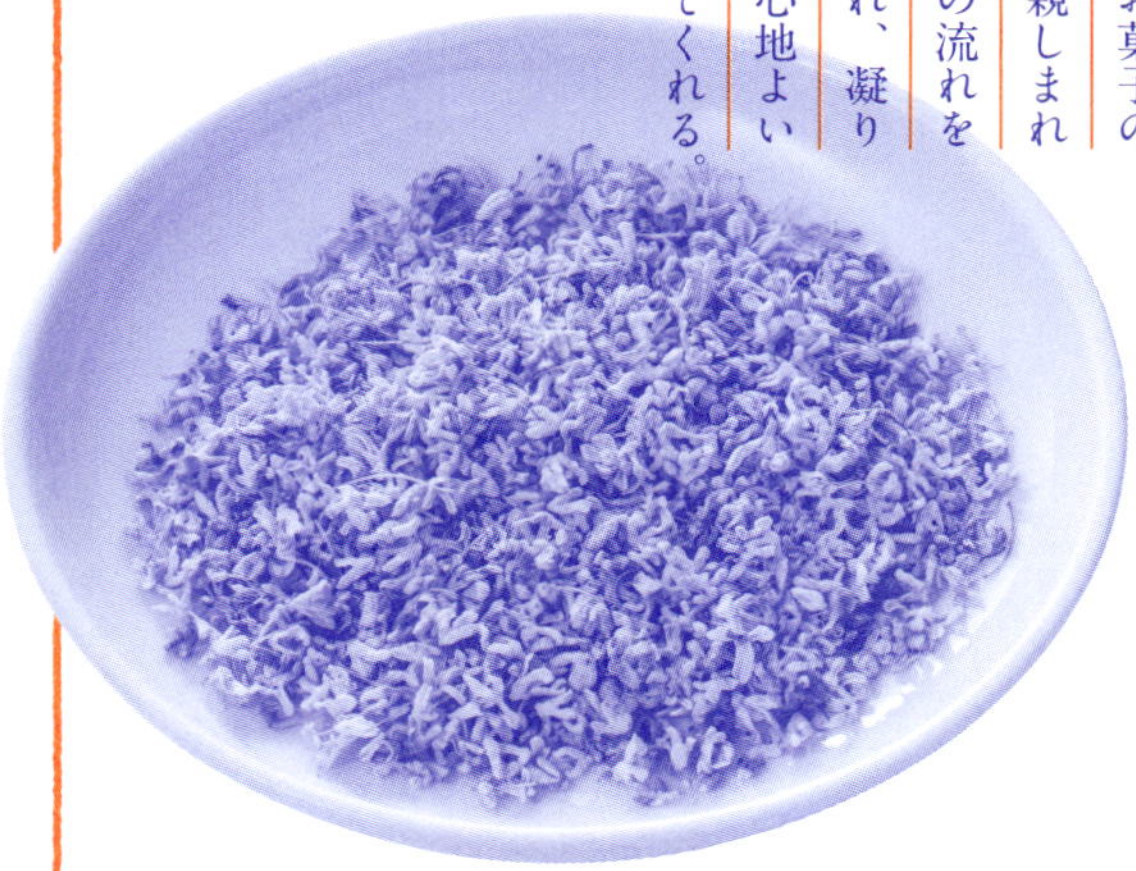

肩こり、首こり
体質の原因

- 血行不良、冷え
- ストレス
- 運動不足

など

血行促進の食材でこりを解消させよう

肩こり、首こりには血《けつ》の巡りの悪化が関係している。同じ姿勢を長時間続けない、軽い運動習慣を身に付けるなど生活習慣を見直すとともに、薬膳も取り入れてみよう。

中国では桂花茶《けいかちゃ》の名で親しまれる金木犀《きんもくせい》茶、血行促進、ストレス解消、口臭予防など、その薬効の高さから「百病を治す」と古代の名医たちが絶賛した薬膳ドリンクだ。ローズや山査子《さんざし》など、血を巡らせる食材と合わせれば、さらに効果がアップする。

モロヘイヤは日本でも一昔前にブームになった。モロヘイヤスープで重病を治したという古代エジプト王の逸話から「王様の野菜」と呼ばれる健康野菜。その栄養価は他の野菜を圧倒し、まさに王様の野菜にして「野菜の王様」。千年前の中国の医学書にも、血流改善をはじめ、多くの効能が記されている。

目にも鮮やかな組み合わせ

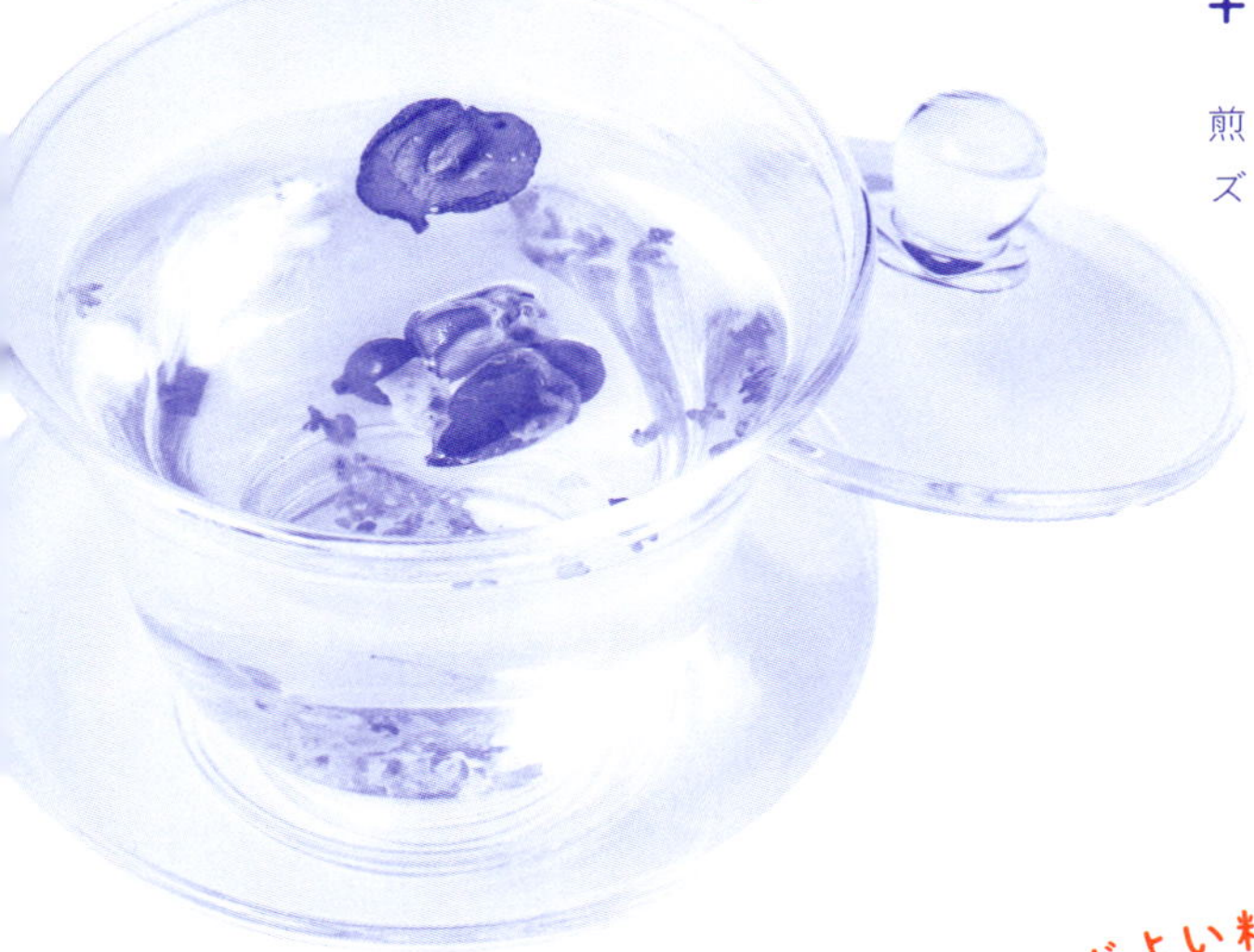

金木犀茶+ローズ+山査子

煎じた金木犀茶1人前に、ローズ・山査子各適量を浮かべる。

ほどよい粘りが心地よい

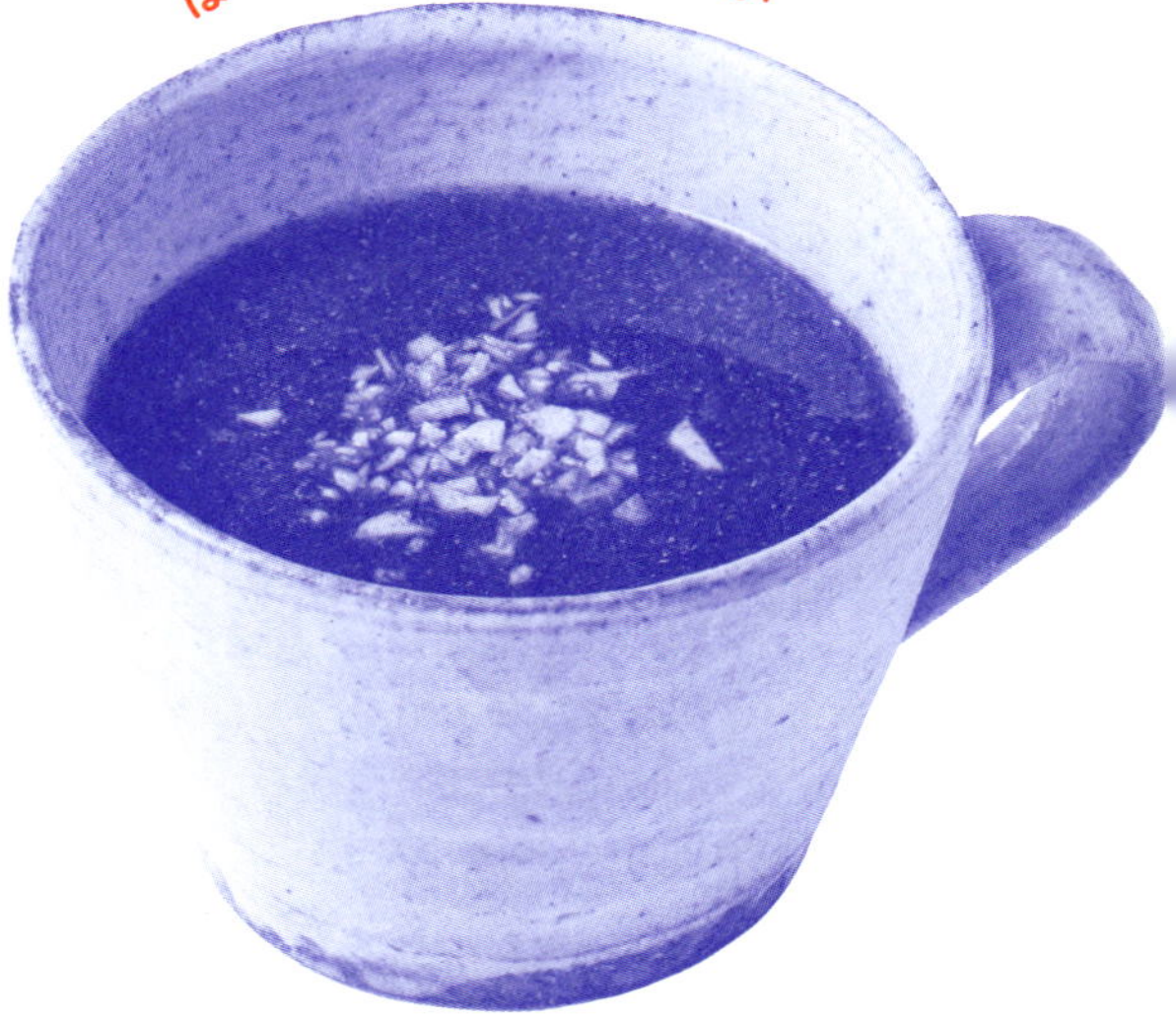

モロヘイヤスープ

モロヘイヤ1束は葉を茎から外し、よく洗う。チキンスープ1カップとともにブレンダーにかけ、トロリとさせる。鍋にチキンスープ2カップを温め、沸騰したら中火にする。先ほどのモロヘイヤスープを加え、よくかき混ぜながら温め、器に盛る。小鍋にサラダ油大さじ1、バター小さじ1、みじん切りにしたにんにく大さじ2を加え火にかけ、色づいたらコリアンダーパウダー大さじ1を加え、モロヘイヤスープにかける。

PICK UP TEA

ゆず茶【*Yuzu tea*】

お悩み

こんなお悩みに最適

- 冷えによるこり
- 消化不良
- 吐き気

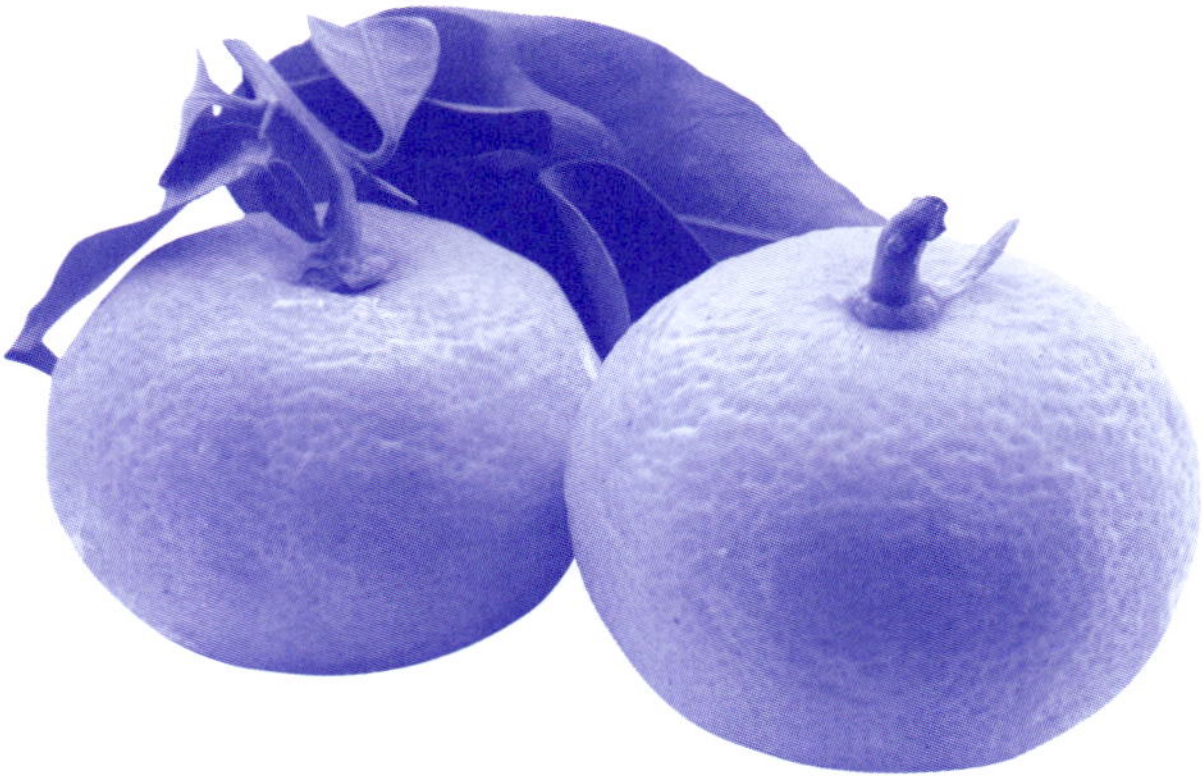

皮ごとスライスしたゆずで作った韓国の伝統茶。血行促進、ストレス解消、消化促進などが期待できる。

冷えによる肩こりには かぶとみそのダブルパワーを

　こりの背景には、冷えやストレスがある場合も考えられる。日頃から冷えやストレスを寄せ付けない生活を心掛けたい。

　冷えによるコリには、金木犀《きんもくせい》茶にローズとゆず茶をプラスしてみて。ゆず茶は、皮ごとスライスしたゆずで作った韓国の伝統茶。血行促進、ストレス解消、消化促進など様々な効果が期待できる。

　冷えが強いならしょうがや黒糖を足すのもおすすめだ。白い砂糖は体を冷やすが黒糖は温める、というのが不思議で面白い。

「かぶのみそポタージュ」は、かぶやみそ、玉ねぎなど温性の食材を食べやすくポタージュにしたもの。五臓《ごぞう》を強化するかぶ、血行を促進するみそ、気を巡らせる玉ねぎが溶け合って、とろとろとしたかぶのやさしい甘みが最高だ。肩こりがなくても食べたい一品。

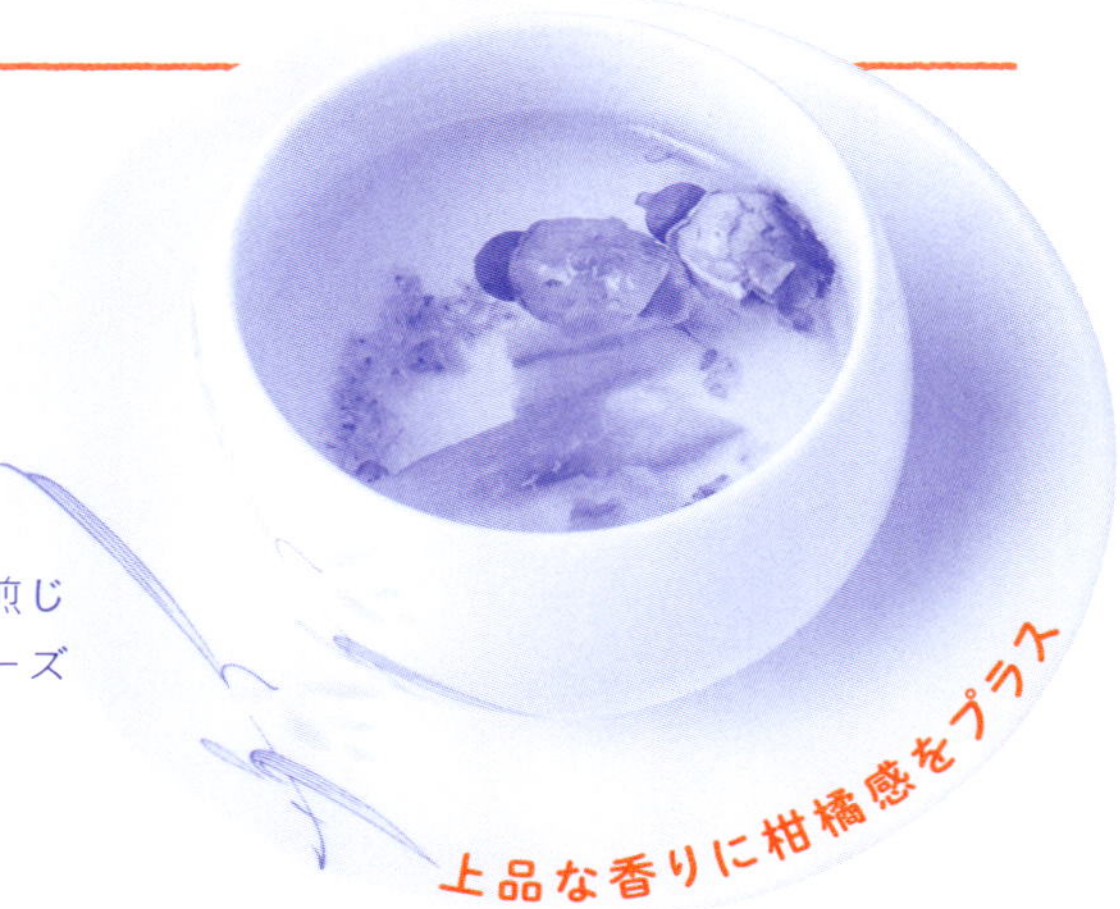

上品な香りに柑橘感をプラス

金木犀茶+ローズ+ゆず茶

ゆず茶適量を入れたカップに煎じた金木犀茶１人前を注ぎ、ローズ適量を浮かべる。

かぶの甘みと玉ねぎのうまみが◎

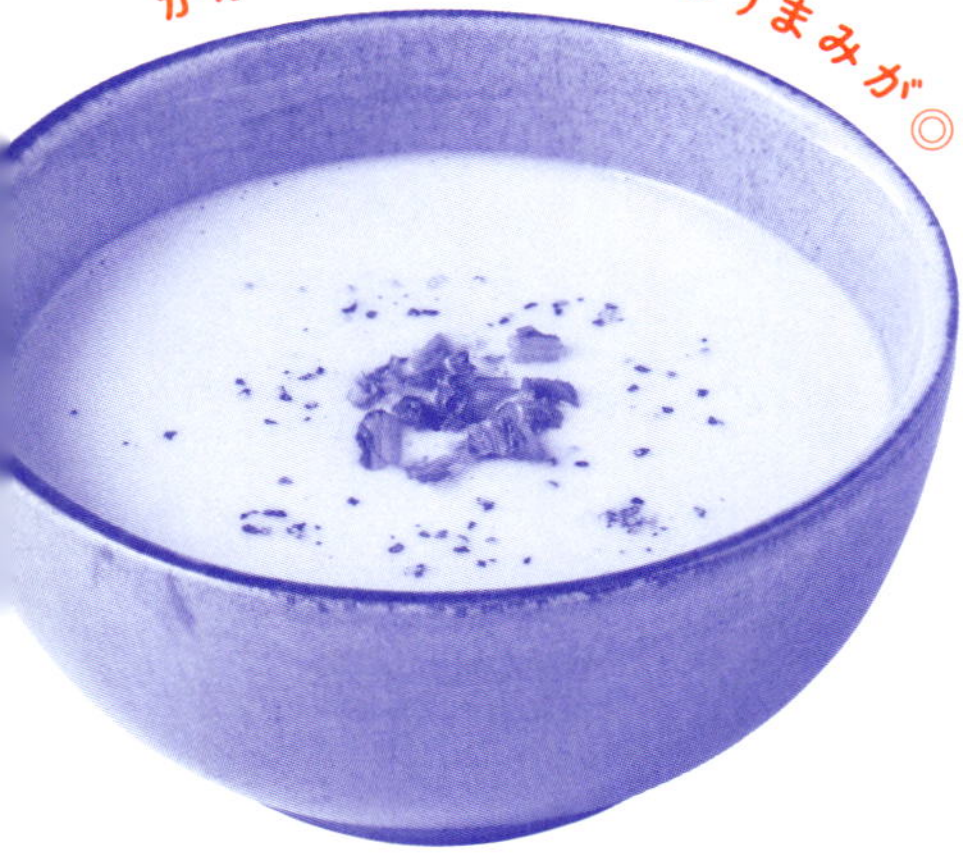

かぶのみそポタージュ

かぶ２個と玉ねぎ１個の皮をむき、ざく切りにし、耐熱ボウルに入れる。ボウルにバター10gとローリエ１枚を入れふんわりラップをし、電子レンジで５分加熱する（600W）。豆乳１カップを入れて再度5分加熱する。みそ大さじ１を追加し、ミキサーで滑らかになるまで撹拌する。器に盛り、塩・こしょうを振る。

和のコクと香りを入れました

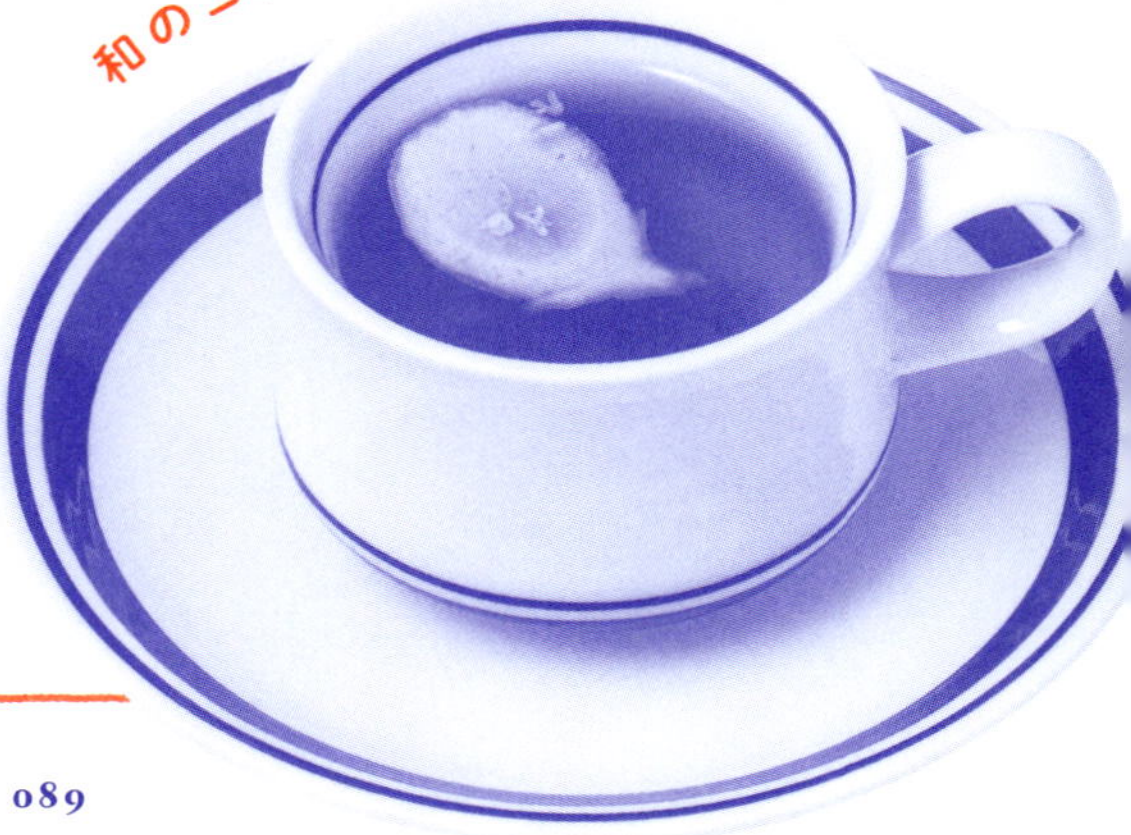

金木犀茶+しょうが+黒糖

煎じた金木犀茶１人前に、スライスしたしょうが１枚、黒糖を入れる。

PICK UP TEA

ルイボスティー【Rooibos tea】

南アフリカの山岳地帯にのみ生育し、現地では「魅惑の健康茶」と呼ばれるルイボス。その健康効果は、花粉症大国の日本でも注目が集まっている。

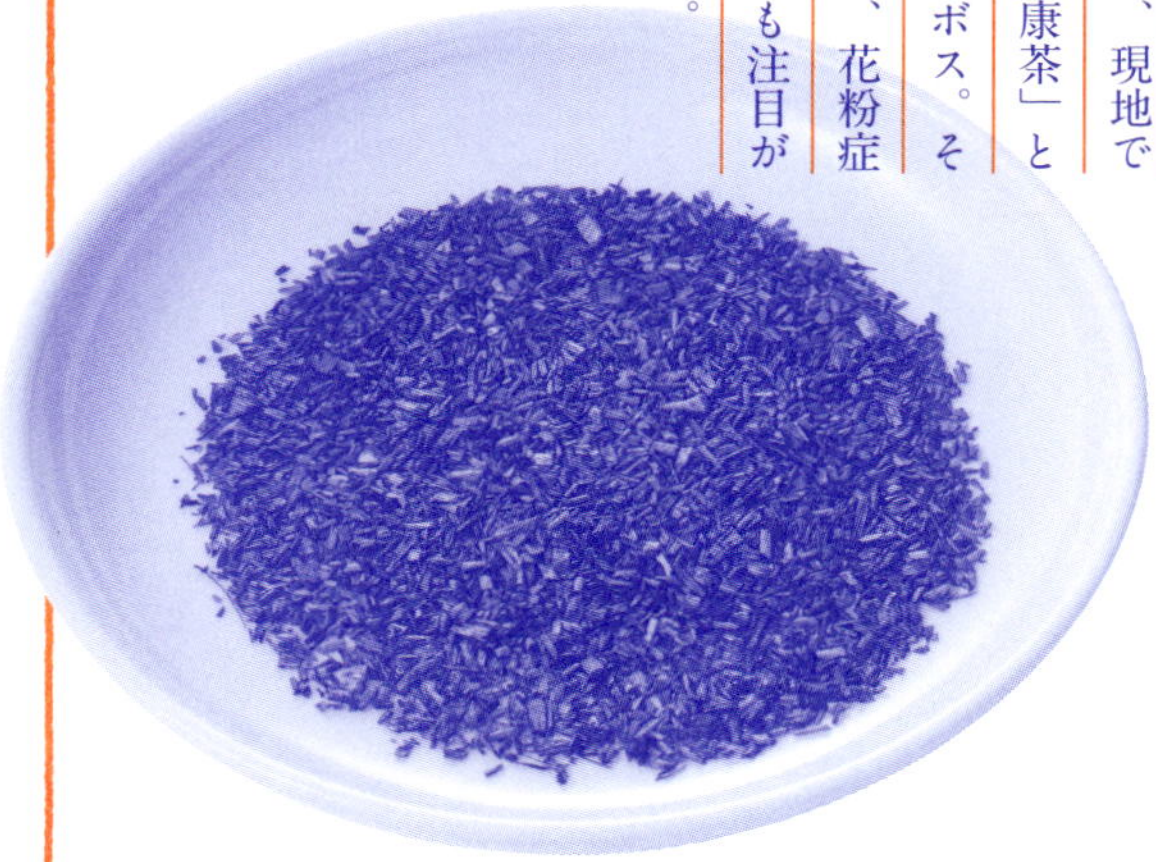

花粉症

「冷えタイプ」の花粉症

- くしゃみが多い
- 鼻水は薄くて透明
- 体が冷えると悪化する

熱タイプ？　冷えタイプ？　花粉症もタイプ別の対策を

花粉症は、症状が強く出ている「症状期」と、症状が落ち着いた「緩解期《かんかいき》」に分けて考えるといい。

症状期にはまず、自分の花粉症タイプを見分けよう。薄くて透明な鼻水、体が冷えると悪化する、などの特徴があれば「冷えタイプ」。一方、黄色く粘る鼻水、お風呂で温まると症状が悪化する、などは「熱タイプ」の特徴。「冷えタイプ」なら体を温めるしそ、しょうが、長ねぎなど、「熱タイプ」ならミント、菊花《きつか》など、顔や頭部の熱を冷ます食材を。

ルイボスティーは、ポリフェノールが豊富で、アレルギー症状の改善に役立つと注目されている。近年は中国医学の観点から薬効が分析されるなど研究が盛んで、今後も新たな効果の発見に期待が高まる健康茶だ。

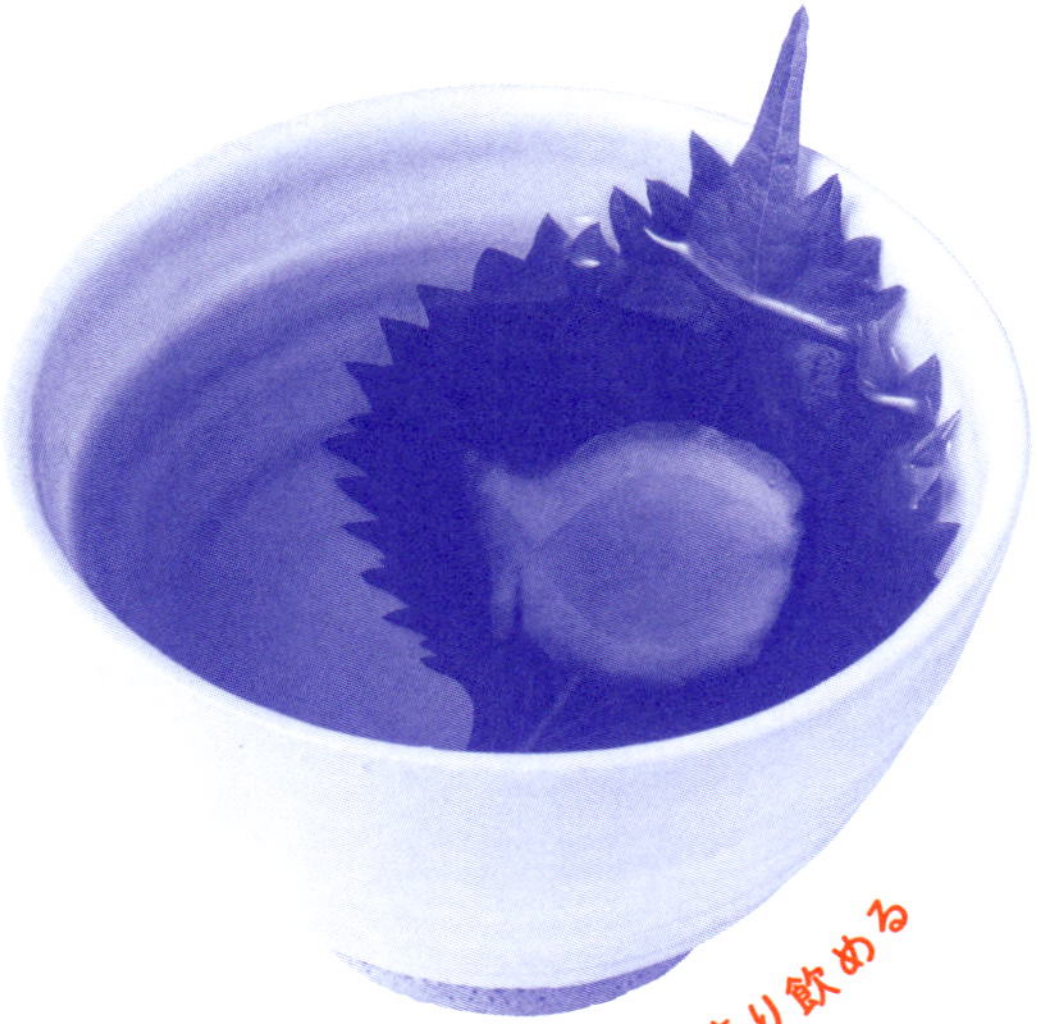

ルイボスティー＋しそ＋しょうが

しそ１枚、しょうが１枚を入れたカップに、煎じたルイボスティー１人前を注ぐ。

意外でもすっきり飲める

ちょうどいい清涼感

ルイボスティー＋ミント

煎じたルイボスティー１人前に、ミント適量を浮かべる。

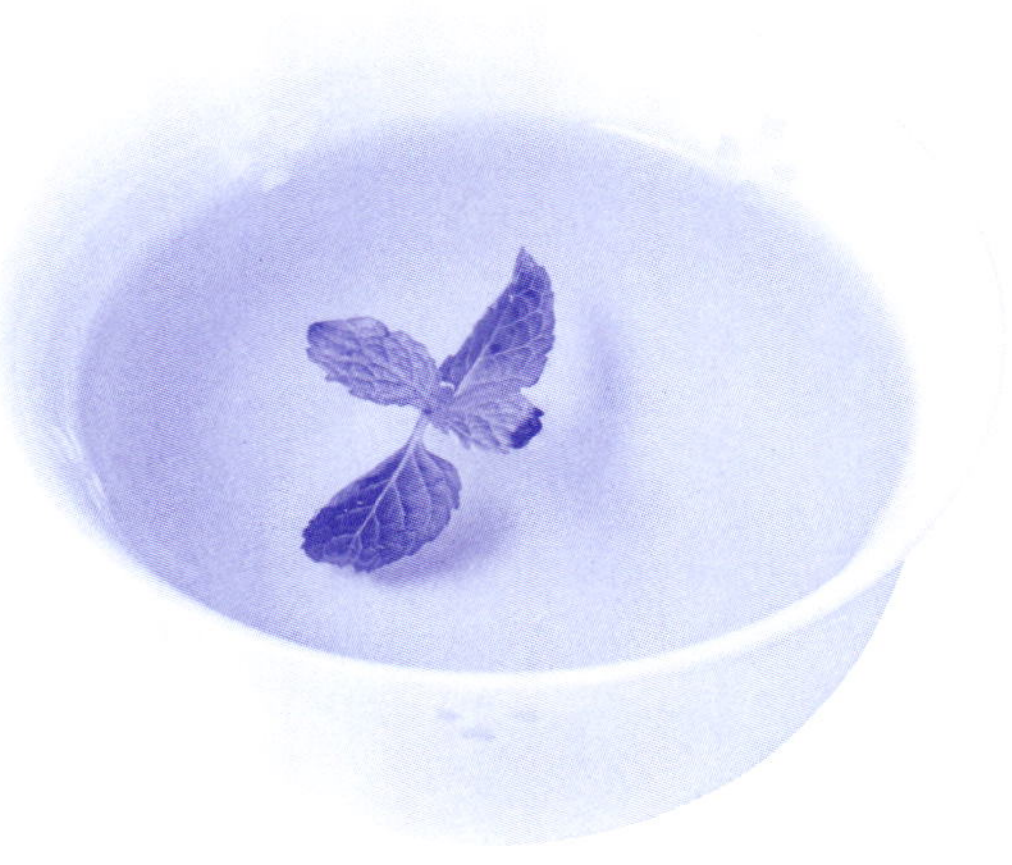

PICK UP食材

梨【*Pear*】

お悩み

こんなお悩みに最適

- 花粉症オフシーズンの体質改善
- カラ咳《ぜき》、喉の痛み
- 乾燥肌

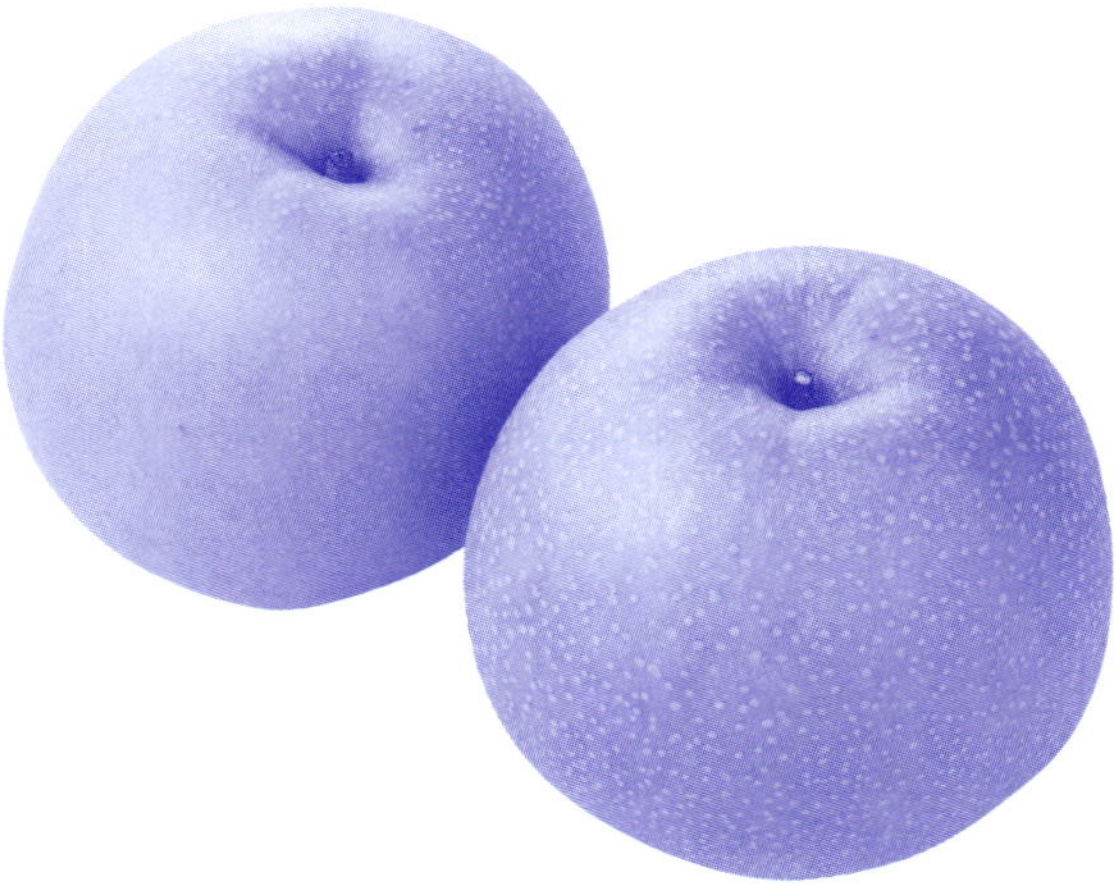

肺を潤し、鼻や喉の健康を保つ薬膳食材。口内炎や、喉の乾燥、カラ咳《ぜき》などにもよいとされる。

次の春をラクに過ごすために胃腸や肺を気にかけて

症状が緩やかな「緩解期《かんかいき》」は、花粉症を根本治療するチャンス。鼻の症状は「胃腸」や「肺」と関連が深いので、胃腸を整える食べ物や、肺に潤いを与える食べ物を積極的に摂りたい。

胃腸の調子を整える穀類やイモ類、豆類をなるべく消化に良いスープやおかゆ、蒸し料理などで食べるのがいい。胃腸を元気にするなつめの甘みは、ルイボスティーの香ばしさともよく合う。

肺を強化する薬膳料理として有名なのが「梨と白きくらげのデザートスープ」。白きくらげは肺や肌を潤す効果があり、世界三大美女の一人、楊貴妃《ようきひ》も滋養強壮や美容のために好んだとか。肺を潤す梨、体の水《すい》の巡りを整える枸杞《くこ》の実は、花粉に負けない体質を作る、定番の組み合わせだ。

なつめの甘さがぴったりハマる

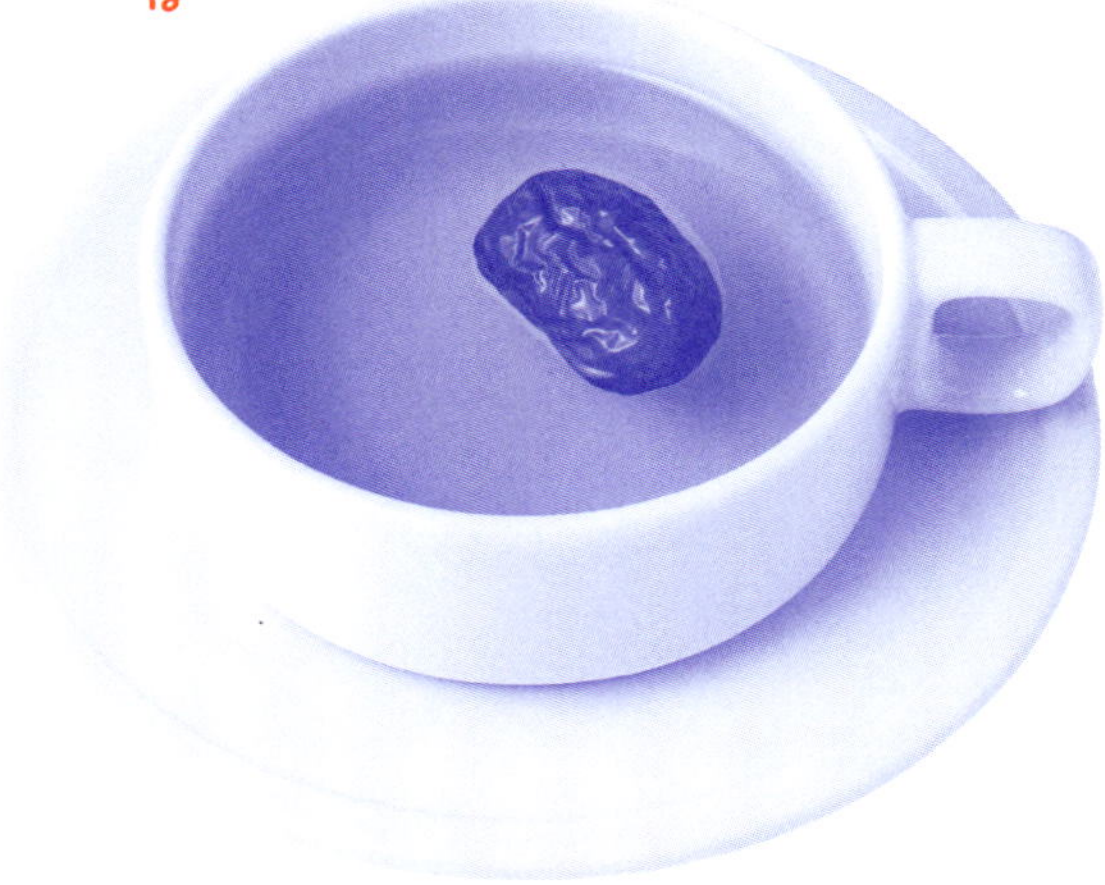

ルイボスティー
+なつめ

煎じたルイボスティー１人前に、なつめ１個を浮かべる。

さっぱり甘いヘルシーデザート

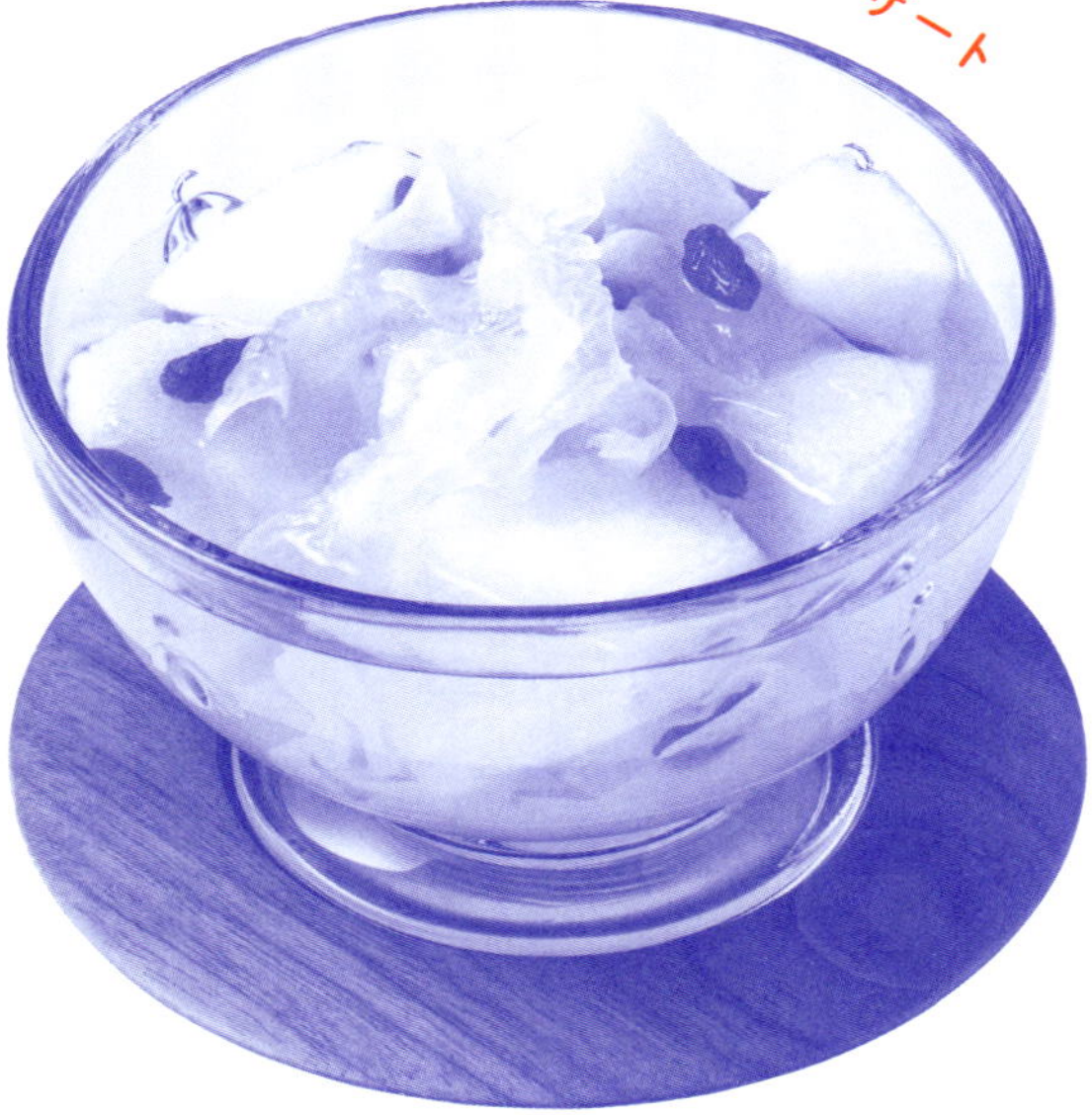

梨と白きくらげの
デザートスープ

枸杞の実大さじ１は少なめの水で戻しておく。白きくらげ４個は１時間以上浸水し、かたい部分を除いて一口大に切る。鍋に水２カップと白きくらげを入れて弱火で煮る。レモン汁少々と氷砂糖大さじ１を入れて溶かす。梨１個を切って容器に入れ、白きくらげと煮汁を注ぎ入れる。枸杞の実をトッピングする。

お悩み

目の不調

疲れ目体質の要因

- 血《けつ》や体液の不足
- 血流の悪化
- 睡眠不足

PICK UP TEA

菊花茶《きっかちゃ》【Chrysanthemum tea】

目と関係の深い肝に働きかけ、目の疲れや充血、かすみ目など、あらゆる目の不調に対応する。眼精疲労からくる頭痛や肩こりにも。

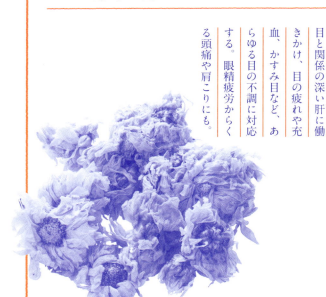

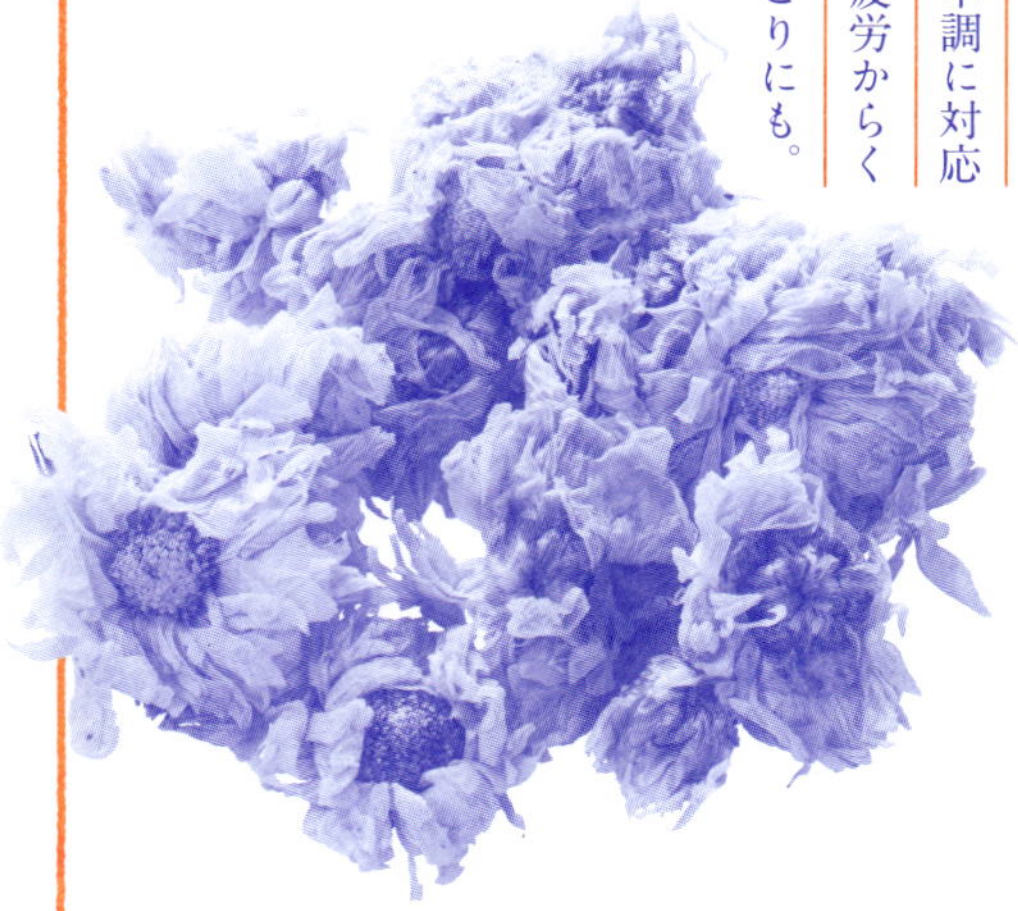

菊花茶《きっかちゃ》と枸杞《くこ》の実は「飲む目薬」

「眼を病《や》みて昏《くら》きこと夜に似たり」。唐《とう》の時代の有名な詩人・白居易《はくきょい》が、自らの目の不調を表現した詩の一節だ。明かりの少ない中で勉学に励んだ古代の詩人も、目の不調に悩まされていたらしい。

薬膳で目の不調といえば菊花茶《きっかちゃ》。目の疲れや充血、かすみ目などの不調に効果がある。その菊花に、視力回復に良い枸杞《くこ》の実をプラスしたものが杞菊茶《こぎくちゃ》。眼精疲労やドライアイなど、あらゆる目の不調に対応する「飲む目薬」だ。

睡眠不足や加齢による血《けつ》や体液の消耗も目の不調の要因だ。血と潤いを補うカニや卵を使った「カニ缶の卵雑炊」は、簡単に作れてカニのうまみがたっぷり味わえる。目を酷使《こくし》する人には、このプチ贅沢《ぜいたく》な薬膳をぜひ味わってほしい。

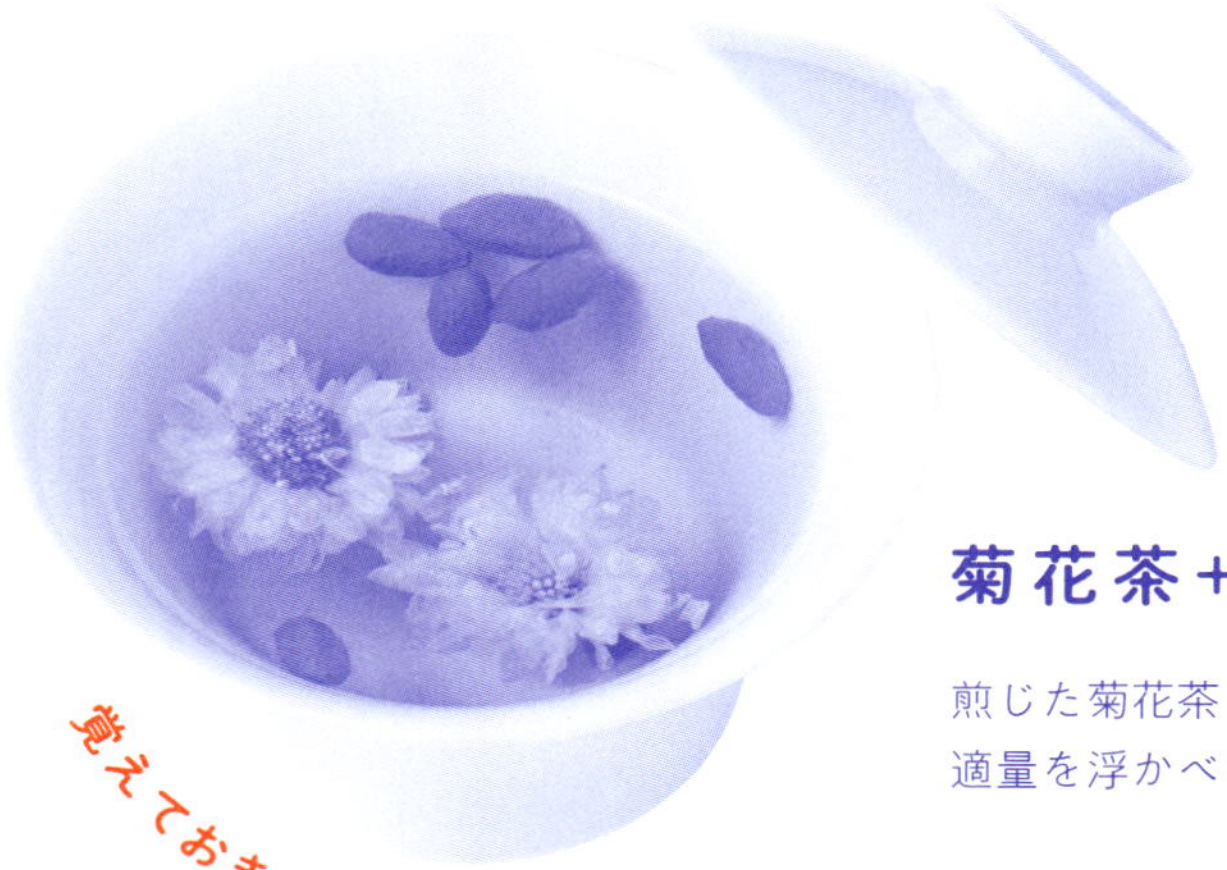

覚えておきたい飲む目薬

菊花茶+枸杞の実

煎じた菊花茶1人前に、枸杞の実適量を浮かべる。

手軽でもうまみしっかり贅沢雑炊

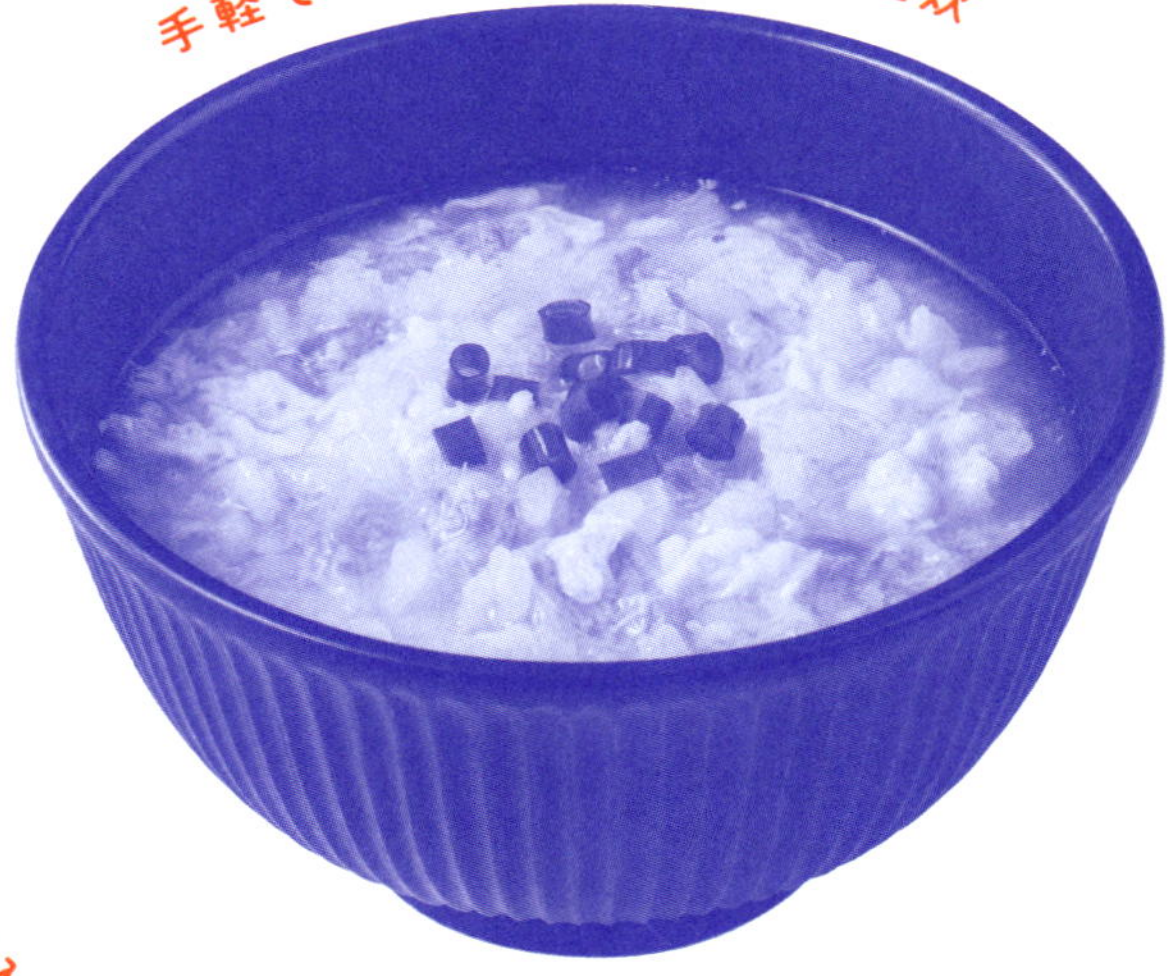

カニ缶の卵雑炊

ごはん½合はザルに入れ軽く水をかけてほぐす。鍋に水2カップ、昆布5cm、しょうゆ・酒各小さじ½を入れて、沸騰したらごはんとカニ1缶を入れる。好みの柔らかさになったら塩少々を入れ、溶き卵1個分を回し入れ固まったら火を止める。器に盛り小ねぎを散らす。

マルベリーとも呼ばれる果実入り

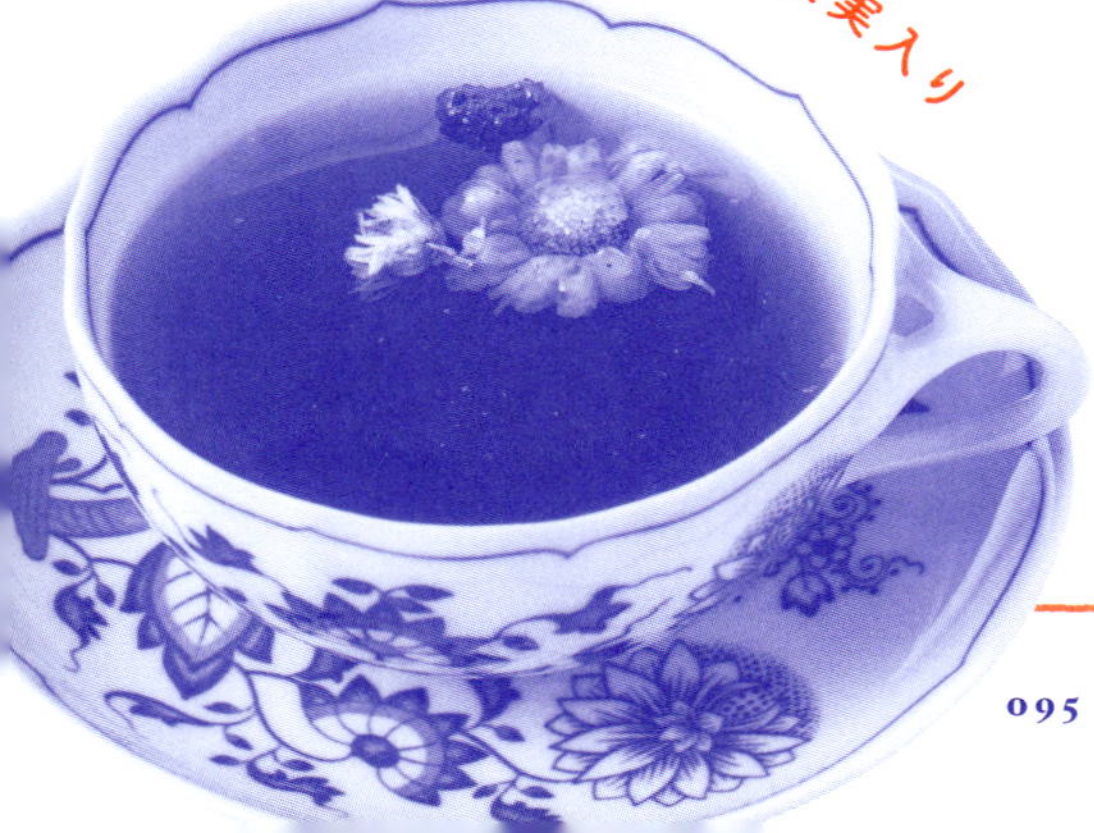

菊花茶+桑の実

煎じた菊花茶1人前に、桑の実適量を入れる。

お悩み

喉の不調

喉の痛みの要因

- 空気の乾燥
- 喉の炎症
- 体液の不足

PICK UP TEA

緑茶【Green tea】

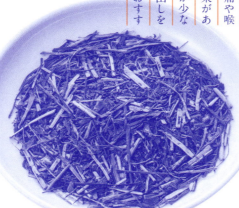

熱を下に降ろす作用があるとされ、頭痛や喉の炎症などに効果がある。カフェインが少なく抽出される水出しを温めて飲むのもおすすめ。

梨入り緑茶は東洋医学の喉ケア法

東洋医学には、「五臓六腑《ごぞうろっぷ》に病気があるとせきが出る」という言葉がある。せきや喉の不調はあらゆる病気の兆候になると考え、昔から喉の健康を重視してきたのだ。

「梨入り緑茶」はそんな東洋医学の知恵が生んだ喉ケア薬膳茶のひとつ。緑茶は殺菌作用や抗炎症作用があるカテキンが豊富で、喉を清浄に保つ働きがある。梨は「利咽《りいん》」（喉の不調を改善する）効果が高く、声がれ、咽喉《いんこう》痛《つう》など、喉の不快感全般に効果を発揮。喉のイガイガ、たんがからむなど、喉の不調が気になる時に頼りたい。

カゼの後にせきが長引くなら、山芋を使った炊き込みごはんがおすすめ。肺を潤しせきを鎮める山芋と、体を潤す豚肉の相乗効果で喉をいたわる薬膳ごはん。山芋のほっくり感がたまらない。

緑茶＋梨

カップに梨１切れを入れ、煎じた緑茶１人前を注ぐ。

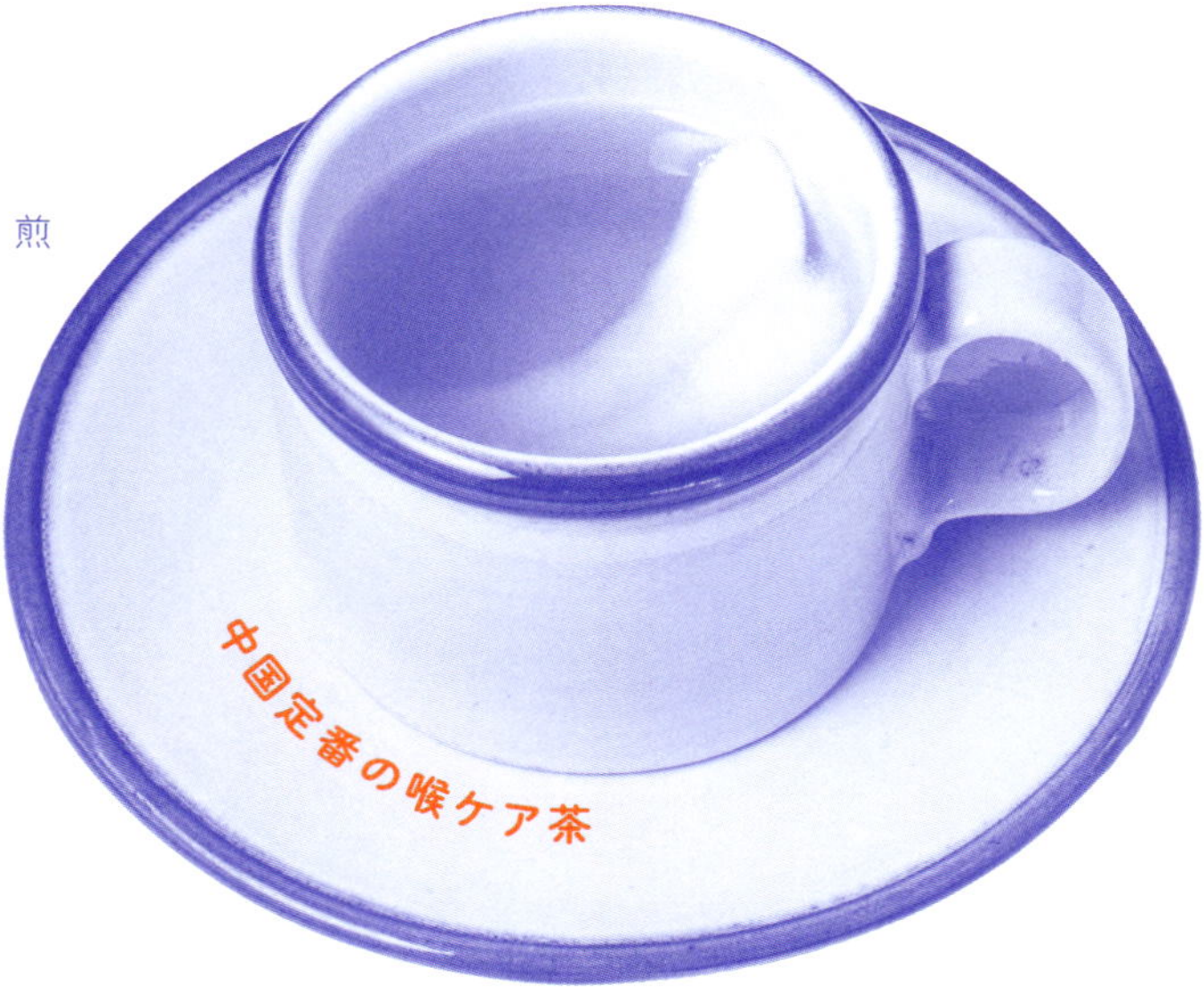

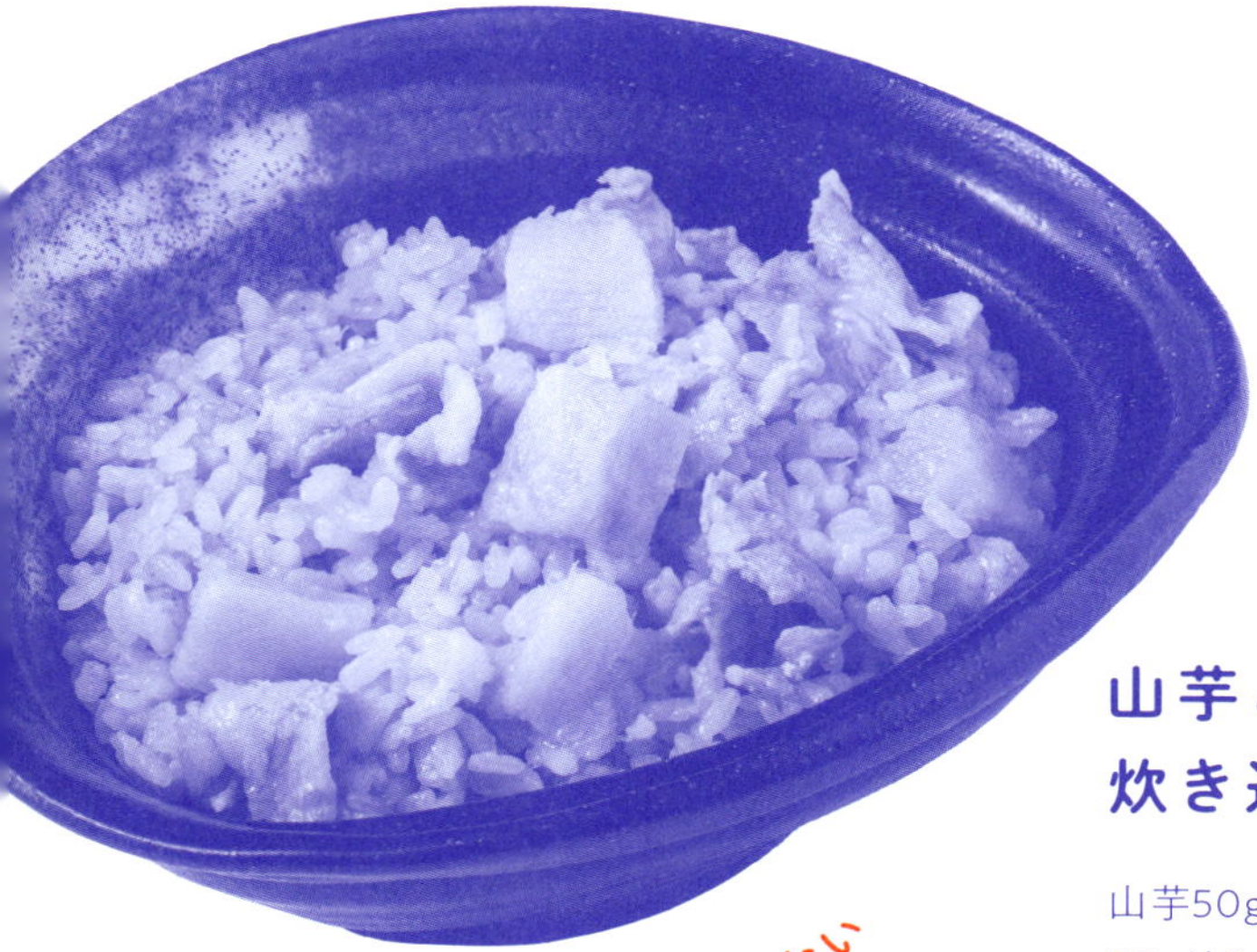

山芋のほっくり感がたまらない

山芋と豚肉の炊き込みごはん

山芋50gは2cm角に切り、豚バラ肉50gは3cm長さに切る。炊飯器にといだ米１合としょうゆ大さじ１、酒小さじ２、塩少々とともに具材を入れ、炊飯器の水加減に合わせて炊く。

お悩み

胃の不調

PICK UP TEA

プーアル茶【Puerh tea】

製法の違いにより生茶と熟茶があるが、日本で一般的なのは熟茶のほう。いったん湯を捨ててから熱湯で淹れると、ほこりや雑味が落ち、すっきりとした味わいになるという。

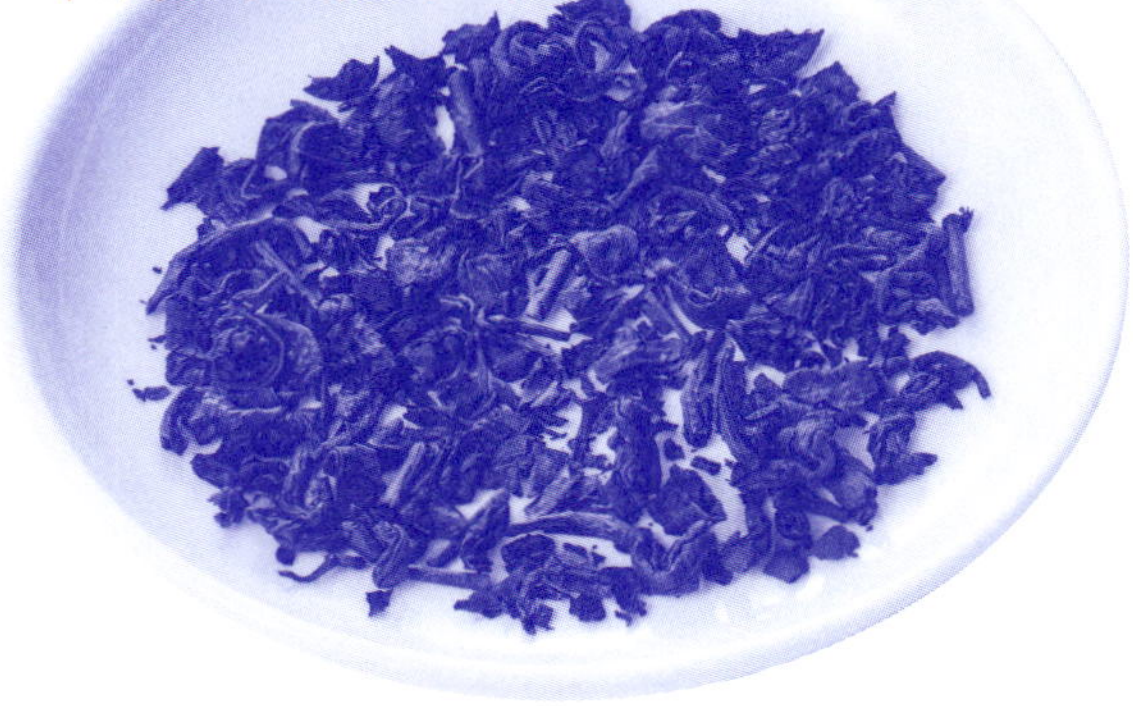

胃の不調の要因

- 食べ過ぎ
- ストレス
- 冷え

ミントの爽快感で胃をすっきりさせよう

プーアル茶は、実は緑茶からできている。加熱した緑茶に麹菌《こうじきん》を加えて熟成発酵させたのがプーアル茶で、まろやかな味と独特の香りが特徴だ。昔からプーアル茶は胃腸に良いとされるが、近年の研究でも、脂肪分解酵素など胃腸にやさしい成分が、発酵過程で生じることがわかってきた。

ストレスによる胃痛には、ミントをおすすめしたい。ストレス発散効果のある爽快感とプーアル茶のコク、相性は案外いい。

冷たいものや生もので胃が冷えて起こる胃痛には、胃腸を温め、痛みを止めるレモングラスがうってつけ。胃腸の調子を整えるマッシュルーム、体を芯から温める海老の効果は、意外と簡単に作れる世界三大スープのトムヤムクンでいただきたい。

色は濃いけど味はさわやか

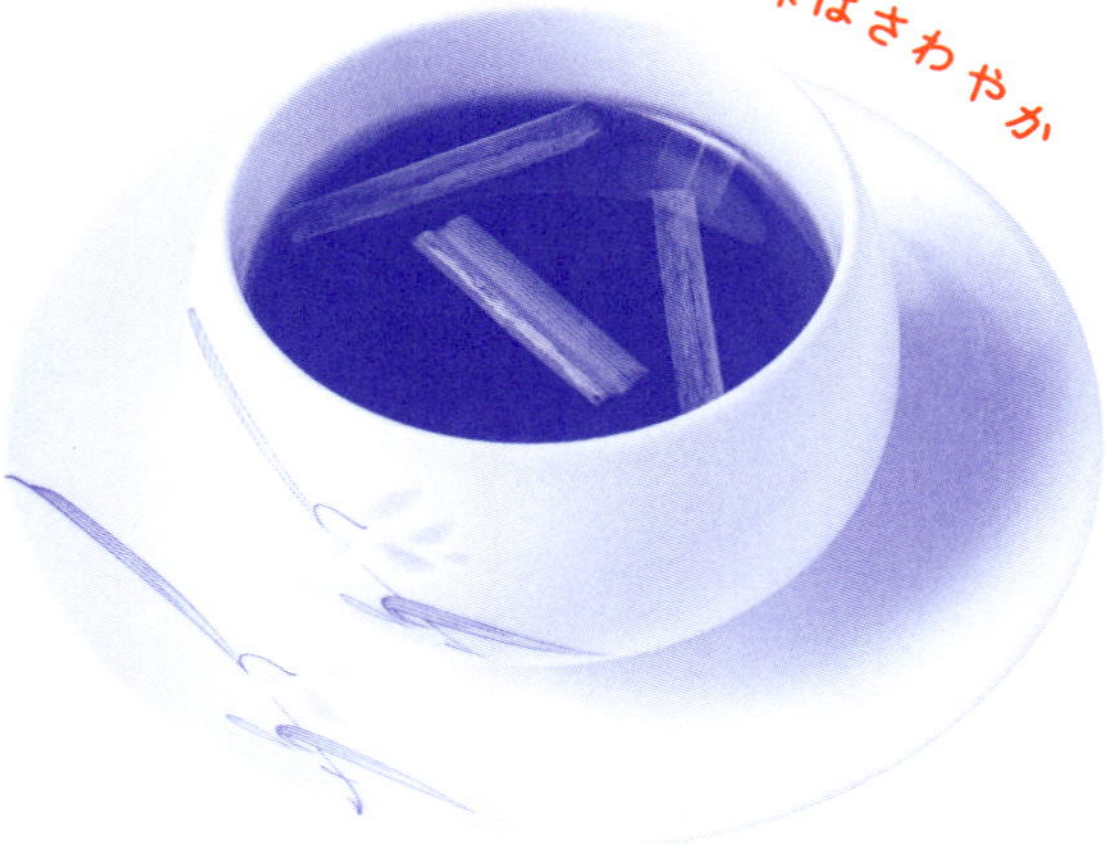

プーアル茶+レモングラス

煎じたプーアル茶１人前に、レモングラス適量を浮かべる。

最低限の材料なのに本格派

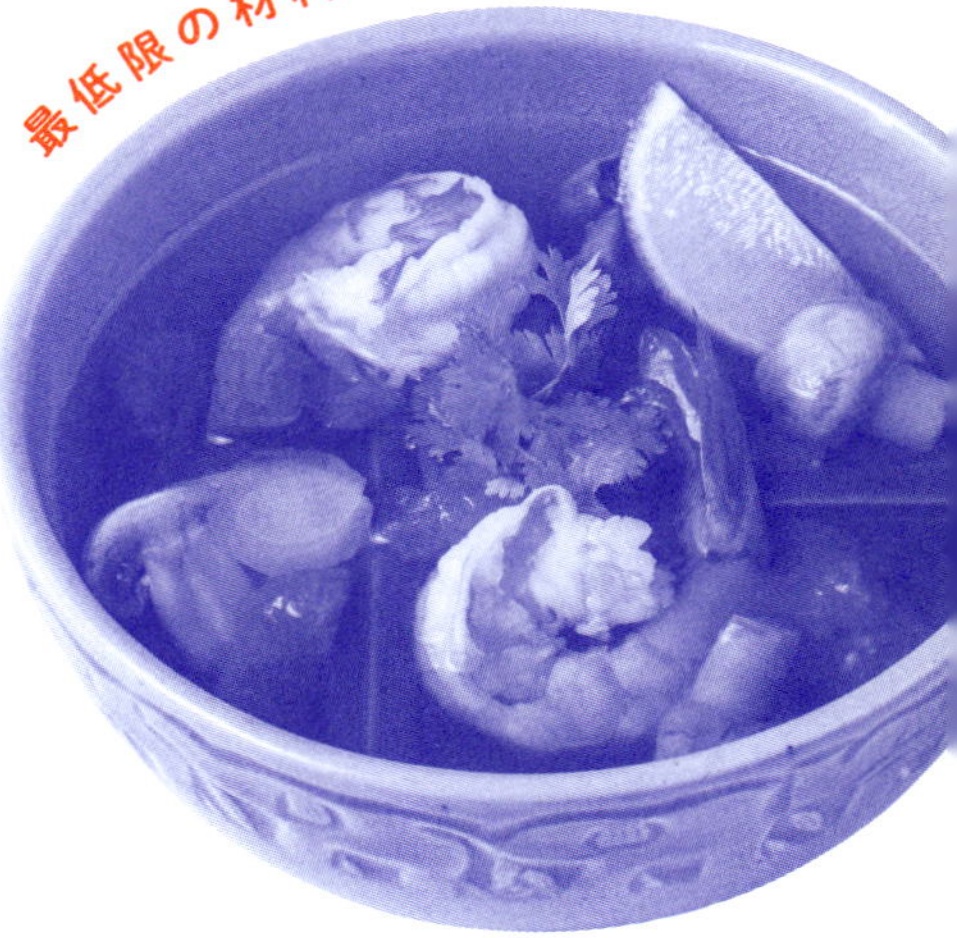

トムヤムクン風スープ

海老4尾は殻をむき、背中に切れ目を入れて背わたを取る。マッシュルーム４個は半分に切り、トマト１個は3cmの角切りにする。しょうが１片は薄切りにする。鍋に水２カップ、レモングラス適量、しょうがを入れて中火で煮る。沸騰したらトマト、マッシュルームを入れ、火が通ったら海老を入れる。ナンプラー大さじ１、塩少々を入れ味をととのえる。器に盛りつけ、ライム・パクチー各適量を飾る。

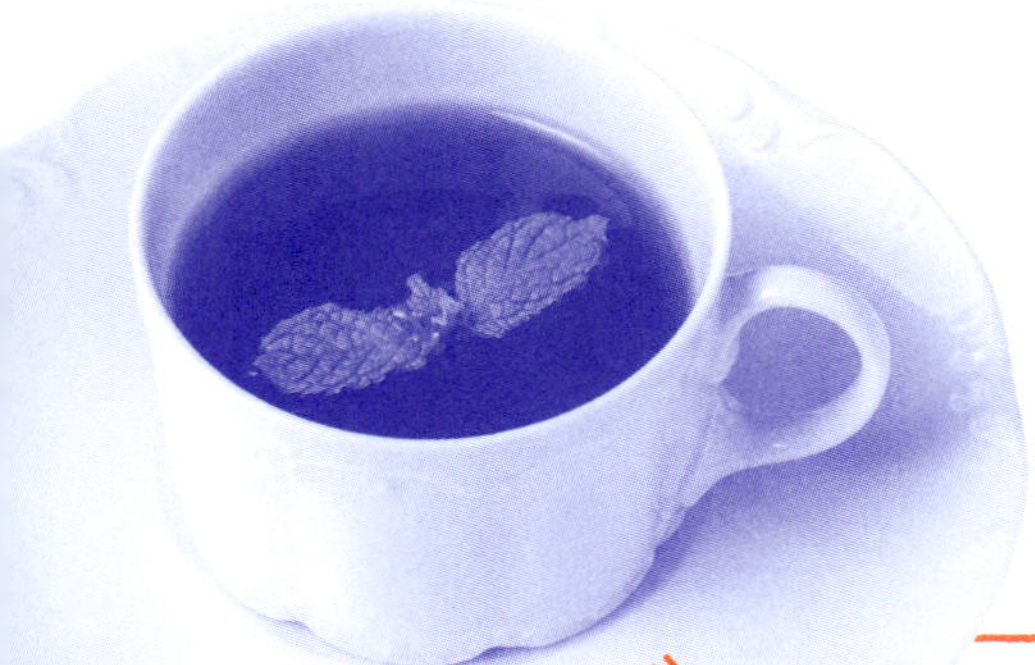

プーアル茶+ミント

煎じたプーアル茶１人前に、ミント適量を浮かべる。

後味さっぱり

お悩み

便秘

便秘体質の要因

- 腸の潤い不足
- ストレスで腸の動きが弱った

PICK UP TEA

ハブ茶【Habu tea】

マメ科のエビスグサの種子から作られる、麦茶のように香ばしいお茶。ヘビ毒の解毒に使われたことが名前の由来という説がある。

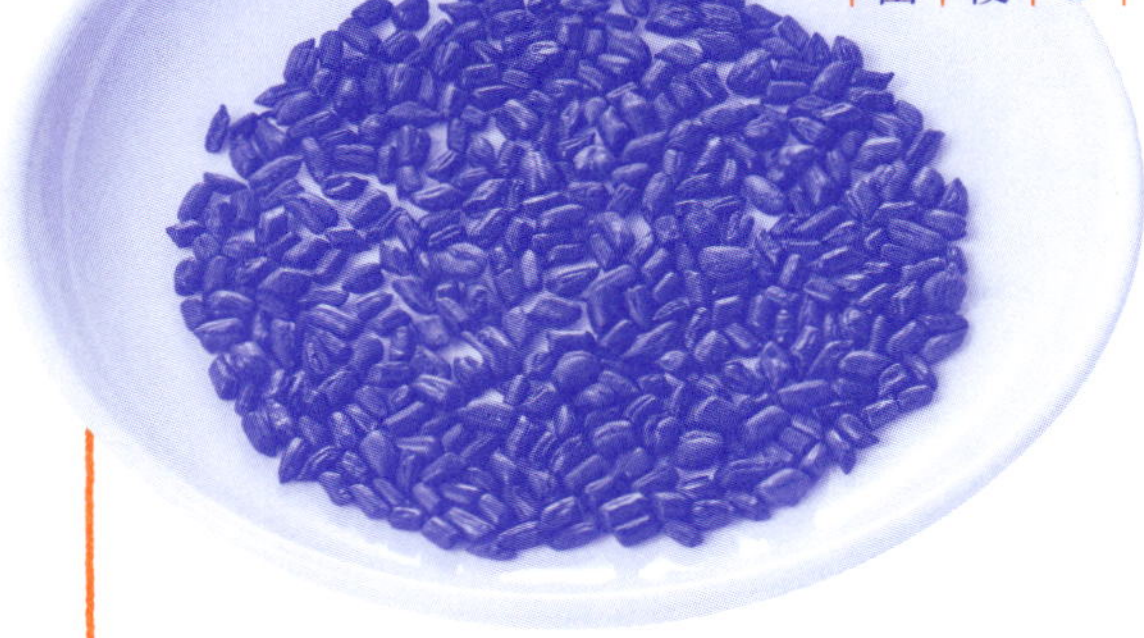

あの人気歌手グループ名の由来？「全てを出し尽くす」薬草のパワー

便秘には、腸の潤い不足で便が出にくくなるタイプと、ストレスなどで腸の動きが鈍って便が押し出せないタイプがある。

潤い不足の便秘にはハブ茶がいい。漢方では「決明子《けつめいし》」という生薬で、便秘や眼病の治療に使われる。ちなみに、この生薬と同名の人気歌手グループがいるが、その名前には「全てを出し尽くす」の意味が込められているのだとか。

ストレスで腸の働きが弱るタイプには、陳《ちん》皮《ぴ》がおすすめ。ハブ茶の香ばしい風味と陳皮のさわやかな香りはよく合う。

サバや松の実などの潤い食材を混ぜるだけ、「サバ缶まぜごはん」は、しっかり味なのに栄養満点。おかわり必至でおかずいらずの一品だ。

ほんのりみかんの香りがする

ハブ茶+陳皮

煎じたハブ茶1人前に、陳皮適量を浮かべる。

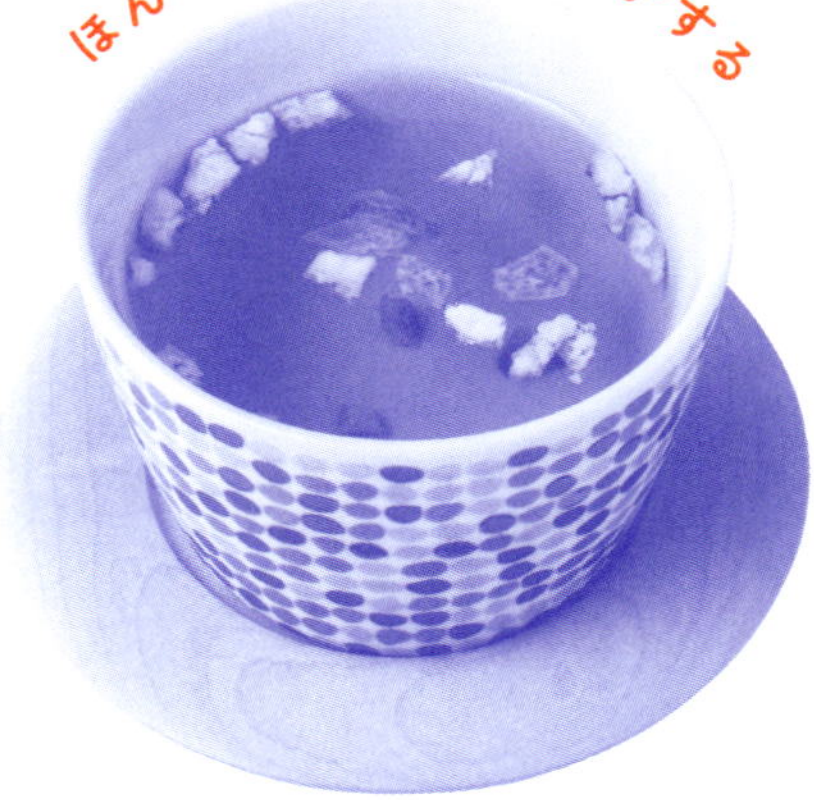

シンプルだけどごちそうです

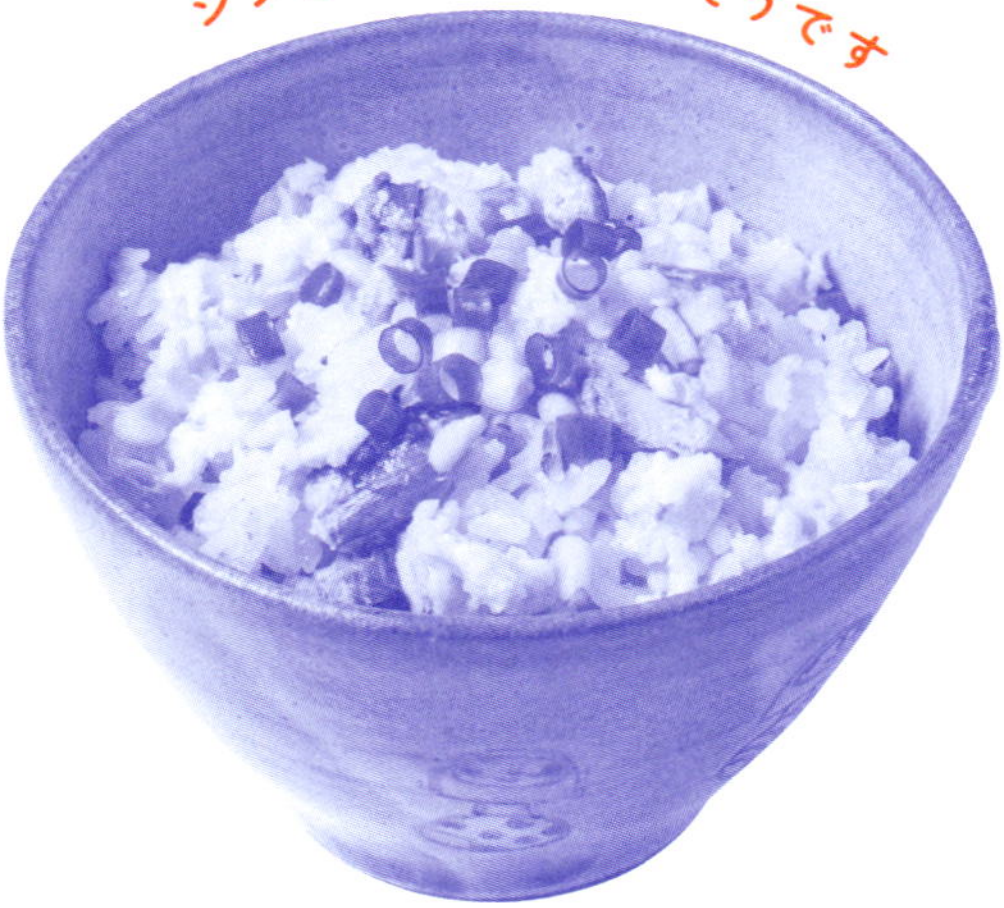

サバ缶まぜごはん

卵1個は塩少々を入れて溶きほぐし、炒り卵を作る。松の実大さじ2はフライパンで乾煎りし、粗く刻む。炊き立てのごはん1合にサバ1缶と炒り卵、松の実を混ぜる。器に盛り小ねぎ適量を散らす。

腸を潤す東北の郷土料理

納豆汁

豆腐¼丁、油揚げ½枚は1cm角に切る。鍋にだし汁2カップを沸かし、ふつふつしてきたら豆腐と油揚げを入れ、煮えたらみそ大さじ1.5を溶き入れて火を止める。ひきわり納豆½パックを入れて、煮立てないように火を入れ、温まったら火を止める。

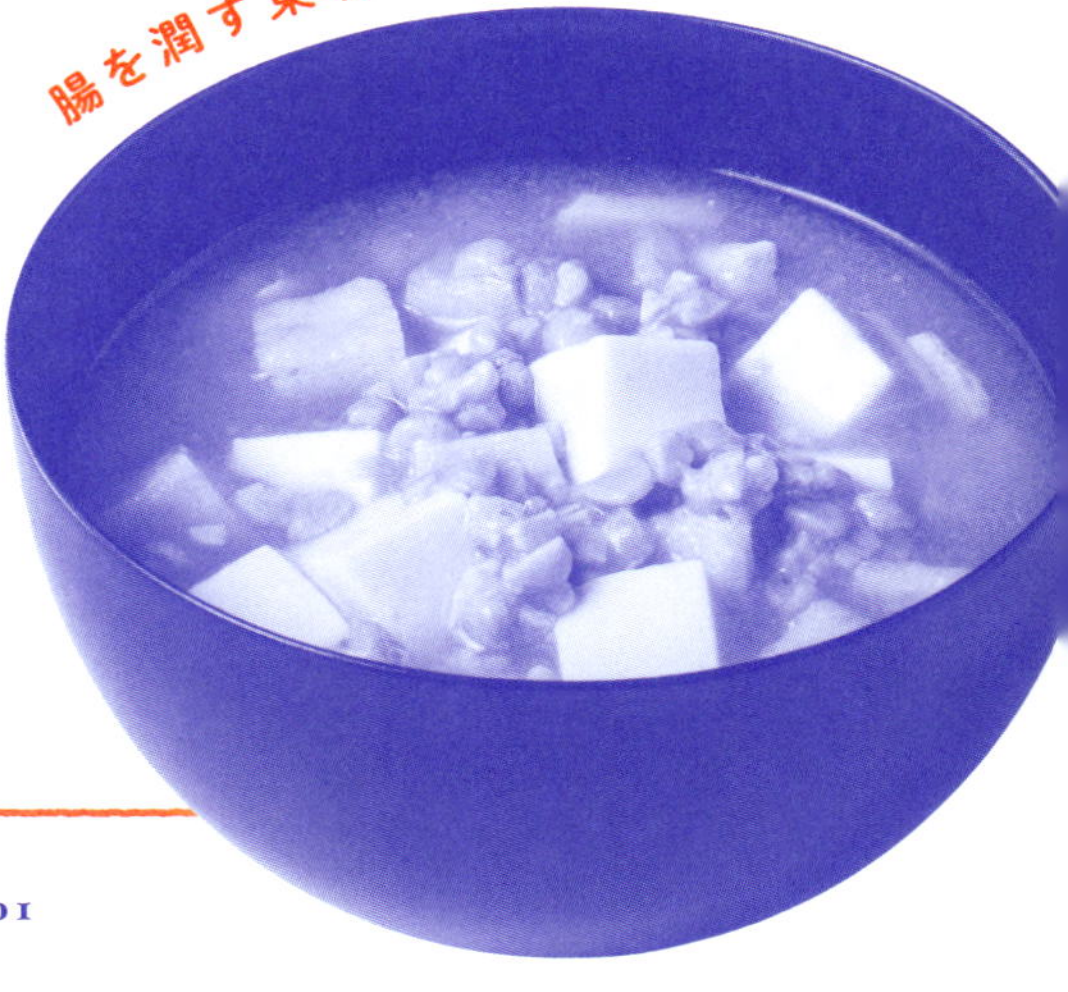

お悩み

下痢

下痢の要因

- 冷たいものによるお腹の冷え
- ストレスや体質的な胃腸の虚弱

PICK UP TEA

コーン茶【Corn tea】

韓国発祥といわれる。体の湿を取り除き、胃腸を元気にしてくれる。市販品はティーバッグのものからペットボトルのものもあり、手軽に楽しめる。

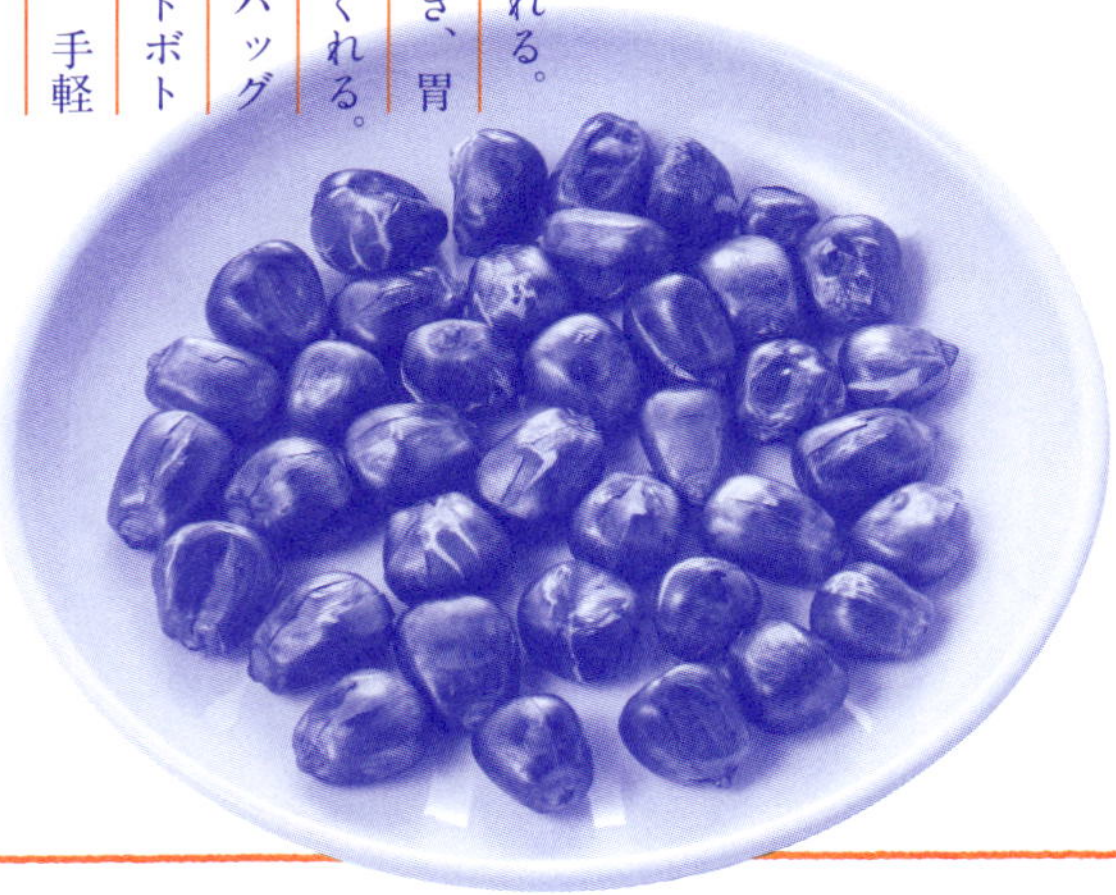

ほんのり甘いコーン茶は緩んだお腹にやさしい味わい

とうもろこしを乾燥・焙煎して煮出した「コーン茶」は、韓国で親しまれている健康茶。胃腸の働きを整える作用があり、下痢や食欲不振に効果がある。

冷えでお腹が緩くなった時は、クローブがおすすめ。カレーやチャイにもよく使われるクローブは、花の蕾《つぼみ》を使う珍しいスパイスだ。お腹を温める力が強く、冷えによる下痢や腹痛を和らげる。バニラのような甘い香りを持つため、古代中国では、役人が皇帝と会う前に食べて口臭を防いだというエピソードも。

ストレスや胃腸の虚弱による下痢には、適度に水分補給でき、胃腸に負担をかけない肉団子やお粥が最適。ほうじ茶を使った茶粥なら、その香ばしさにリラックス効果もあるから、一石二鳥だ。

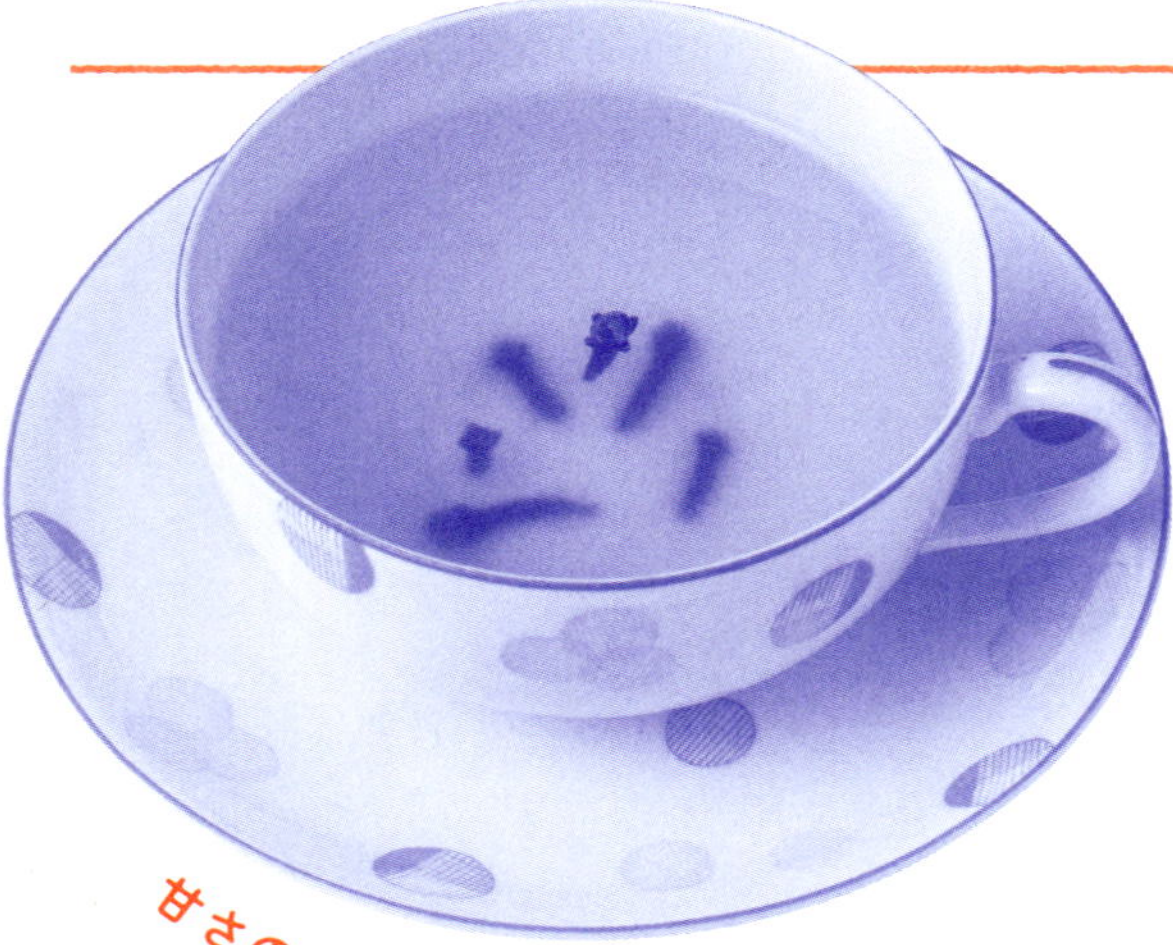

コーン茶＋クローブ

煎じたコーン茶１人前に、クローブ適量を浮かべる。

甘さの中にピリッと感

肉団子スープ

食べごたえのある肉団子が絶品

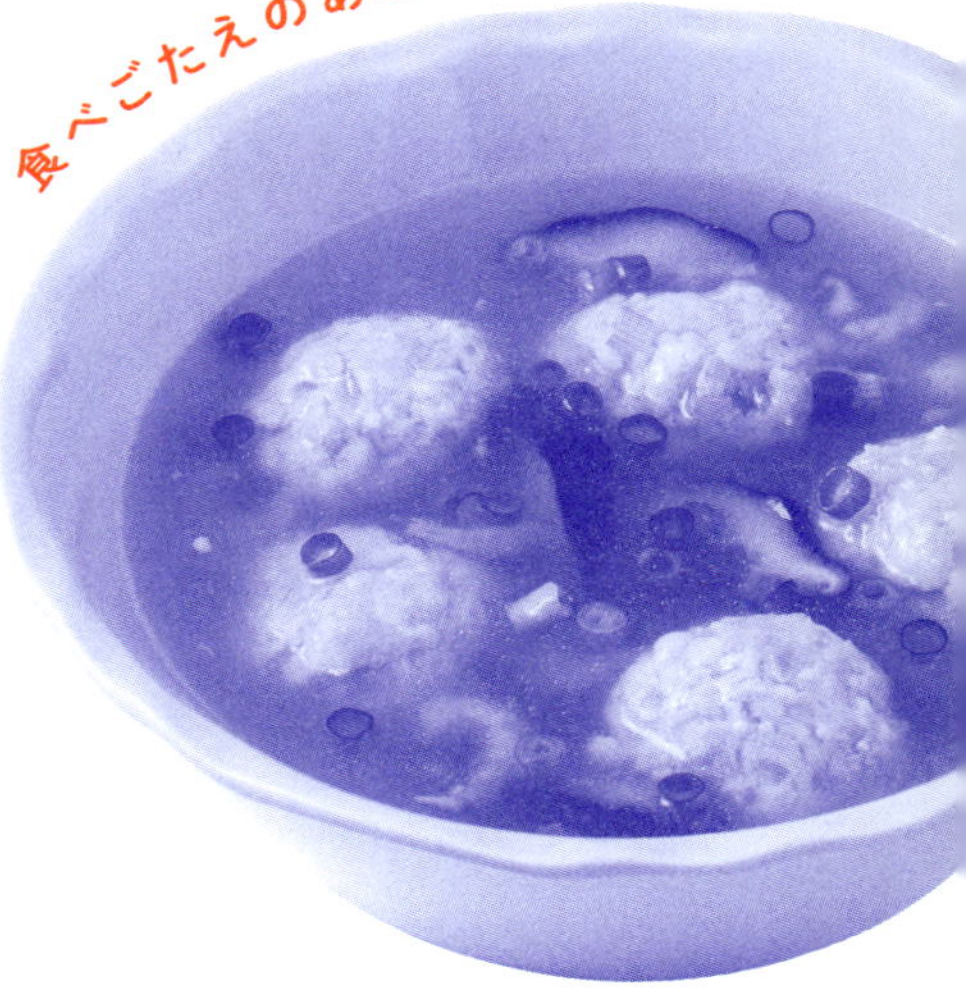

水２カップに干し椎茸２枚と干し海老大さじ１を入れて戻す（戻し汁はとっておく）。ふやけたら干し椎茸を細切りに、長ねぎ½本はみじん切りにする。ボウルに鶏ひき肉150g、長ねぎ、すりおろししょうが１片分、片栗粉大さじ１を入れよく混ぜ、丸めて肉団子にする。鍋に戻し汁と干し椎茸、干し海老、しょうゆ小さじ２、酒大さじ１、塩・こしょうを入れ、煮立ったら肉団子を入れる。火が通ったら器に盛り、小口切りにした小ねぎをトッピングし、ごま油適量を回しかける。

さらりとやさしい

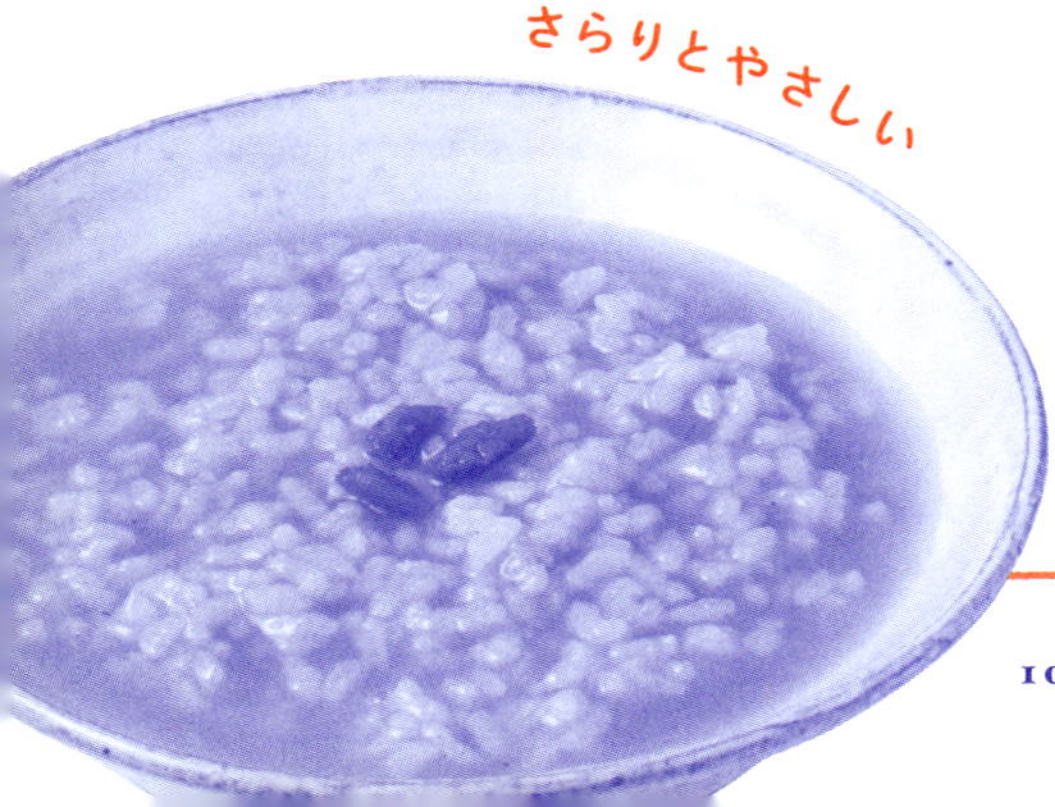

茶粥

米½合をとぎ、煎じたほうじ茶３カップ、塩少々とともに鍋に入れて、中火にかける。煮立ったら弱火にし、少しずらして蓋をして30分、好みの柔らかさまで煮る。好みで枸杞の実を散らす。

お悩み

動悸・息切れ

PICK UP TEA

玄米茶【Brown rice tea】

日本発祥といわれ、香ばしい風味が人気の玄米茶。緑茶と米の様々な効果が期待できる。玄米茶というが、実は炒った白米が使われているのだそう。

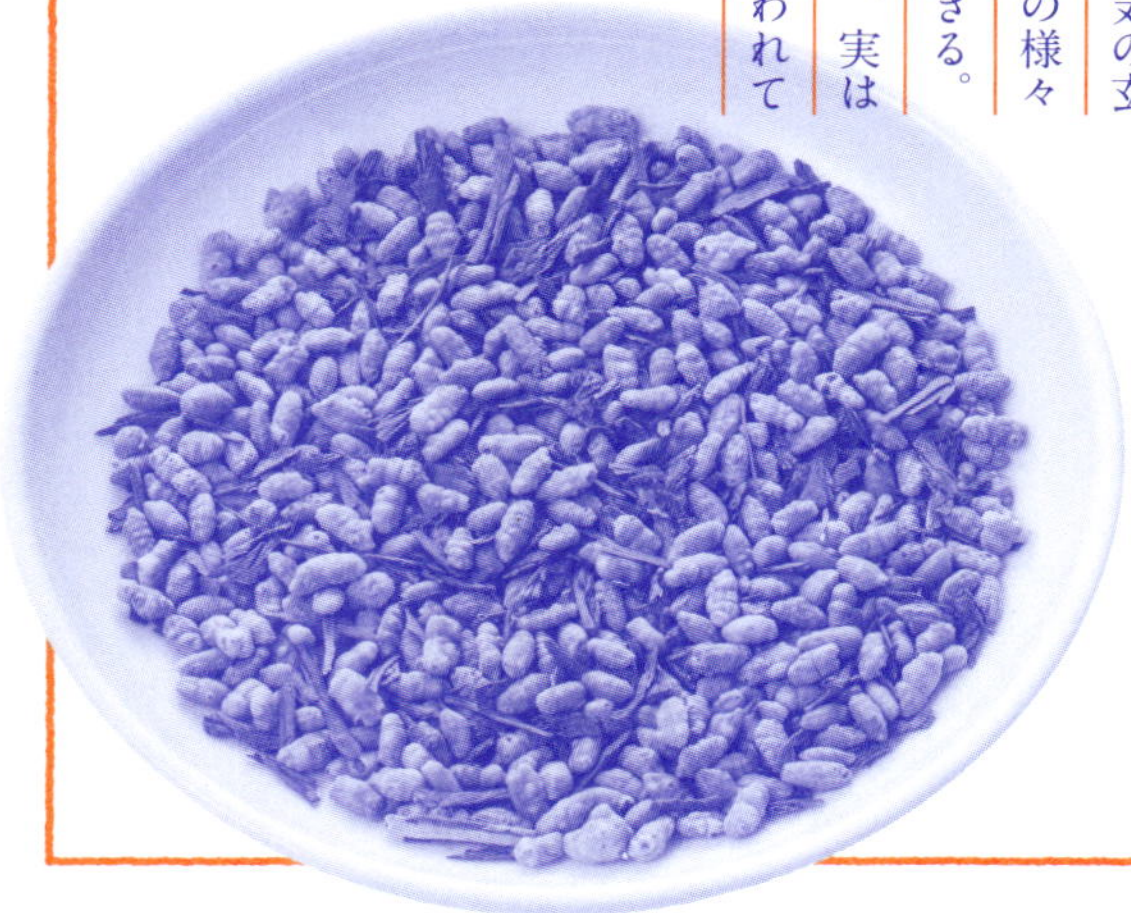

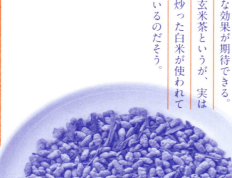

動悸・息切れの要因

- 心《しん》の弱り
- 産後や更年期の体液の消耗
- ストレス

軽い動悸・息切れに甘く香ばしい竜《りゅう》眼《がん》玄米茶

動悸・息切れといっても、軽いものから重いものまで様々。長時間の動悸や激しい胸の痛みは病院で検査したほうがいいが、軽度な症状なら薬膳が役に立つかもしれないので、覚えておきたい。

緑茶と炒った米を混ぜた玄米茶は、心臓病のリスクを下げるとされる緑茶と、リラックス効果がある米、両方のいいとこどりができるのが魅力のお茶だ。精神安定作用のある竜《りゅう》眼《がん》を入れると、ほっとする甘さがクセになる。

動悸には、適度に血《けつ》や潤いも補いたい。血を補うにんじんで作るポタージュは、塩麹《しおこうじ》が引き出すにんじんの甘みが最高。汗や息切れを抑える梅、消化を助ける大根の葉の混ぜごはんは、さっぱりした味で、疲れた時でも無理なく食べられる。

ほっとする甘さ

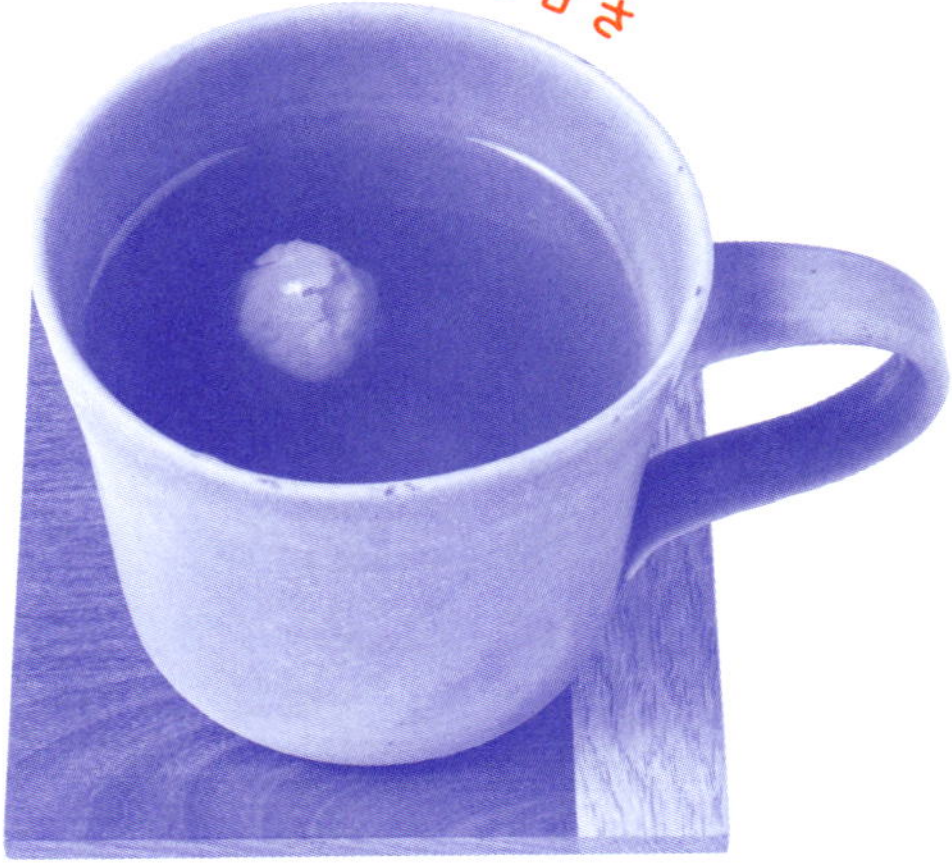

玄米茶＋竜眼

煎じた玄米茶１人前に、竜眼適量を浮かべる。

にんじん嫌いもこれならいける

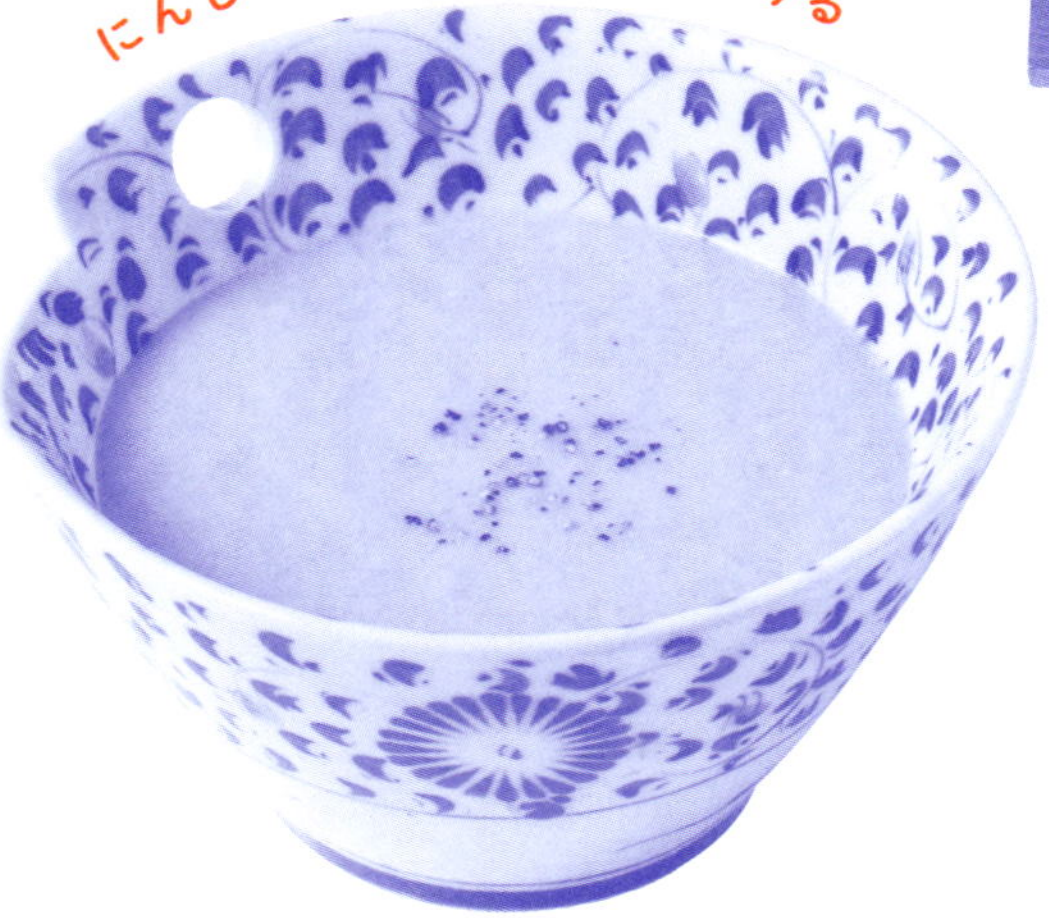

にんじんのポタージュ

にんじん１本と玉ねぎ１個は皮をむいてざく切りにし、耐熱ボウルに入れ、ふんわりラップをして電子レンジで５分加熱する（600W）。豆乳１カップを入れて再度５分加熱する。塩麹大さじ１を加えミキサーで滑らかになるまで攪拌する。好みで塩・こしょうを振る。

梅と大根の葉の混ぜごはん

カリカリ梅２個は種を取り除き、細かく刻んでおく。大根の葉50gはさっとゆでて冷水にとり、しっかり絞って水けをきる。みじん切りにして、塩少々をまぶす。炊き立てのごはん１合にカリカリ梅、大根の葉を混ぜ込む。

色鮮やかで食欲そそる

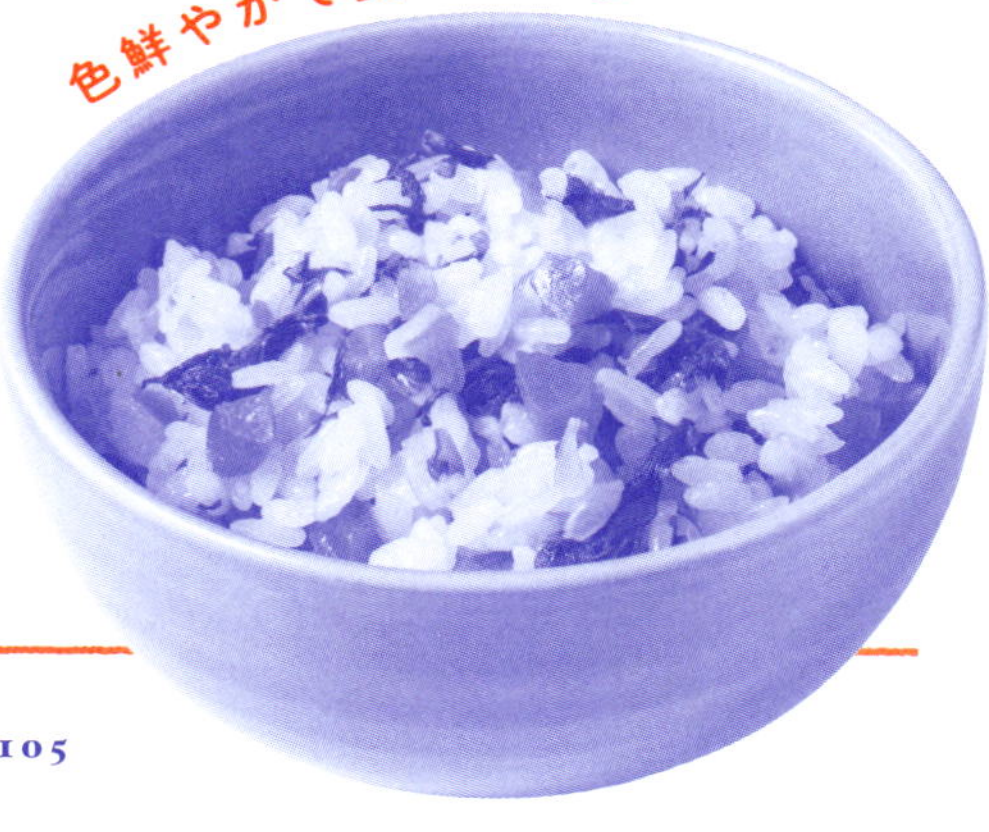

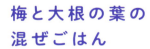

お悩み

のぼせ・ほてり

のぼせ・ほてりの要因

- 自律神経の乱れ
- 睡眠不足
- 更年期

など

PICK UP TEA

ミントティー【Mint tea】

体の気を降ろし、余分な熱を取り除いてくれる。使用するのはフレッシュでもドライでもOK。ほてると冷たくして飲みたくなるけど、あえてホットで。

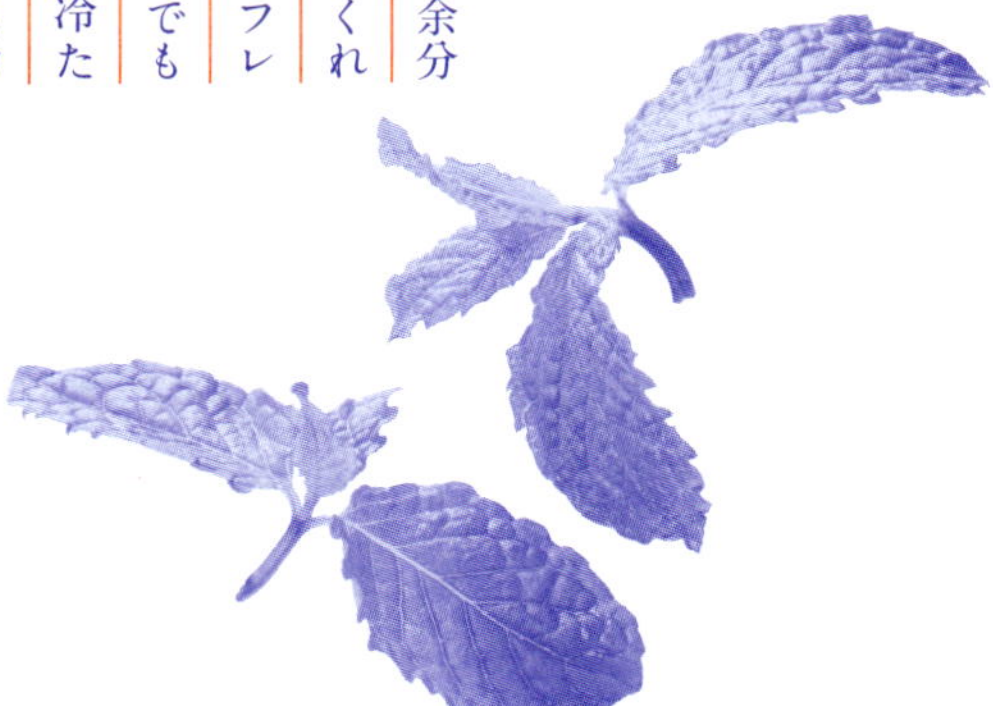

ほてった頭をすっきりさせるミントとキウイの最強コンビ

顔はのぼせるのに手足は冷たいなど、上下の「寒熱」のバランスが崩れているのがのぼせ・ほてりの厄介なところ。バランスを整えてくれる薬膳の知恵を借りよう。

上半身の余分な熱をピンポイントで冷ますミントは、部分的なほてりに最適。秦《しん》の始皇帝が別荘地に植えさせたというほど古くからあり、頭痛や発熱などに効果がある。

キウイフルーツは、意外にも中国が原産。ほてり、口の渇き、消化不良などに良い。キウイのさっぱりした甘さとミントの爽快感は、ほてった体が欲しがるはず。

アスパラガスやプルーンも、ほてりをやさしく冷ましてくれる働きがある。なめらかな食感がたまらない、アスパラガスのすりながし。素材の味を活かしたスープだ。

目にもさわやかな組み合わせ

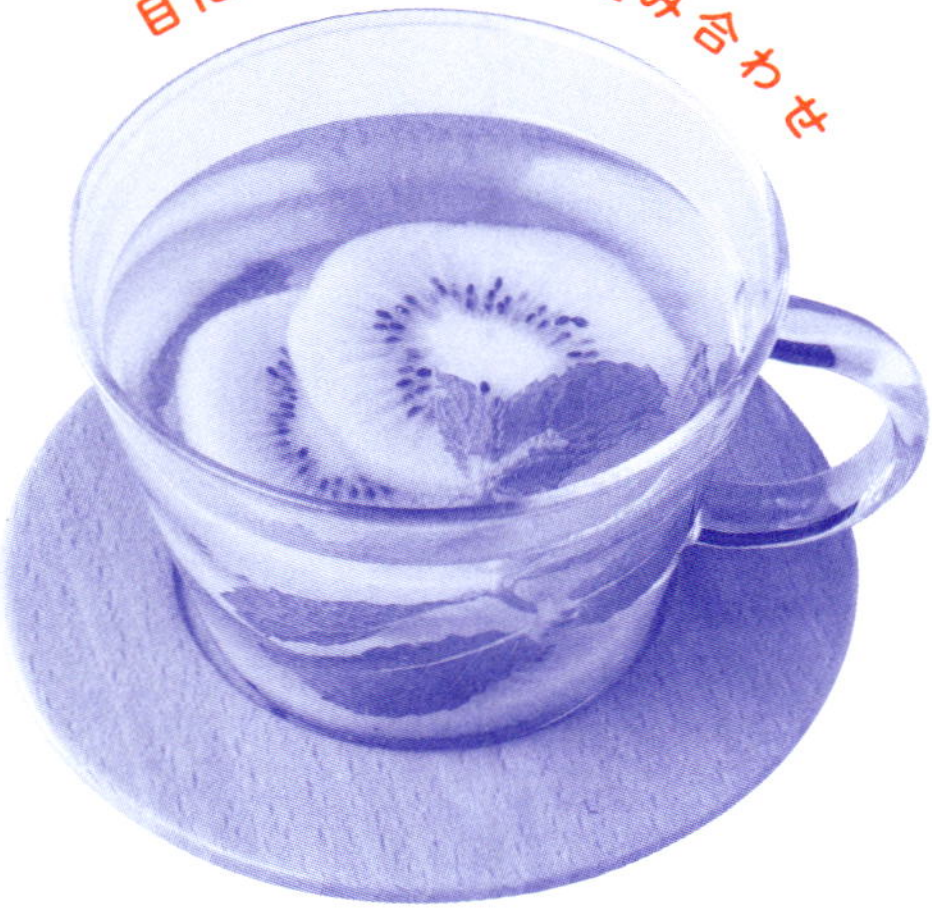

ミントティー+
キウイフルーツ

煎じたミントティー1人前に、キウイフルーツ1切れを入れる。

アスパラガスの
すりながし

アスパラガス10本は3cm長さに切る。鍋にチキンスープ2カップを沸かしたらアスパラガスを入れ、中火で柔らかくなるまで煮る。火を止め塩麹大さじ1を入れ、ミキサーで滑らかになるまで攪拌する。

ほっとやすらぐとろとろ感

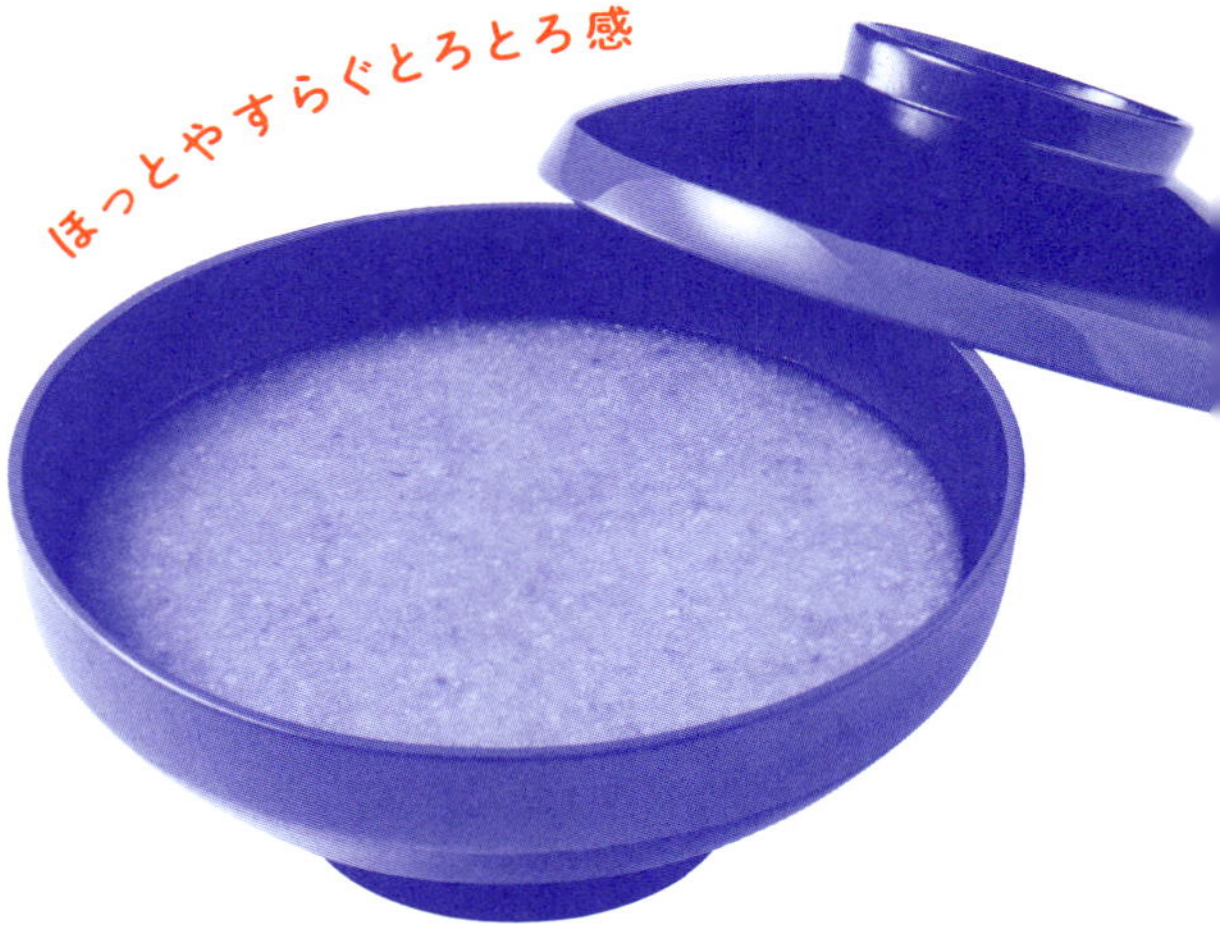

お茶とお茶請けにも

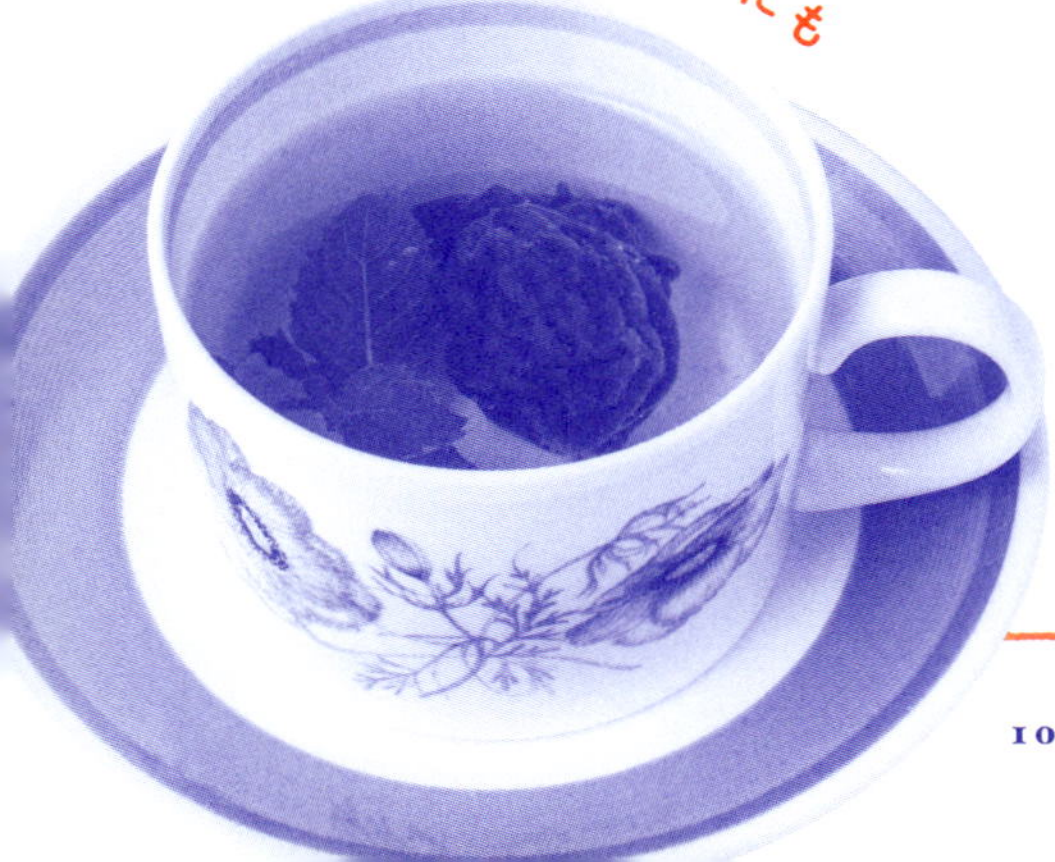

ミントティー+
ドライプルーン

煎じたミントティー1人前に、ドライプルーン1つを入れる。

お悩み

冷え

冷え体質の要因

- 気の不足
- 血流の悪化
- 更年期などのホルモンバランスの乱れ

PICK UP TEA

紅茶【*Black tea*】

体を温める性質があるので、冷え性体質に最適。ドライフルーツやハーブなどとの相性も良く、色々な食材と合わせることで相乗効果が期待できる。

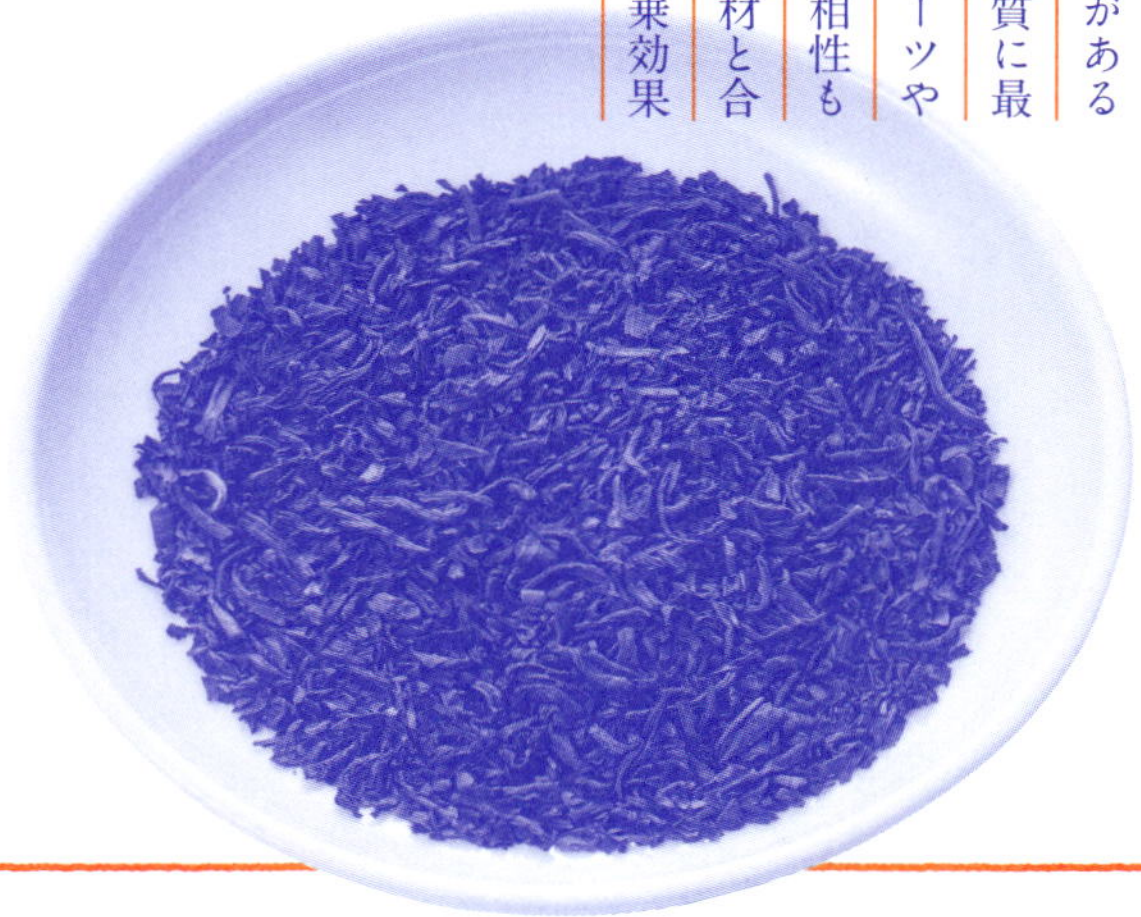

冷え性さんにぴったり温性フルーツのフレーバーティー

中国では、体を冷やしてはいけないという東洋医学の考えが根付いている。レストランに入れば温かいお茶や常温の飲み物が出てくるし、カゼ気味の時はしょうが湯を飲んだりする。そんな中国には、「夏は緑茶、冬は紅茶を飲め」ということわざがある。

緑茶は体を冷やす涼性《りょうせい》で、紅茶は体を温める温性《おんせい》のお茶。冷えでつらい時の飲み物は紅茶を選びたい。

果物では、なつめや竜眼《りゅうがん》の他、桃、あんず、さくらんぼなどが温性だ。紅茶と桃は風味も薬効の面でも相性がいい。

海老やしょうが、八角なども冷え対策の定番食材。温かい中華スープでいただきたい。フランス語で火鍋を意味するポトフは、たっぷり野菜をごろっと煮込んだ、温活にぴったりの薬膳スープだ。

紅茶＋桃

煎じた紅茶１人前に、白桃１切れを入れる。

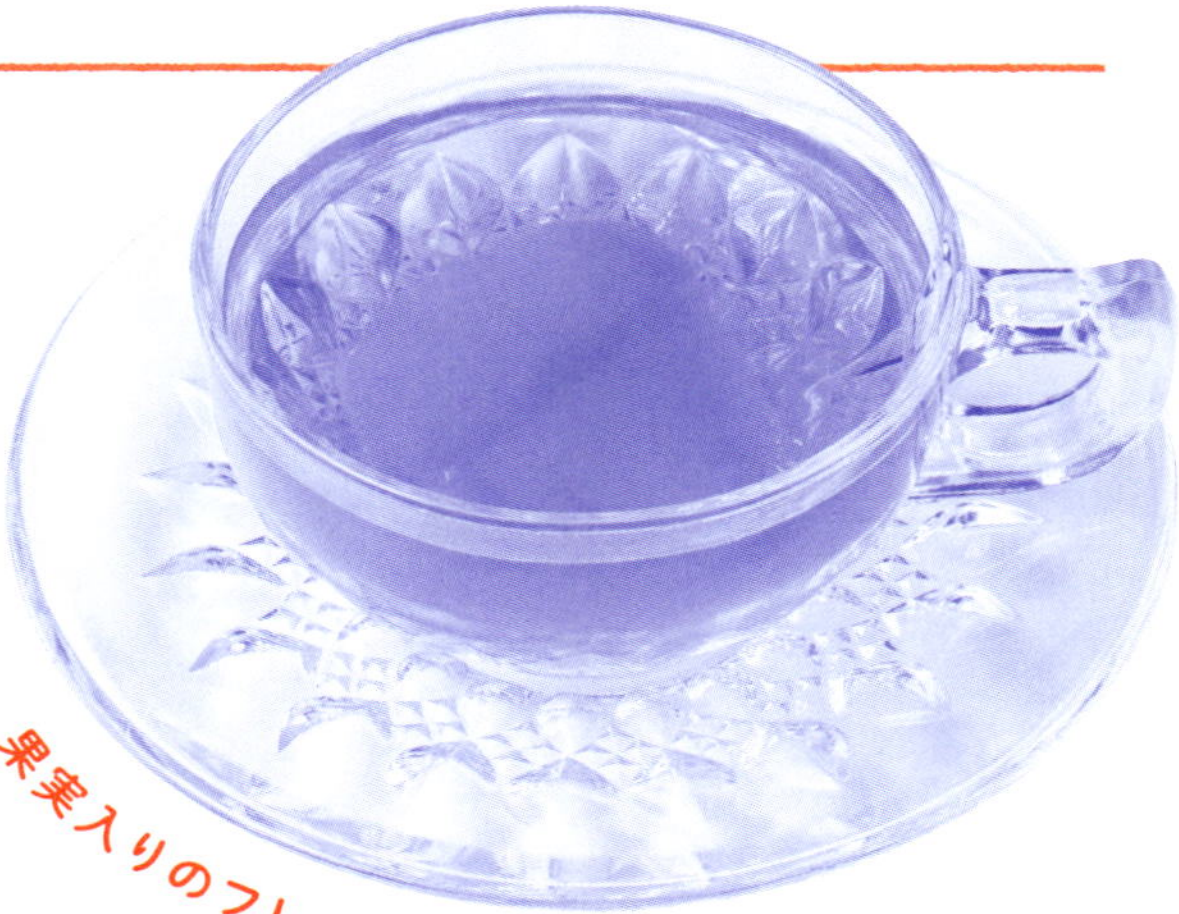

果実入りのフレーバーティー

冷え対策にばっちり

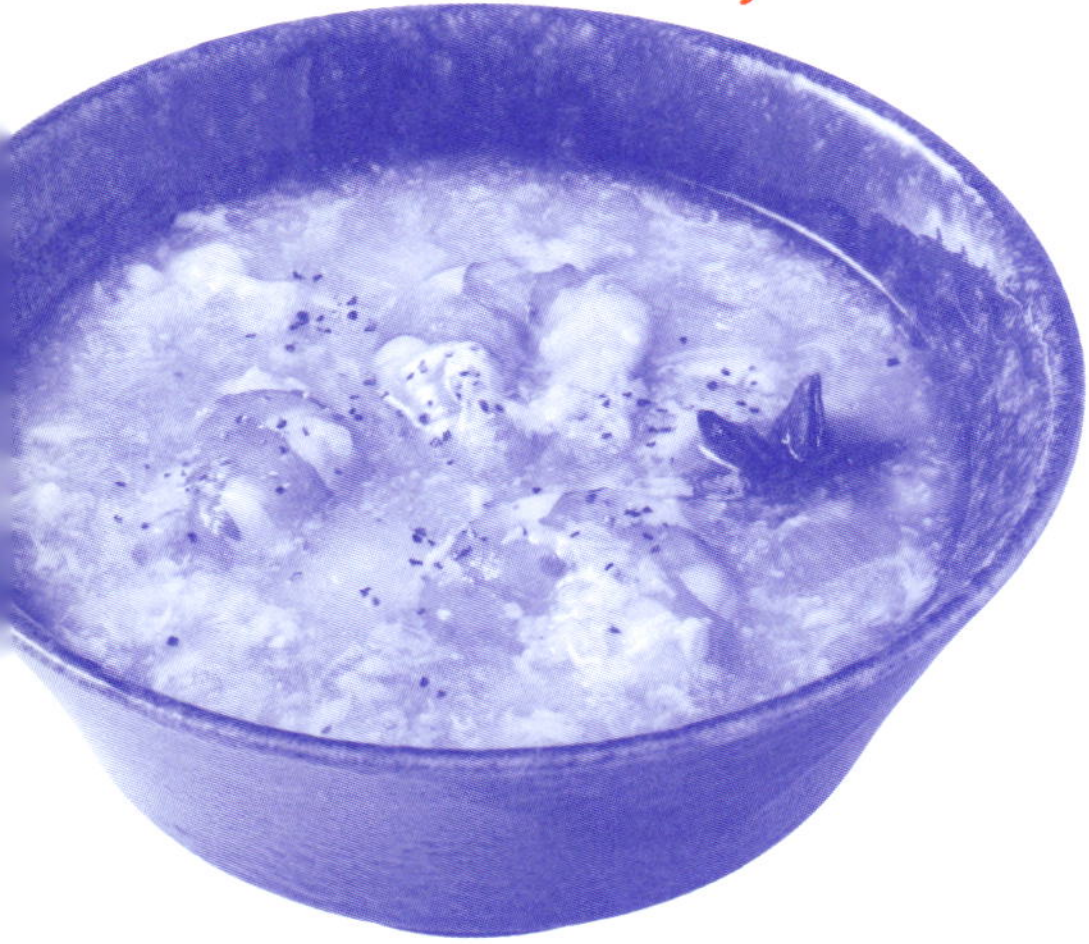

海老としょうがの中華スープ

鍋に水２カップ、角切りにした玉ねぎ¼個、スライスしょうが１片分、八角１個、ごま油・オイスターソース各小さじ１、塩・こしょうを入れて中火にかけ、煮立ったらむき海老100gを加えて中火で１分程温める。水溶き片栗粉大さじ１を加え、とろみがついたら溶き卵１個を回し入れる。固まったら火を止める。

ポトフ

にんじん１本、じゃがいも１個、玉ねぎ１個は皮をむき４等分する。鍋に水２カップ、塩麹大さじ１、一口大に切った豚バラブロック200g、キャベツ¼玉とともに全ての具材を入れ、ブーケガルニ適量（またはローリエ１枚）と一緒に、柔らかくなるまで煮る。

ごろごろ具材で食べごたえあり

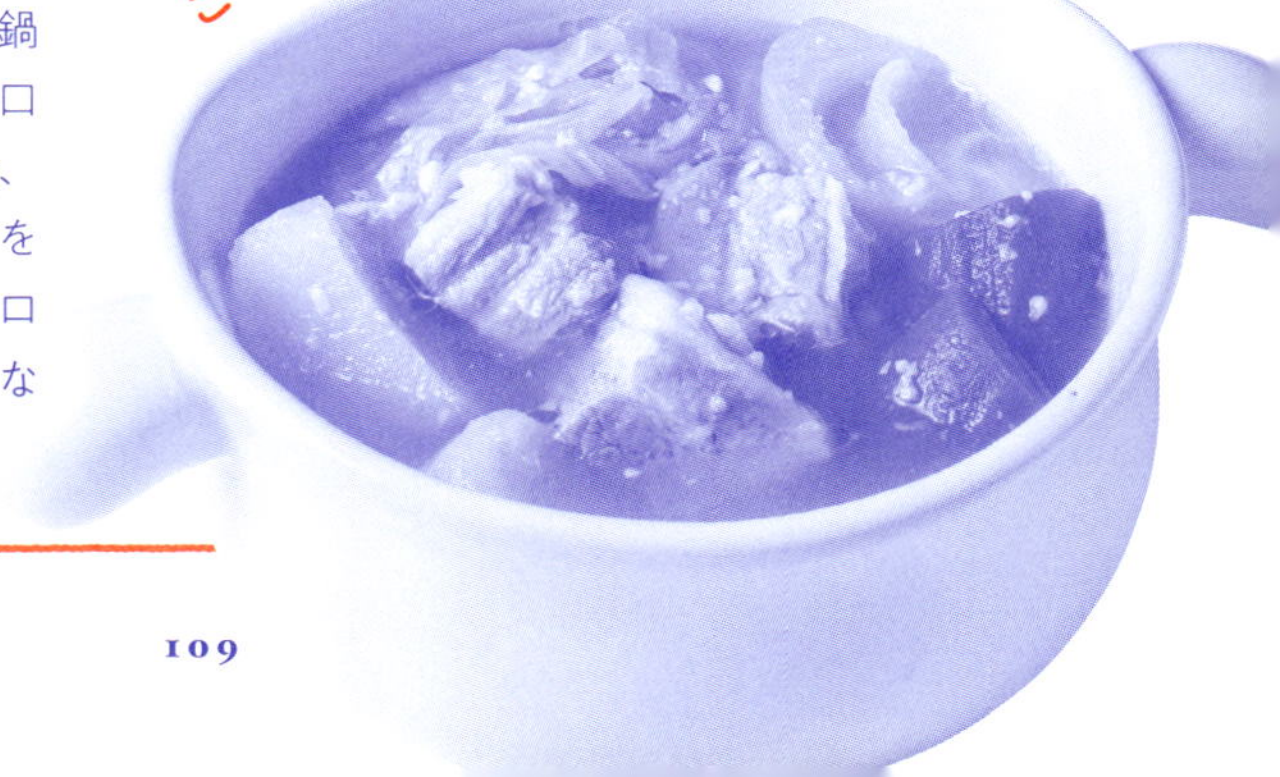

四 CHAPTER 4 章

美容のお悩み

なかなか難しいダイエットのお悩みや、肌荒れ、シミ・くすみなどの問題も薬膳という手段があることを覚えておきたい。他の不調を改善しながら、美容に関してもアプローチできたなら、なんとお得なことだろうか。

お悩み

痩せない

痩せない体質の要因

- 水の巡りの悪化
- 胃腸の弱り
- 不規則な食生活

PICK UP TEA

烏龍茶【Oolong tea】

日本で最もポピュラーな中国茶のひとつ。有名な鉄観音《てつかんのん》をはじめ、数えきれないほど種類が豊富。健康効果とともに、バラエティに富んだ味わいも魅力のお茶だ。

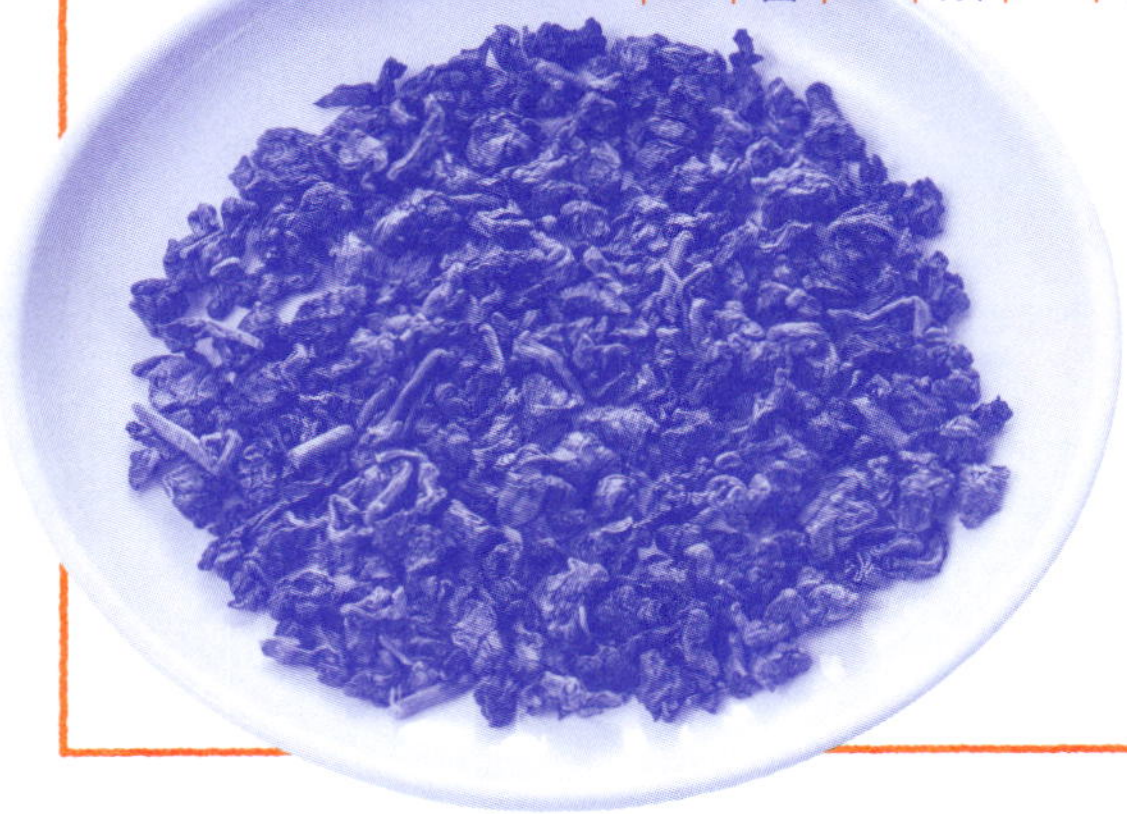

痩せ体質づくりに最適 カンタンとうもろこしごはん

スリムな体型ゆえに、舞いを踊っている時に風に飛ばされそうになったなんてエピソードがある漢《かん》の時代の皇后・飛燕《ひえん》は、その容姿を保つために「息肌丸《そくきがん》」という漢方を飲んでいたといわれている。息肌丸の中身は残念ながら不明だが、漢方がダイエットと無縁でなかったのは間違いない。

漢方的には肥満の主な要因は、水分代謝の弱り。痩せたいなら体の水《すい》を巡らせるべし。

烏龍茶には水分代謝を高める作用や脂肪を分解する効果があるので、脂っこい料理のお供に最適。消化を促す山査子《さんざし》や陳皮《ちんぴ》とも相性がいい。

とうもろこしも水の巡りを促す食材。実と芯を混ぜて炊くだけのとうもろこしごはんは、シンプルなのに極うま。ＳＮＳでバズった人気薬膳だ。

脂っこい料理もさっぱりと

烏龍茶＋山査子＋陳皮

煎じた烏龍茶１人前に、山査子・陳皮各適量を散らす。

ほっこりあたたかい

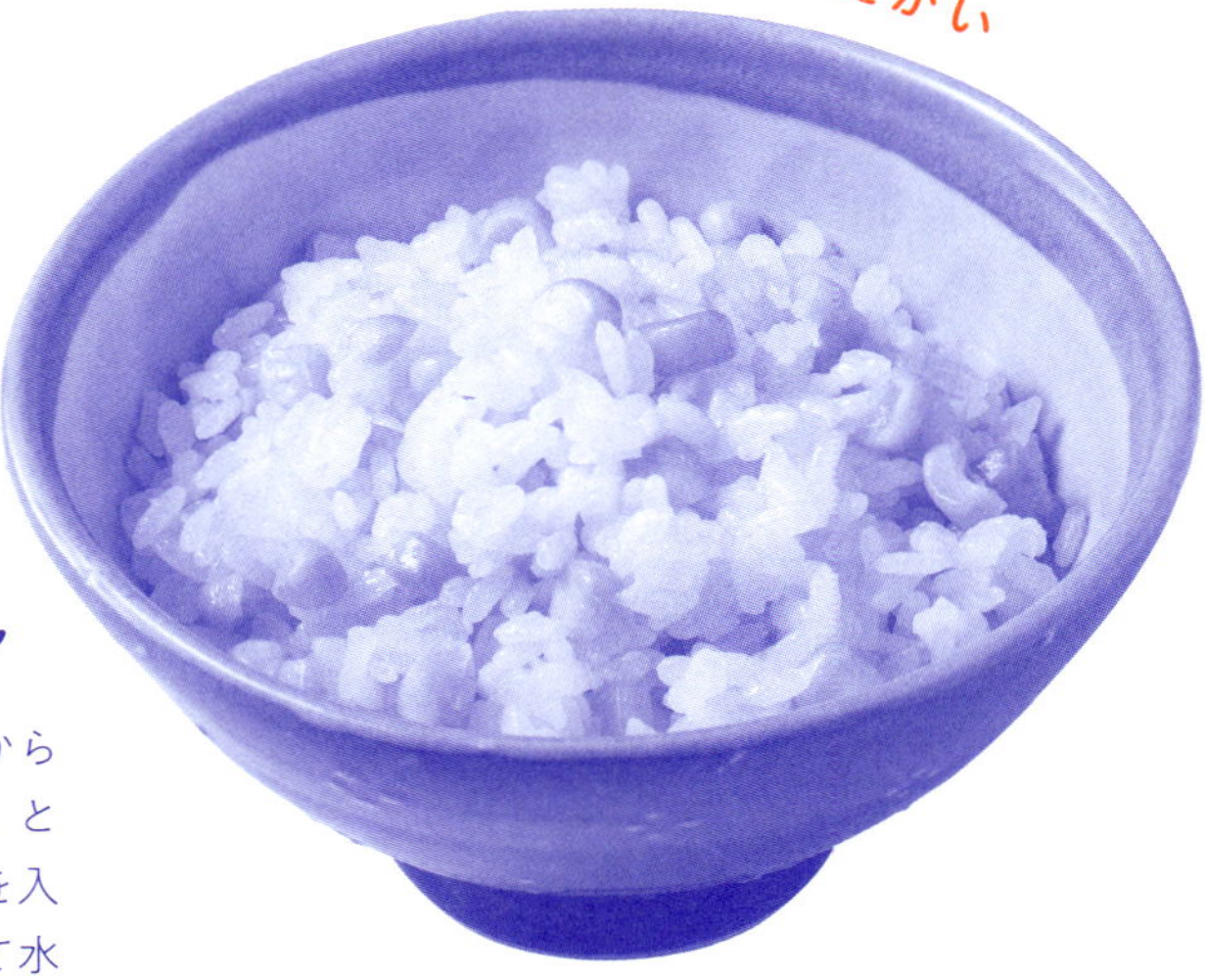

とうもろこしごはん

とうもろこし½本は、実を芯から外す。炊飯器にといだ米１合、とうもろこしの実と芯、塩少々を入れ、炊飯器の水加減に合わせて水を入れて炊く。

PICK UP食材

はとむぎ【*Hatomugi*】

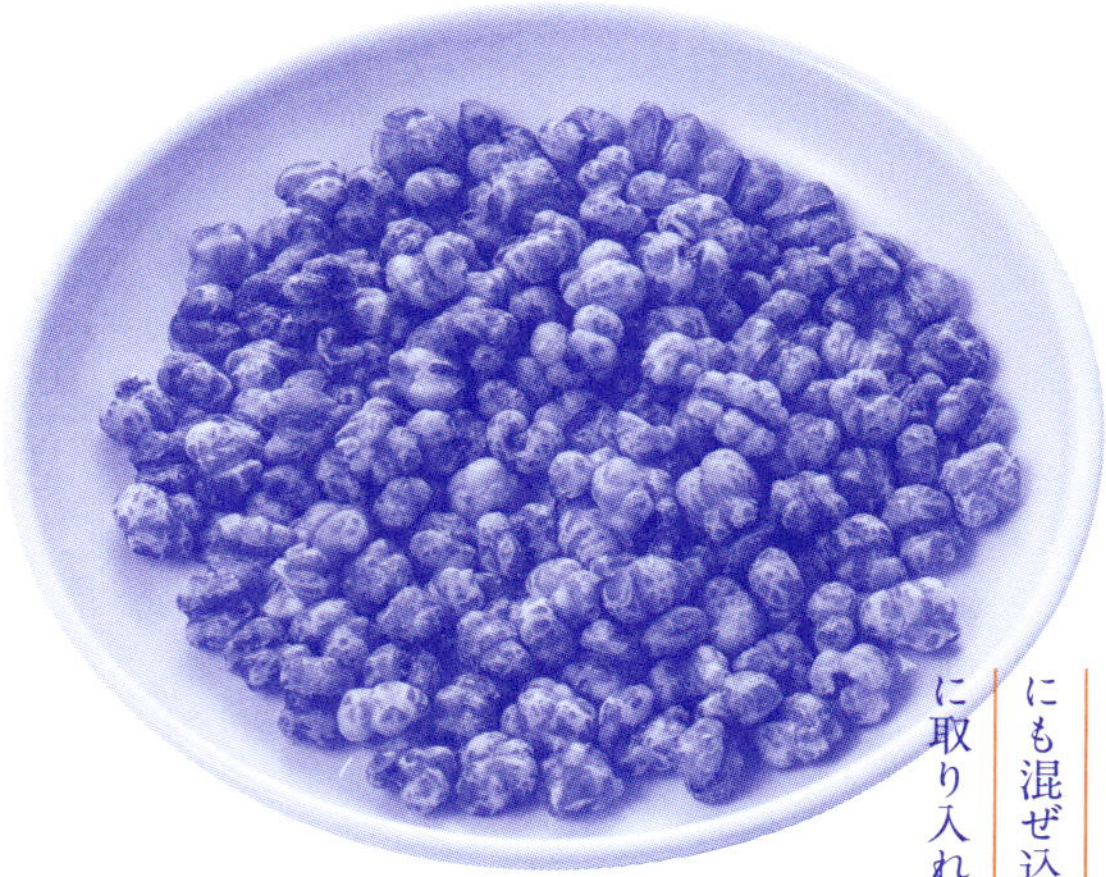

イネ科の穀物。小麦や大麦などの一種と思われがちだが、麦の仲間ではない。タンパク質やビタミンなどが豊富。お茶はもちろんごはんにも混ぜ込めて、日常に取り入れやすい。

こんなお悩みに最適

- むくみ
- 胃腸の弱り
- 肌荒れ

痩せ体質づくりの第一歩 はとむぎ、きのこで胃腸を整える

東洋医学的には、太ると痩せるはどちらも胃腸の弱りが根本原因。胃腸の機能が弱いと水分代謝が悪くなり、不要物をきちんと排泄できないから痩せにくいのだ。

胃腸の調子を整えて代謝を上げるはとむぎ。麦とつくが、とうもろこしの仲間で、「ヨクイニン」という生薬でもある。古代中国の軍隊が南方に攻め込んだ際、湿気で体調を崩した兵士たちに配られたという逸話もある。

華やかな香りのジャスミン烏龍茶は、中国でもおなじみのお茶だ。暴飲暴食やお腹の張りを防いでくれる。

しめじ、えのき、椎茸、まいたけ等のきのこ類は、胃腸を整え便通を促す作用に優れている。きのこのうま味たっぷりのみそ汁で、痩せやすい体質を目指そう。

烏龍茶+ジャスミン茶

烏龍茶とジャスミン茶をあわせて煎じて１人前にする。

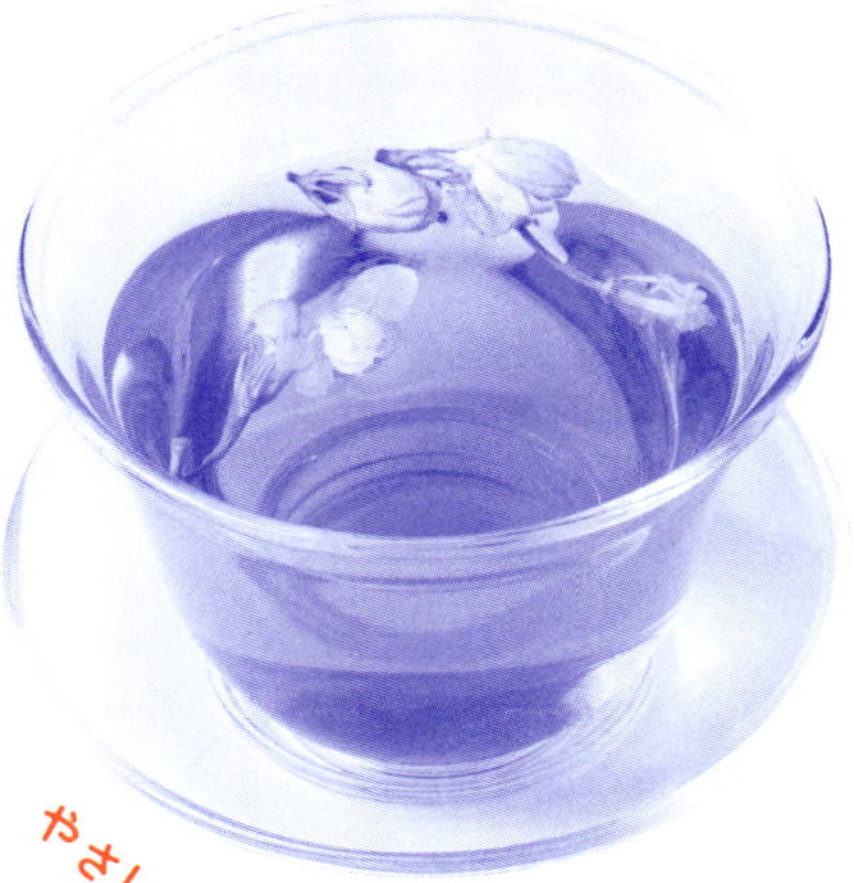

やさしい風味と清涼感

香ばしさがたまらない

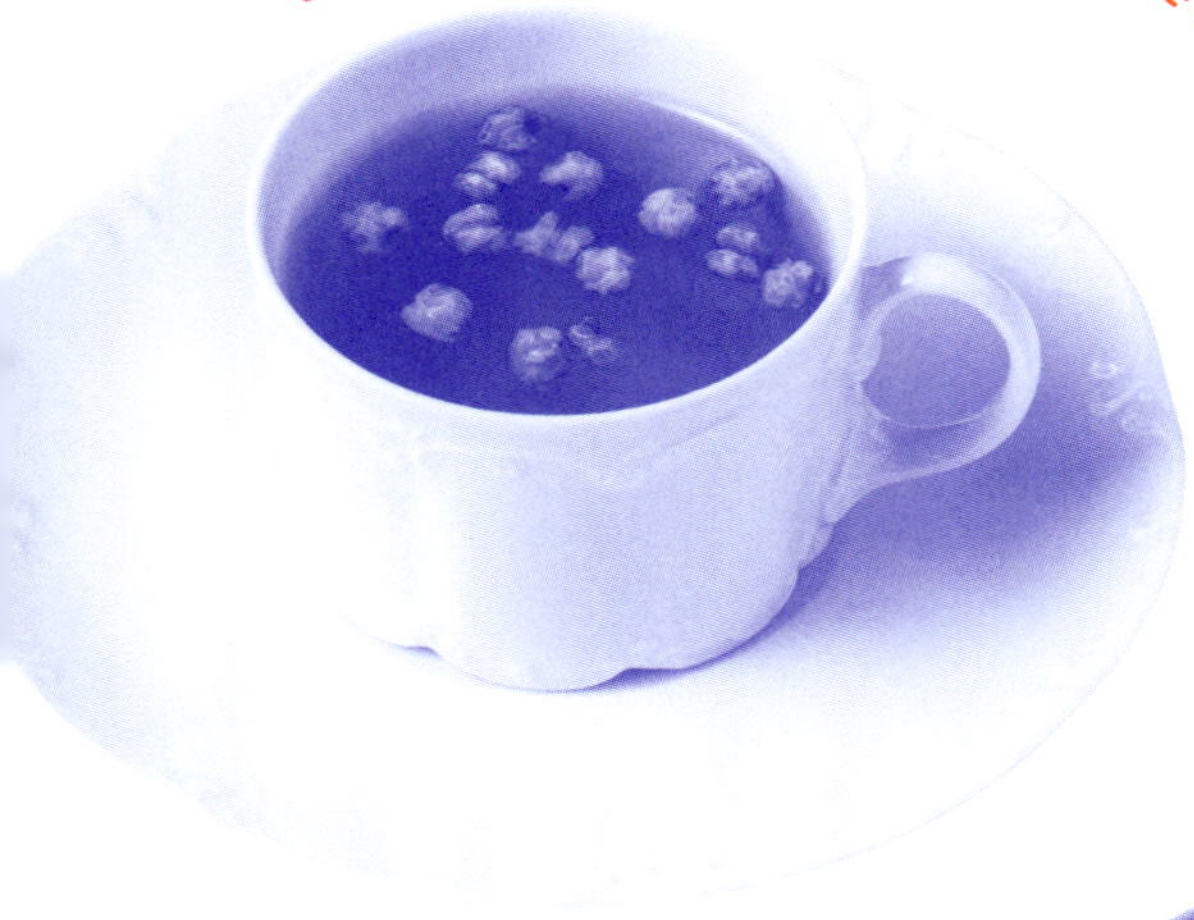

烏龍茶+はとむぎ

煎じた烏龍茶１人前に、はとむぎ適量を入れる。

うまみ豊かな家庭の味

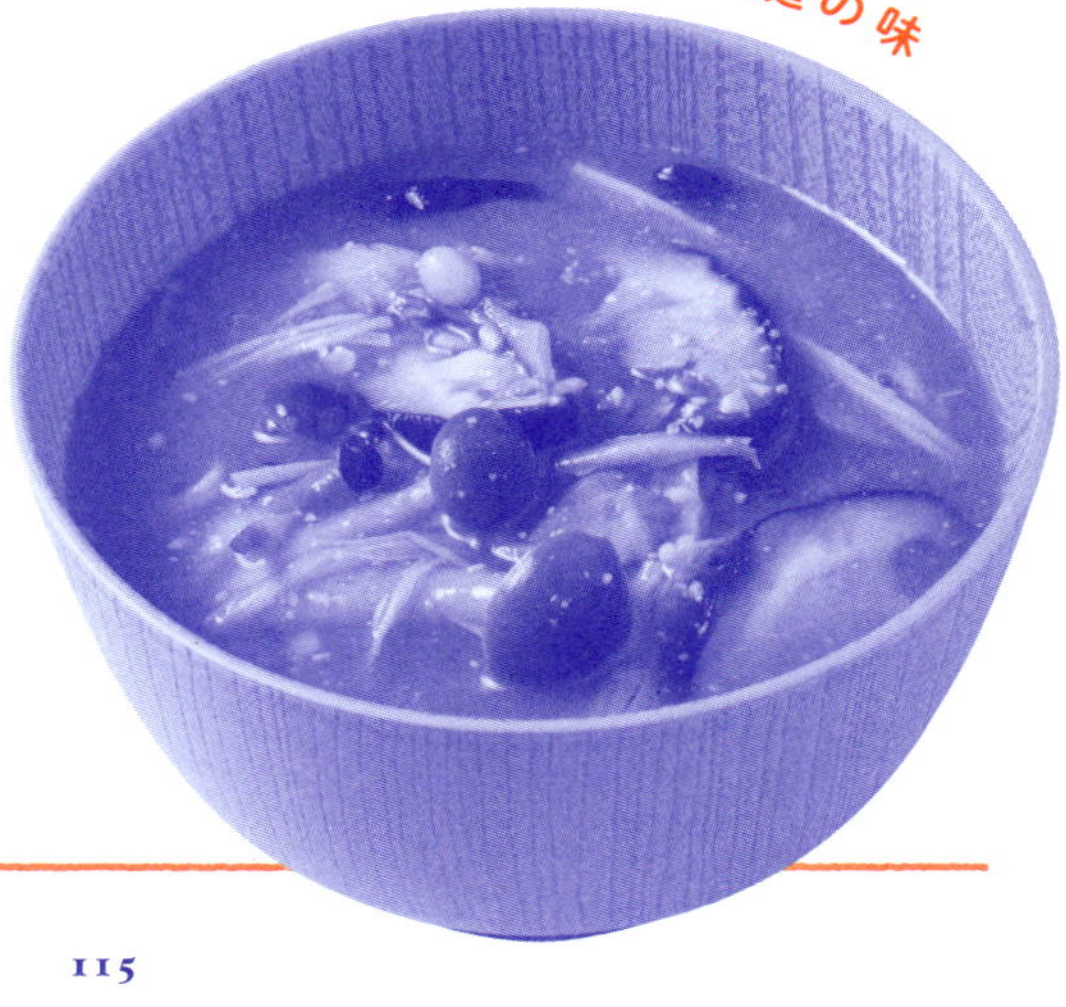

きのこのみそ汁

きのこ類（しめじ、まいたけ、えのき等）１パックは、食べやすい大きさに切る。鍋にだし汁２カップを火にかけ、煮立ったらきのこを入れる。沸騰したら弱火にし、きのこが煮えたらみそ大さじ２を溶き入れる。

お悩み

肌の乾燥

乾燥肌体質の要因

- 肺の弱り
- 体液の不足
- 血《けつ》の不足

PICK UP TEA

豆乳【Soy milk】

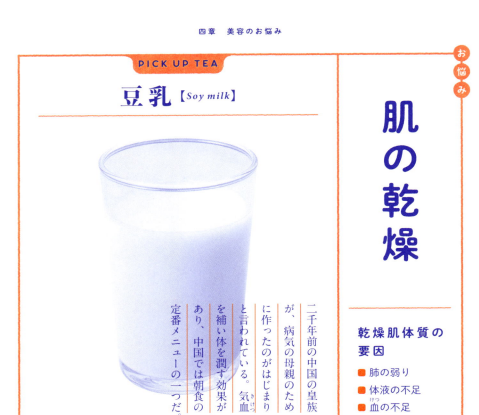

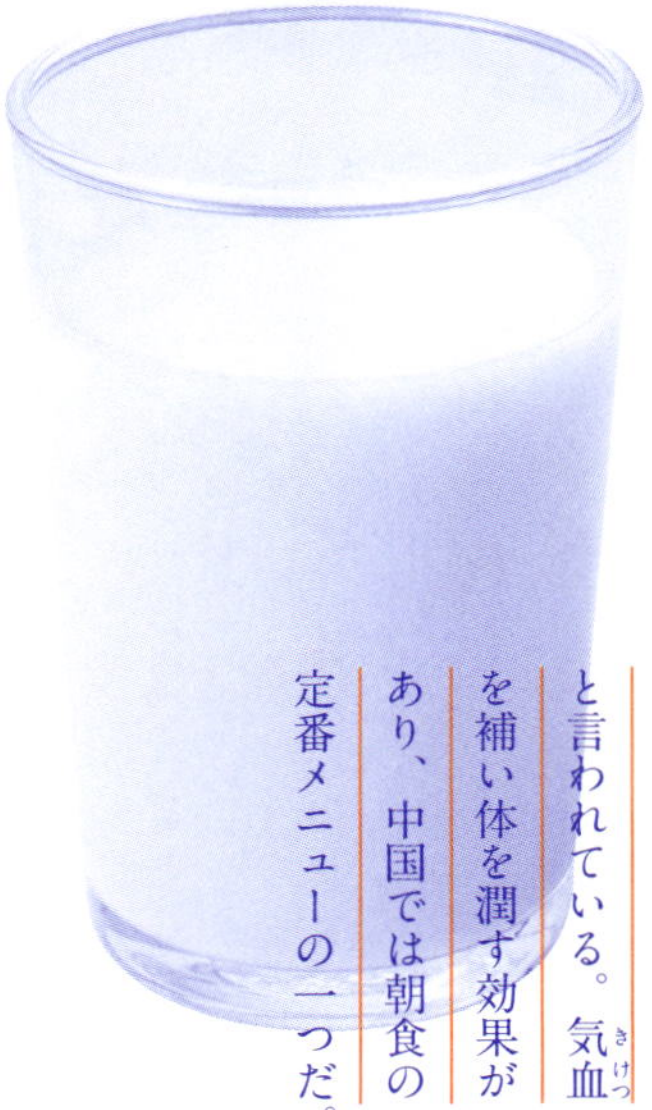

二千年前の中国の皇族が、病気の母親のために作ったのがはじまりと言われている。気《き》血《けつ》を補い体を潤す効果があり、中国では朝食の定番メニューの一つだ。

モチモチ肌を手に入れるには白い食材を食べるべし

肌は「肺」と関係が深く、肺のケアが肌のケアに直結する。薬膳で肺や皮膚を潤すとされるのが「白い食材」で、山芋、ゆり根、梨、白きくらげなどが代表的。

豆乳もそんな白い食材のひとつ。ほてりや口の渇きもあるなら、体全体の潤いを補う黒ごまを足すといい。

トマトは白くはないが、程よい酸味で体を潤してくれる。冷製スープは、ほてりや夏バテの予防にもいい。

肺と肌が関係するというのは東洋医学独特の考え方だが、確かに喘息とアトピー性皮膚炎の関連は現代医学でも指摘されている。何千年もの昔から、肺と肌の関係を見抜いていた東洋医学の奥深さを感じずにはいられない。

ごくごく飲める香ばしさ

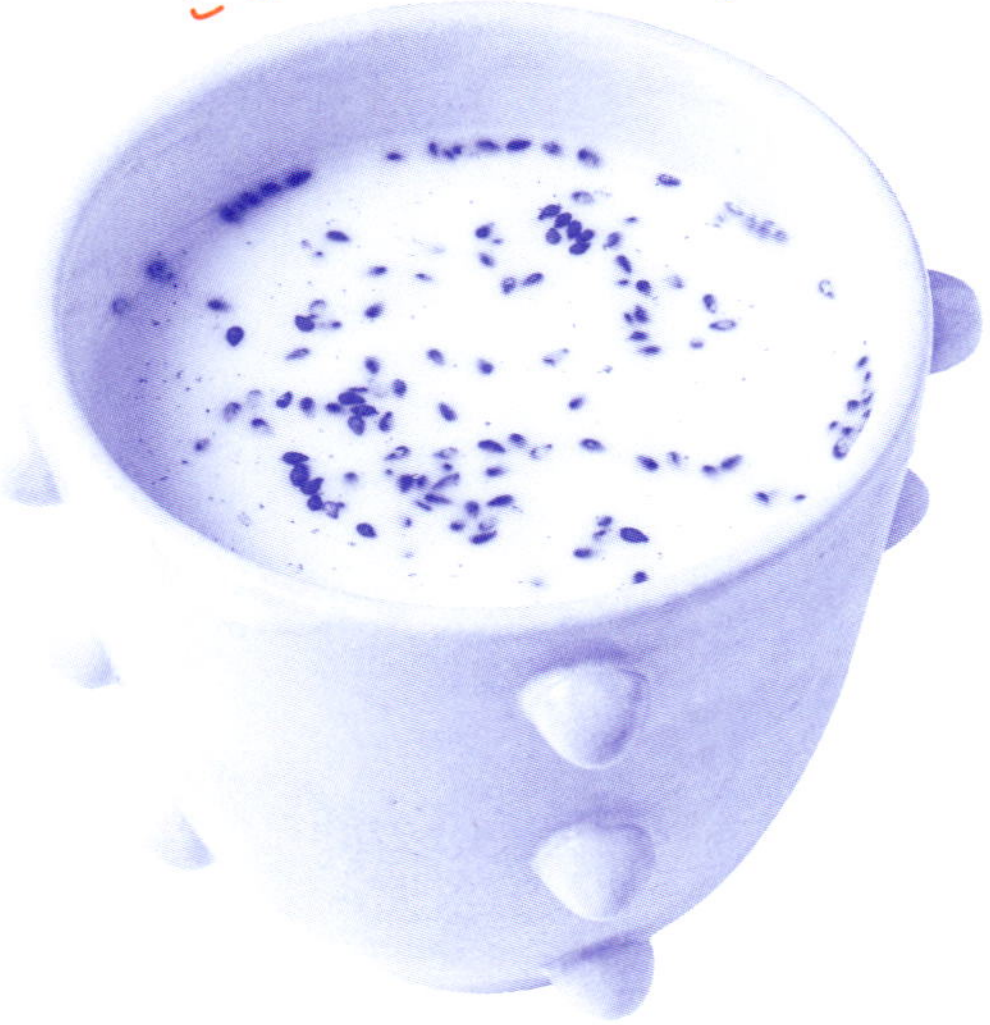

豆乳+黒ごま

豆乳１人前を温め、黒ごまを散らす。

さっぱりひんやり夏の味

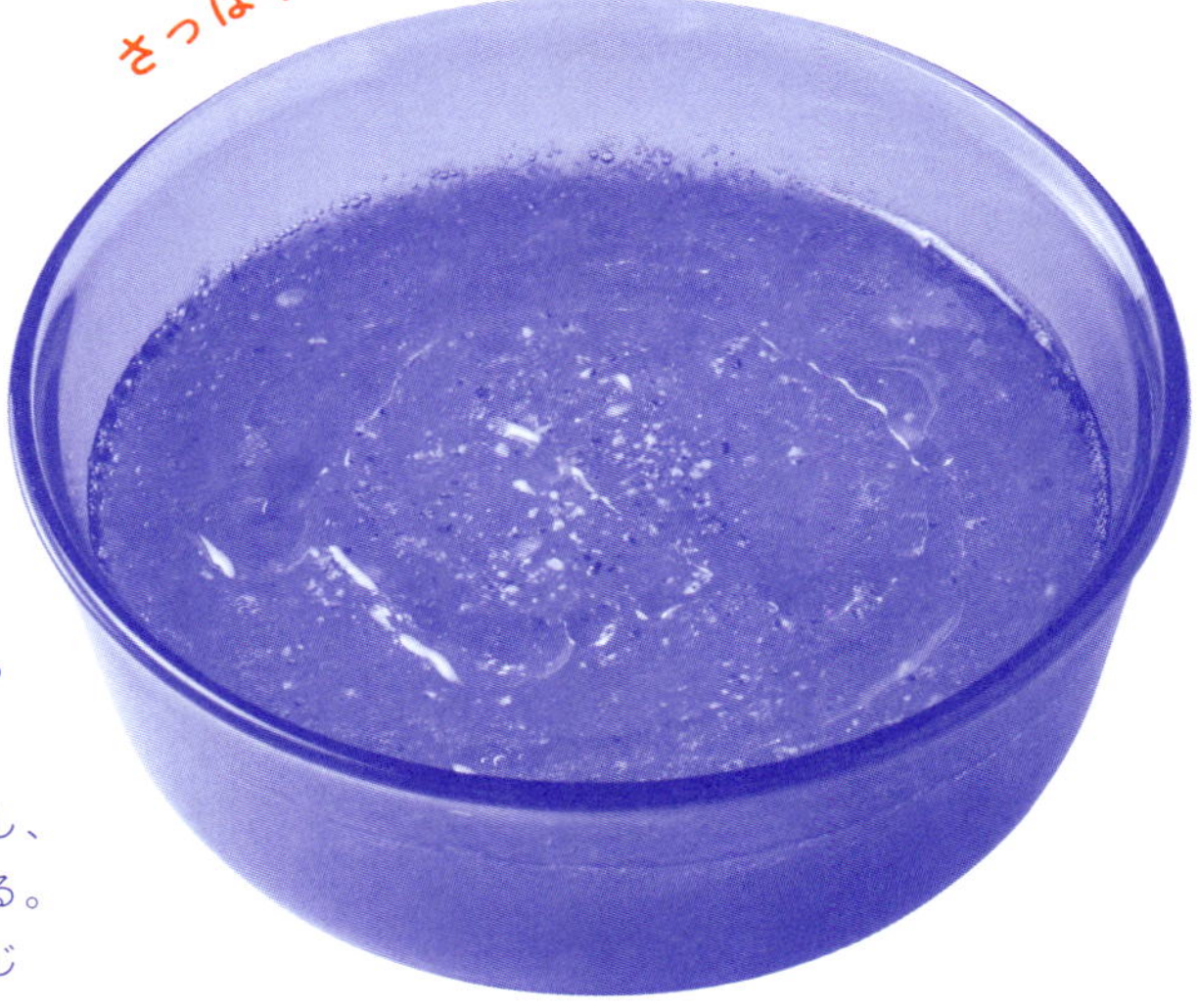

トマトの冷製スープ

ボウルにトマト２個をすりおろし、塩小さじ½、こしょう少々を振る。器に盛り、オリーブオイル小さじ１を回しかけ、黒こしょうを振る。

PICK UP食材

松の実【*Pine nuts*】

こんなお悩みに最適

- 乾燥肌
- カラ咳《ぜき》
- 髪や爪のパサつき

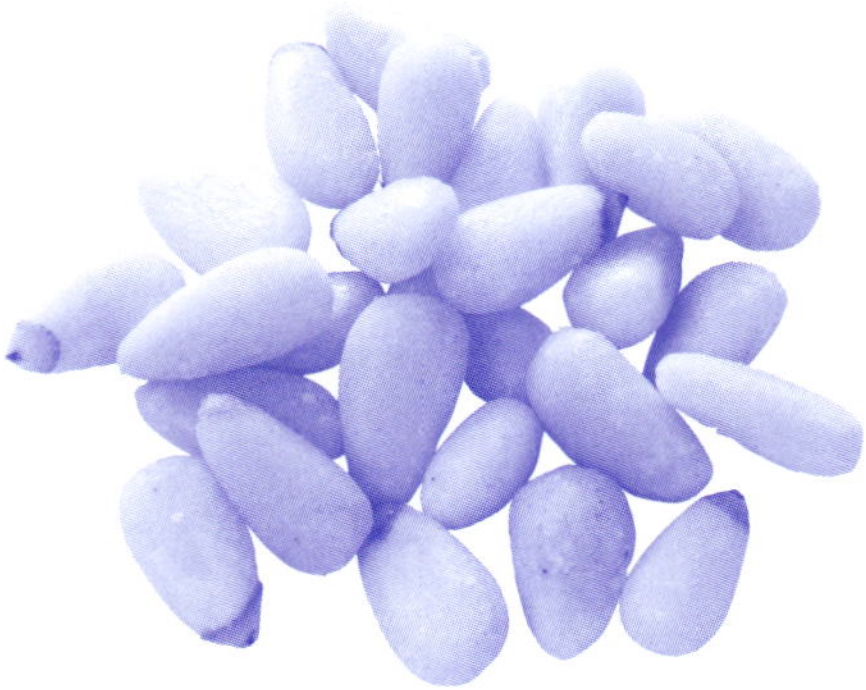

肺を潤す＝肌にも良い「白い食材」のひとつで、血《けつ》を養う食材でもある。食感もよく風味も良いので、主菜のトッピングやごはんに加えても。

肌をケアすれば髪や爪もケアできる

「血《けつ》の不足」によっても、肌は乾燥しやすくなる。肌だけでなく、髪や爪にツヤがなくなるのも、血の不足のサインだ。

松の実は肺を潤すと同時に、血も補ってくれる便利な食材だ。中国史上最高の文学作品とも評される『紅《こう》楼《ろう》夢《む》』のイケメン主人公、賈《か》宝《ほう》玉《ぎょく》が松の実好きというのも、松の実の美容効果を物語っているのかも。

血を補う食材のにんじん、牛肉を使った「ビビンバ風炊き込みごはん」は乾燥肌や髪のパサつきに悩む人におすすめしたいレシピだ。血を作る土台の胃腸を強化する白菜や、血を巡らせるニラの作用も加わって、多方面から乾燥肌をケアしてくれる。

ただし、ほてりが強い人は、辛いものの食べ過ぎには注意してほしい。

豆乳＋松の実

豆乳１人前を温め、松の実を散らす。

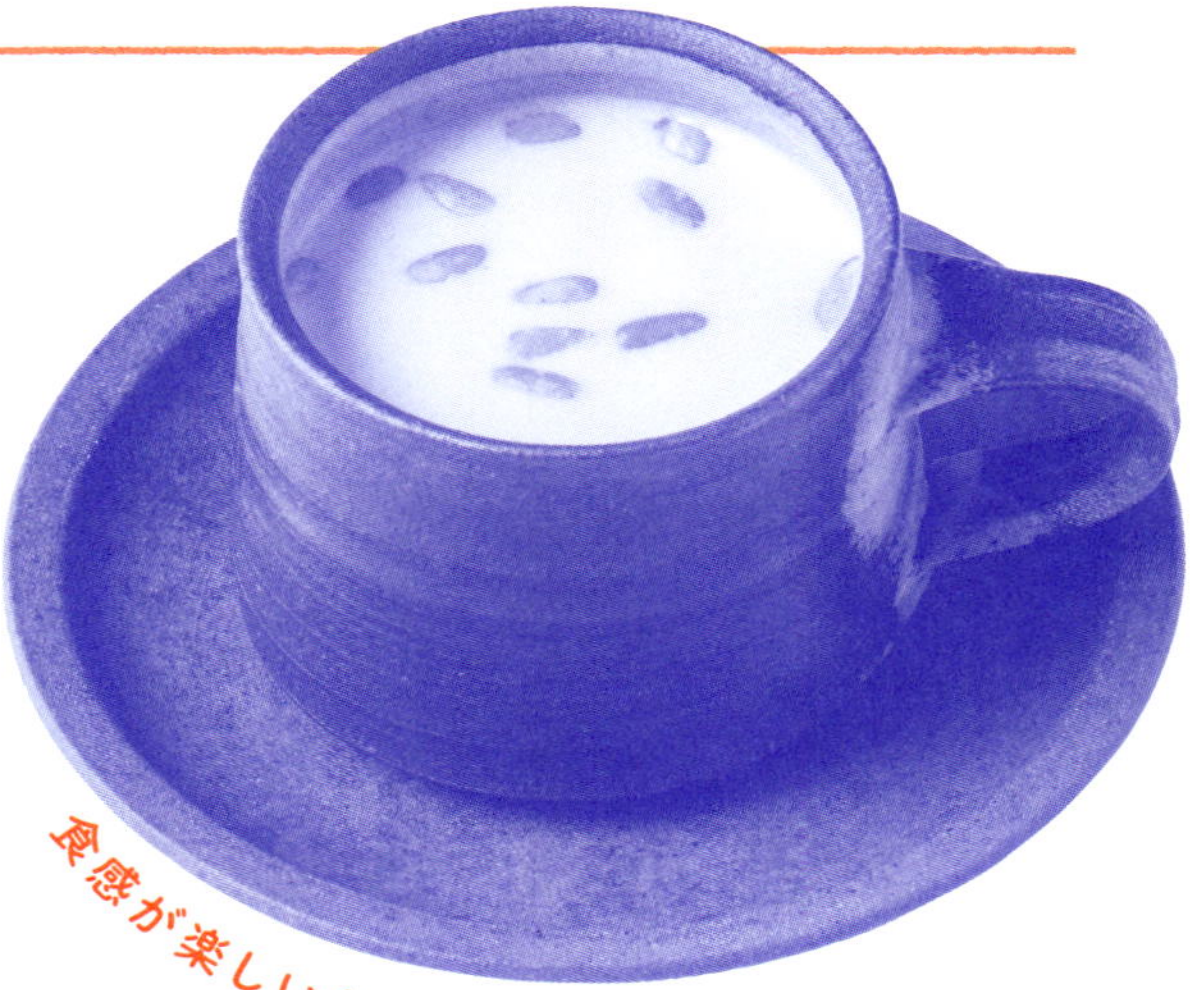

食感が楽しいドリンクに

子どもも大人も大好きな味

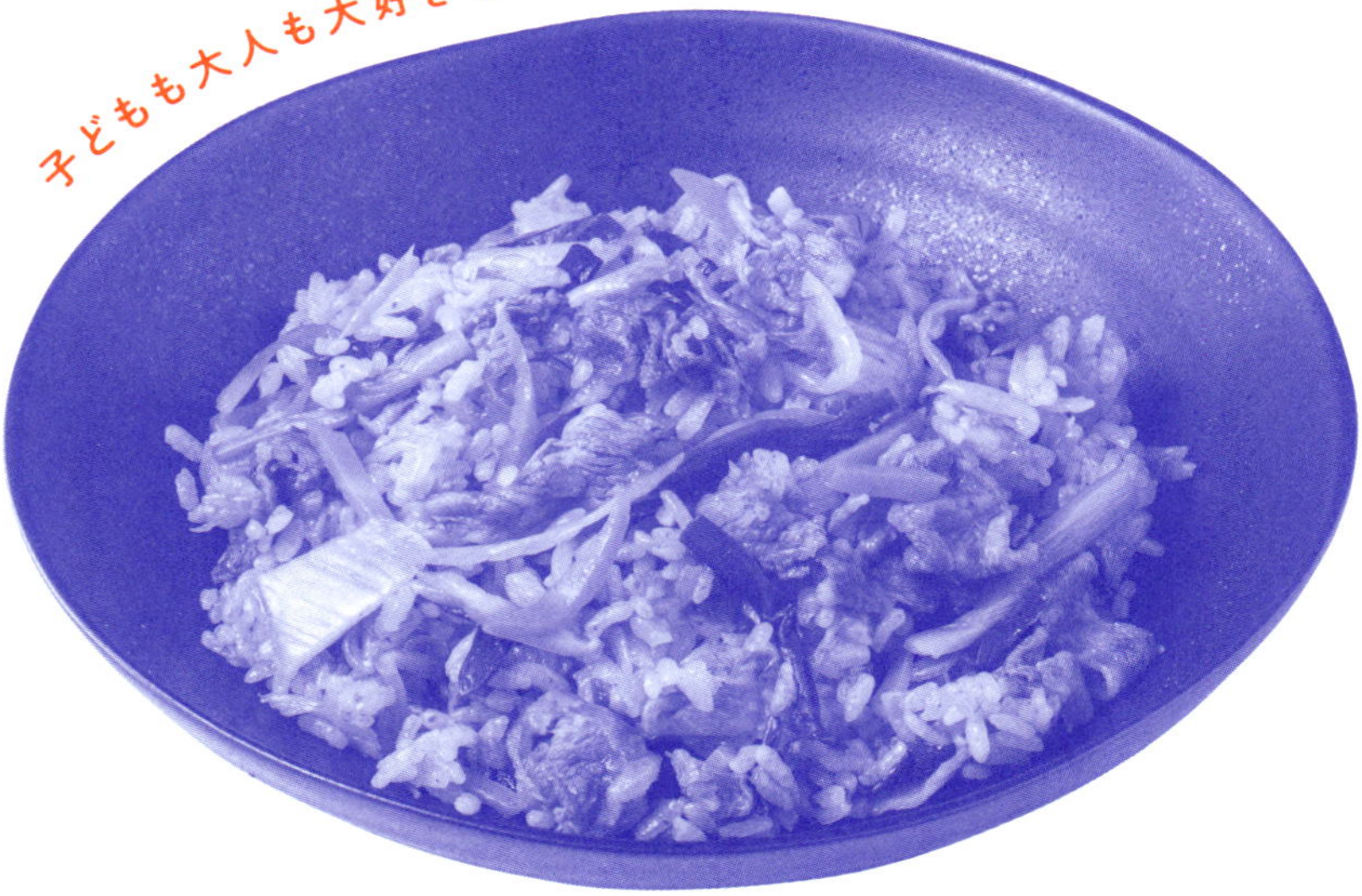

ビビンバ風炊き込みごはん

にんじん30gは細切り、ニラ4本は4cm長さに切る。白菜キムチ大さじ２と牛肉切り落とし80gは細かく切る。炊飯器にといだ米１合、しょうゆ小さじ１、酒・コチュジャン各小さじ２を入れ、炊飯器の水加減にあわせて水を注ぐ。ニラ以外の材料を入れて炊飯し、炊き上がったらニラを入れて混ぜる。

お悩み

ニキビ・吹き出物

PICK UP TEA

小豆茶【Red bean tea】

煎った小豆を煮出した小豆茶。小豆本来の風味が口の中に広がり、ほっこりと落ち着きたい時や、就寝前などにも適したお茶だ。

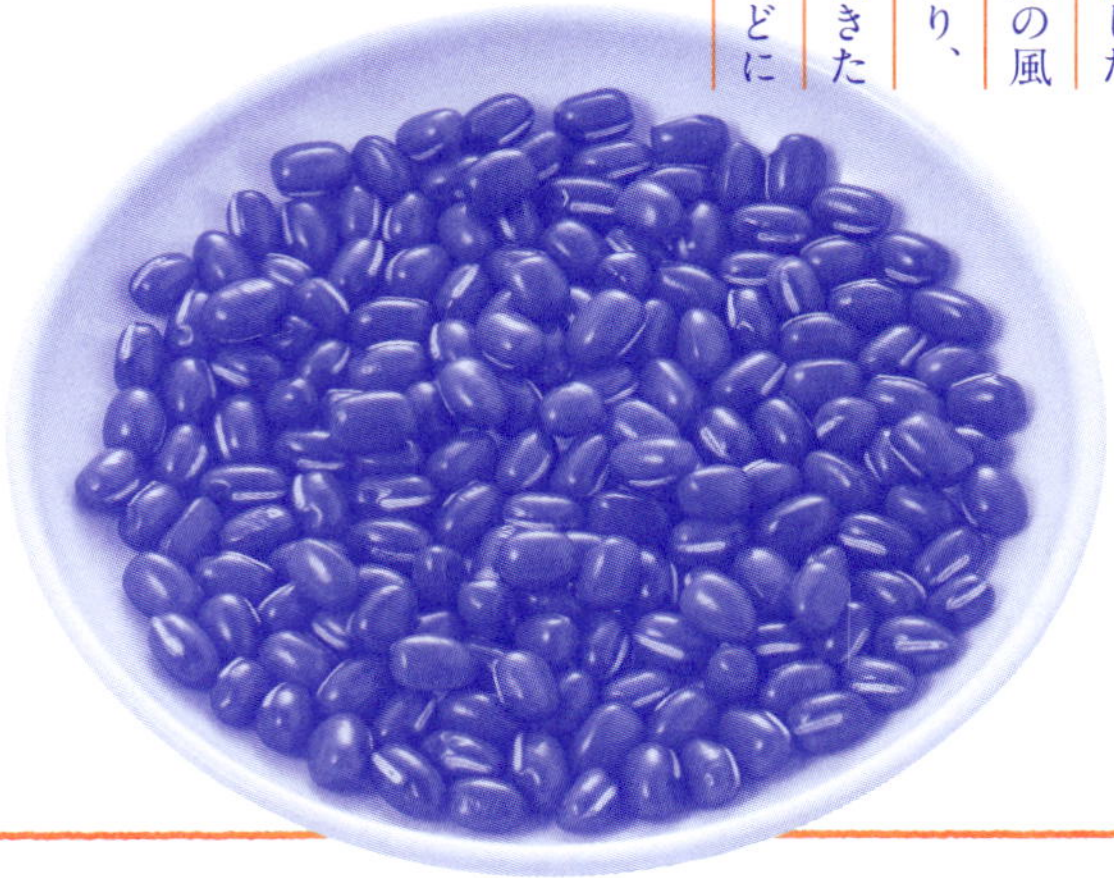

ニキビ・吹き出物体質の要因

- 老廃物の蓄積
- 血流の悪化
- 辛いものや油ものの食べ過ぎ

体の中からニキビを改善 小豆×緑豆《りょくとう》×黒豆のチカラ

小豆はデトックス効果が高く、赤小豆《せきしょうず》という生薬でもある。1月15日の小正月に小豆粥を食べる風習があるが、年末からの食べ過ぎで老廃物が溜まってニキビができやすい時期の食材として理にかなっている。クチナシの実や菊花《きっか》は、特に赤いニキビに効きやすい。

春秋《しゅんじゅう》戦国時代に活躍した漢方の名医、扁鵲《へんじゃく》が考案したといわれる「扁鵲三豆飲《へんじゃくさんずいん》」は、小豆、緑豆《りょくとう》、黒豆とシンプルな素材ながら、豆の香ばしさと自然な甘さがクセになる。ニキビ、吹き出物、むくみ、便秘などに効果があり、後生の漢方医たちがこぞって褒め称えたという。

伝説の名医の名を冠したこのレシピ、おいしくて効果は絶大、なのに手間がかからない。控えめに言って最高の薬膳だ。

現代に生きる伝説の名医のレシピ

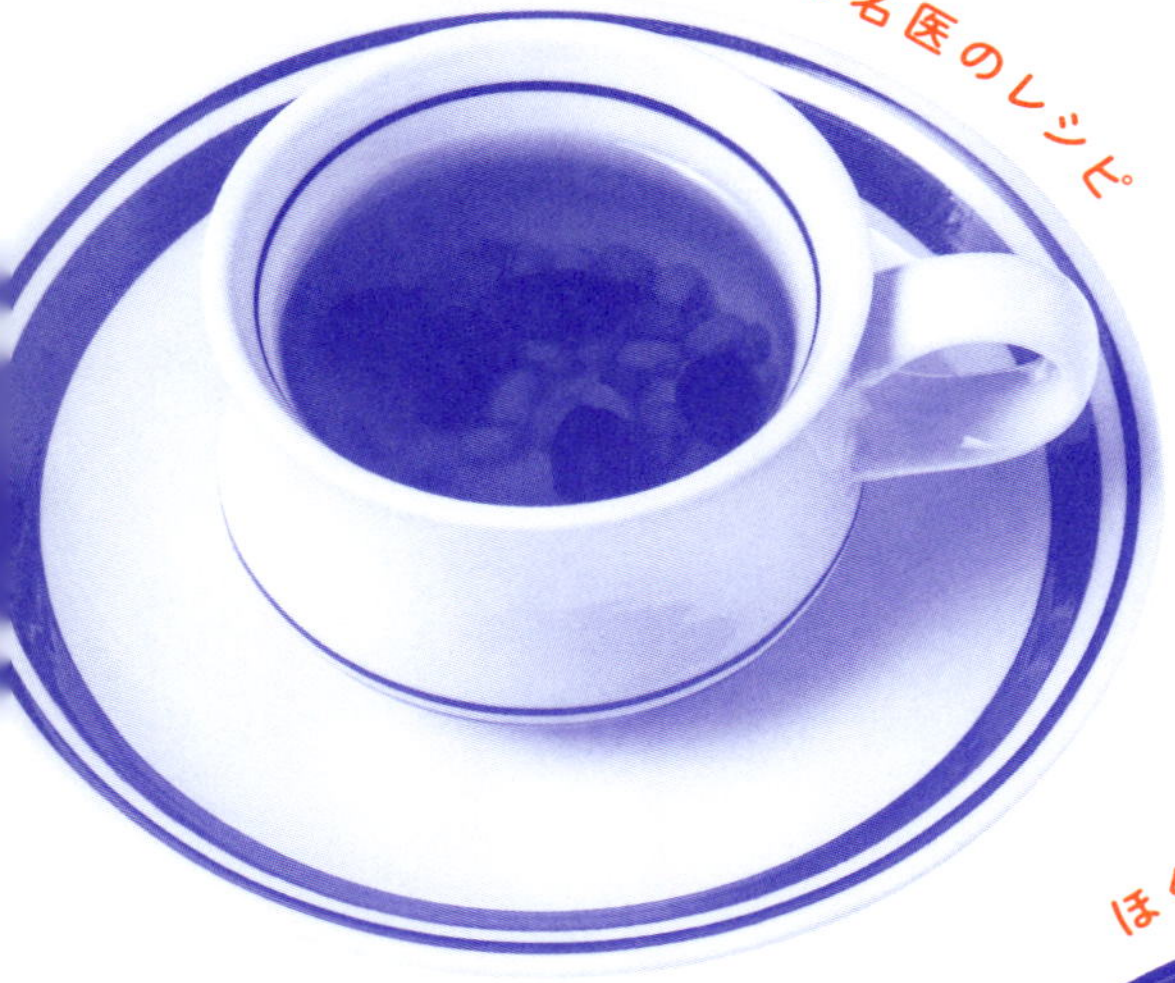

小豆茶+緑豆+黒豆（扁《へん》鵲《じゃく》三《さん》豆《ず》飲《いん》）

小豆適量を煮出し、ゆでた緑豆・黒豆各適量を入れる。

ほくほくした豆の素朴な味わい

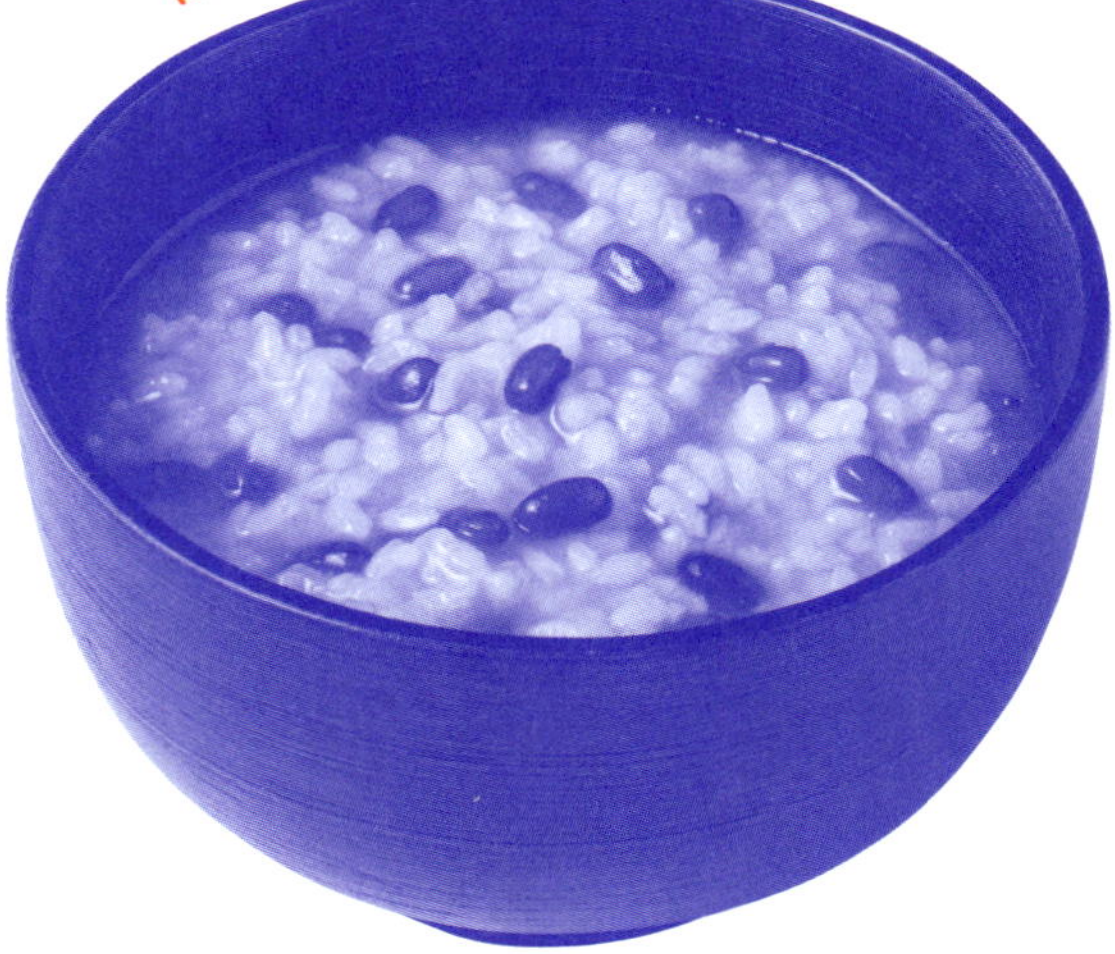

小豆粥

小豆大さじ４は浸水させてからゆでてザルにあげておく。鍋にといだ米½カップ、小豆、水２カップを入れて中火にかける。煮立ったら弱火にし、少しずらしてふたをして30分程、好みの柔らかさになるまで煮る。

月経・ストレス吹き出物に

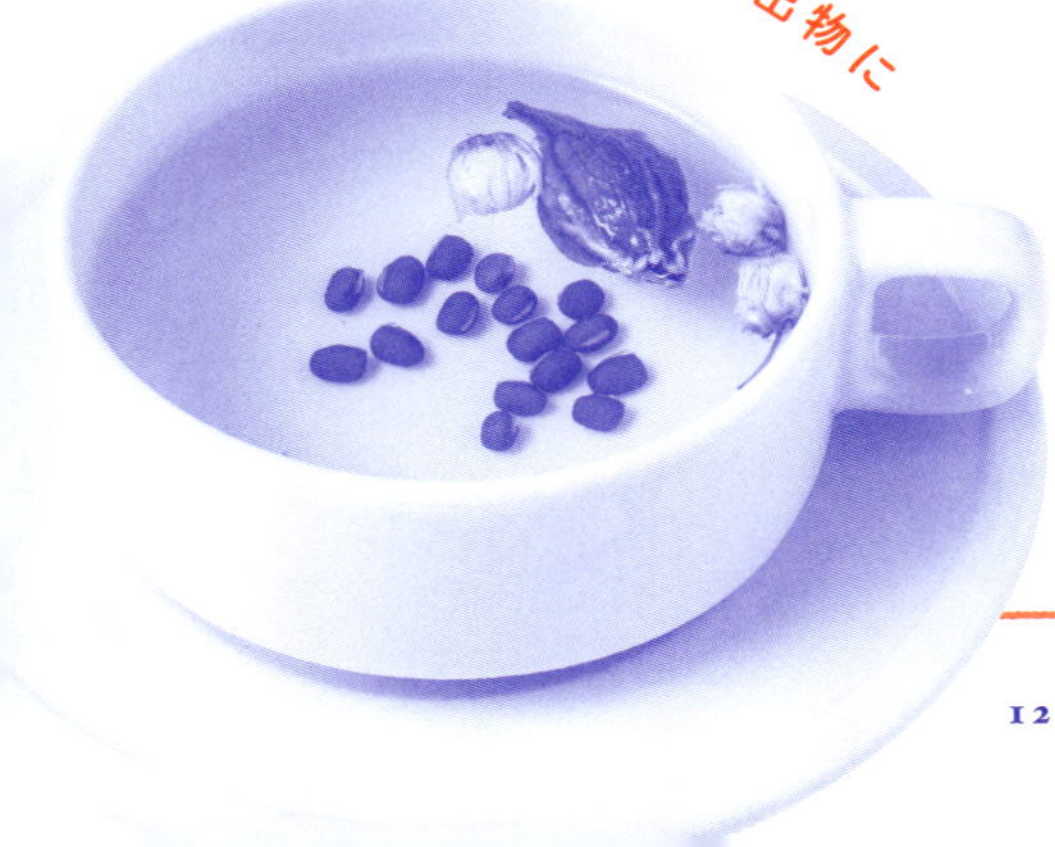

小豆茶+クチナシの実+菊花

小豆適量を煮出して、クチナシの実・菊花各適量を入れる。

お悩み

シミ・くすみ

シミ・くすみ 体質の要因

- 血流の悪化
- 体の冷え
- 気の不足

PICK UP TEA

ハイビスカスティー

【*Hibiscus tea*】

トロピカルな色合いと、華やかな酸味が特徴のハーブティー。ビタミンやミネラルなど、美容やエイジングケアに嬉しい成分がたっぷり。

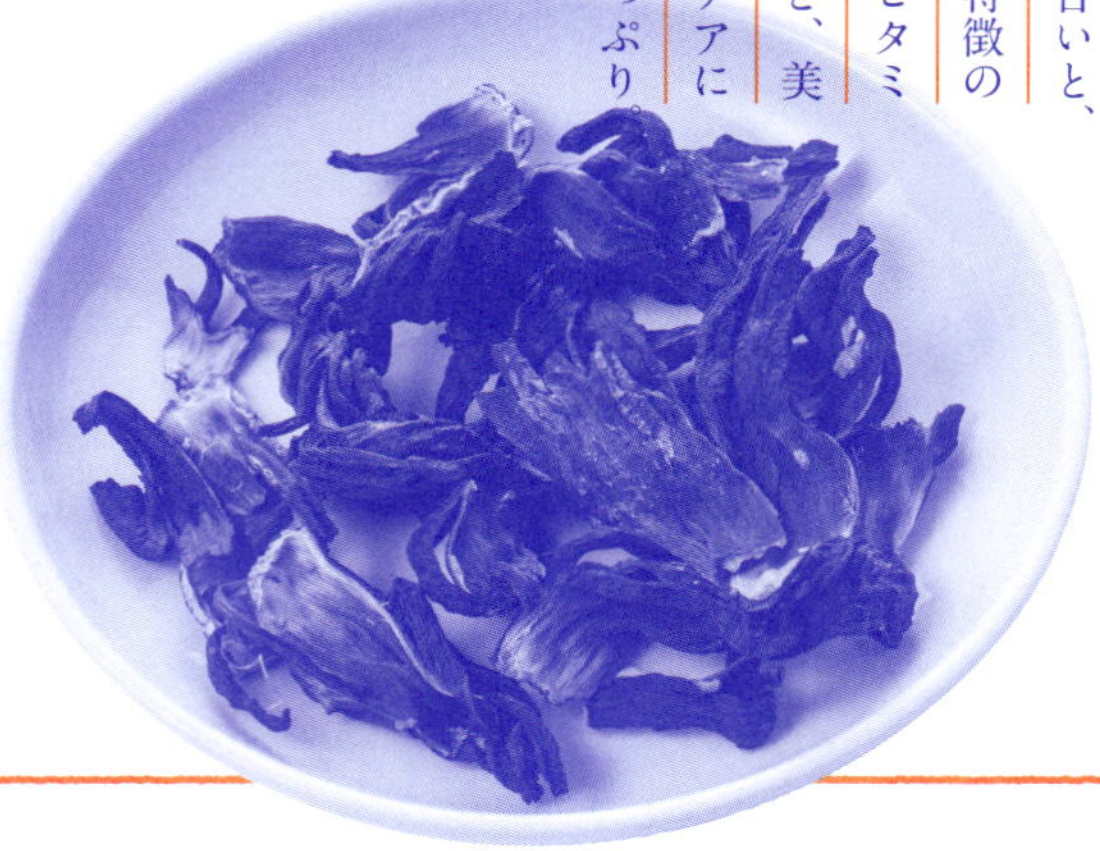

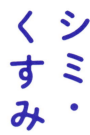

中華料理の名脇役 ザーサイの驚くべき美白効果

「色の白いは七難《しちなん》隠す」。シミ、くすみのない肌は、昔から美容と健康のバロメーターだ。洛神《らくしん》花《か》とも呼ばれるハイビスカスは、中国神話の美の女神が由来というその名の通り、ビタミンをはじめ美肌効果のある成分を豊富に含む。レモンや桃を加えれば、さわやかな酸味と桃の甘い香りが嬉しい薬膳美肌ドリンクになる。

シンガポールグルメの定番を手軽に楽しめる海南鶏飯《ハイナンジーファン》風炊き込みごはんは、材料を炊飯器で炊くだけの超カンタンレシピ。気を補う鶏肉は、シミ予防にもぴったりだ。

中華定食に欠かせないザーサイは、血行促進効果でシミ、くすみを予防する。体を温める作用があり、かの諸葛孔明《しょかつこうめい》も冬場に食べていたという。効果を引き出すために、温かいスープで召し上がれ。

ハイビスカスティー＋レモン＋桃

ハイビスカスティー１人前を煮出し、レモン・桃各１切れを入れる。

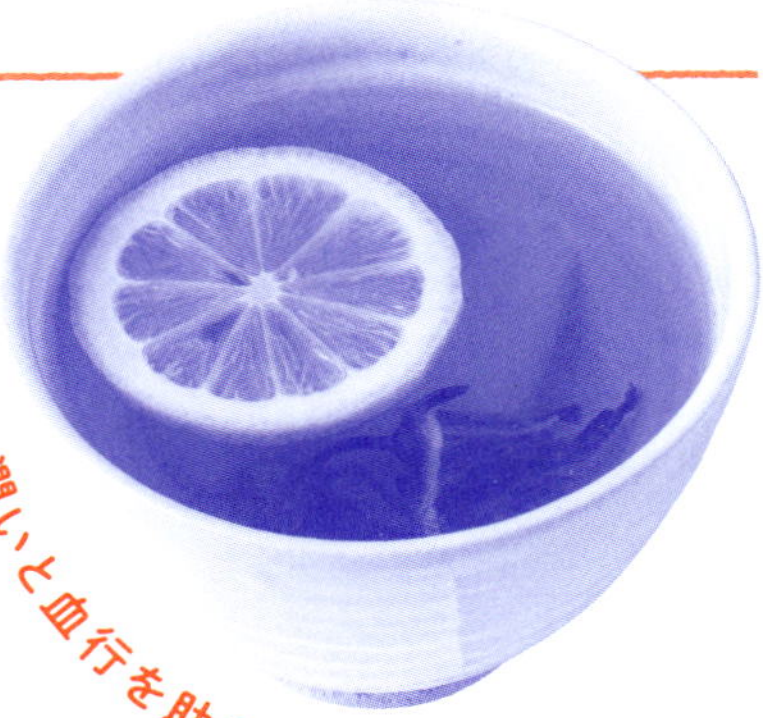

潤いと血行を助ける美肌ドリンク

チキンスープがごはんにしみる

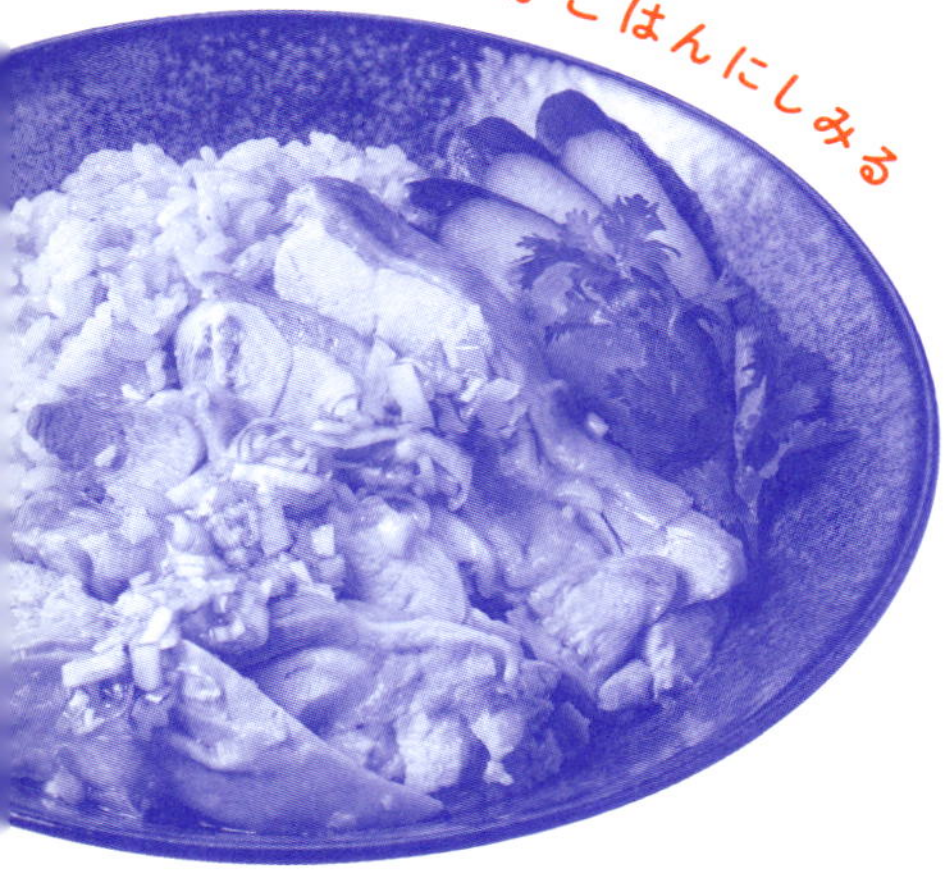

海南鶏飯風炊き込みごはん

長ねぎ１本は白い部分をみじん切りにし、青い部分はおいておく。炊飯器にといだ米１合とすりおろしたしょうが・にんにく各１片分、酒大さじ１、長ねぎ半量を加える。炊飯器の水加減に合わせて水を注ぎ、フォークで穴を開けた鶏もも肉１枚とネギの青い部分を乗せ炊飯する。炊き上がったらネギの青い部分、鶏肉を取り出し、鶏肉は食べやすく切る。器に盛り、ナンプラー・酢・ごま油各大さじ１、長ねぎ半量で作ったタレをかける。好みできゅうりの薄切りやパクチーを添える。

おなじみの中華味

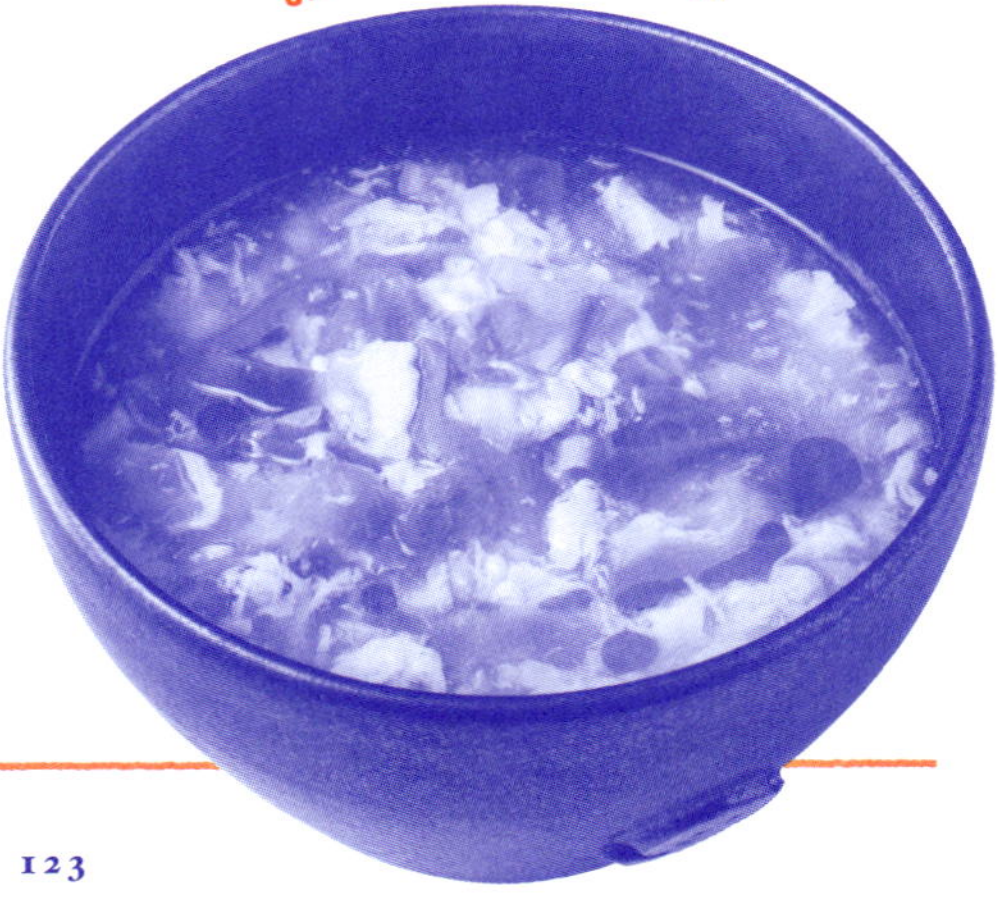

ザーサイ卵スープ

味つきザーサイ20gは5㎜幅の細切りにする。長ねぎ¼本はみじん切りにする。鍋に水２カップ、ザーサイ、長ねぎを中火で熱し、煮立ったらしょうゆ小さじ２、酢大さじ１を入れ、溶き卵１個を回し入れる。卵が固まったら器に盛り、ラー油適量をたらす。

COLUMN

1

薬膳食材はここで買える!
これなら作れる〝家薬膳〟

SNSで薬膳レシピを紹介した時に必ずといっていいほど聞かれるのが、「この食材はどこで買えるの?」というもの。たしかに、薬膳では定番のなつめや枸杞《くこ》の実は、近所のスーパーで見ることは多くない。ましてや本書でも紹介した竜眼《りゅうがん》、紅花《べにばな》、金木犀《きんもくせい》、山査子《さんざし》、桑の実などは、普通のスーパーでは滅多にお目にかかれない。薬膳のレシピ本を買ったはいいが、「せっかく作ってみたいと思ったのに、材料が手に入らない!」という思いをした方も少なくないだろう。薬膳レシピを発信している身として、せっかく興味を持ってもらったのに、かえってハードルの高さを感じさせてしまっては申し訳ない。そこでこのコラムでは、日本で薬膳食材を買える場所をい

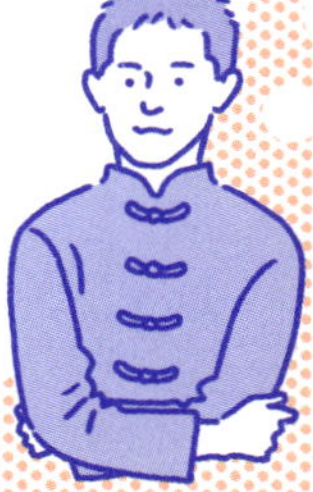

くつかご紹介しよう。

●中華物産店

中華物産店というのは、中国や韓国などから仕入れた珍しい食材を扱うお店だ。東京近郊だと上野、池袋や新大久保、埼玉県川口市など、中華圏の人や留学生が多く住む地域に多い。最近ではこれらの地域以外にも立川、東高円寺、月島など、あちこちに見られるようになってきたようだ。また大阪だと、中華料理レストランの多い日本橋駅近辺に多いそうだ。

私がよく利用する上野や池袋の中華物産店は、一歩店内に入るとアジアを思わせる雑多な雰囲気と香辛料の香りが漂う。そしてなつめ、枸杞の実はもちろん、竜眼、山査子、紅花、陳皮《ちんぴ》など、多くの薬膳食材が揃っている。本書で紹介した薬膳食材のほとんどは手に入ると思うので、まずはお近くに中華物産店がないか調べてみるのもいい。

●中華街

日本の三大中華街といわれる、横浜中華街、長崎中華街、神戸南京町。ここには様々な中国の食品が買えるお店が揃っている。特に中国茶を扱う店が多く、烏龍茶やプーアル茶の他に、ジャスミン茶、金木犀茶、ハイビスカスティー、ローズティーなど花茶《はなちゃ》も充実している。薬膳茶が飲める茶館もあったりと、薬膳好きは付近を巡るだけでも楽しめる場所だ。

●インターネット

今の時代は何といってもインターネットだ。一昔前はリアルな店舗に行かなければ買えなかった輸入食品も、ネットなら家にいながらにして何でも揃う。しかも価格も手ごろなことが多い。本書で紹介したほぼ全ての食材はインターネットで購入できる（一部新鮮な果物は旬でなければ難しいものはあるけれど）。注意点としては、購入前に実物を確認できず、品質にばらつきがあることがある。極端に安い物は避ける、なるべく規模の大きい店舗から買うなどに気を付けてみるといいだろう。

薬膳料理づくりは、自分の体質をあれこれ考え、材料を探すところから既に始まっている。食材探しの過程も楽しむつもりで、気軽に取り組んでみてほしい。

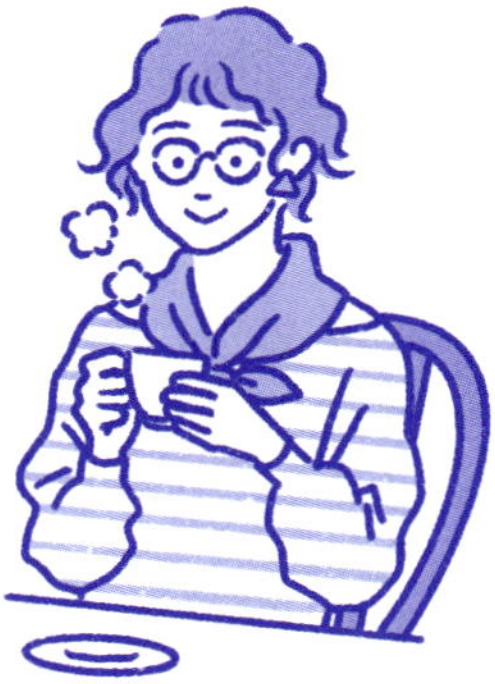

COLUMN

2

「夏は緑茶、冬は紅茶を飲め」ってホント？

季節ごとのお茶の選び方

緑茶、紅茶、烏龍茶はじつは全て同じ「チャノキ」の葉が原料だ。同じ茶葉なのに味わいが大きく変わるのは、加工方法が違うから。ざっくり分類すると、葉に含まれる酵素の力で「酸化発酵」させたものが紅茶、加熱で発酵を抑えたものが緑茶、その中間のものが烏龍茶になる。薬膳では加熱や発酵により食材の性質が変わるという法則があるため、不発酵茶の緑茶は体を冷やす「涼性《りょうせい》」、発酵茶の紅茶は体を温める「温性《おんせい》」、半発酵茶の烏龍茶は「平性《へいせい》」ということができる。この性質をもとに、季節に合うお茶が、昔から決まっているのだ。

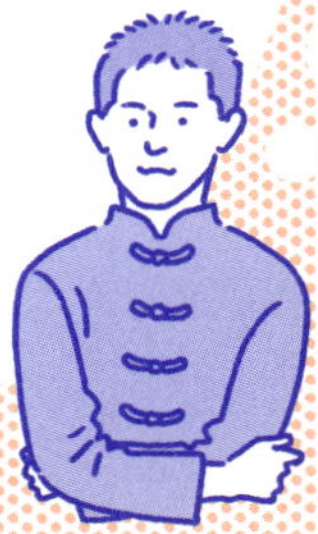

●春は花茶《はなちゃ》

ローズやジャスミン、菊花《きっか》など、花を使用したハーブティーは、華やかな香りで気血《きけつ》を巡らせる作用がある。東洋医学で春は、気血の巡りが滞りやすい季節と言われている。気血の巡りが悪くなると、昼間の強い眠気、不眠、だるさ、頭痛やめまいなどの不調が起こりやすくなる。このような不調には花茶がいい。気血を巡らせ不調改善に役立つとともに、リラックス効果もある。近年、春は寒暖差や気圧の変化が激しく、自律神経が乱れて様々な不調が出やすい季節ともされる。新年度で新たな生活が始まるなど、何かとストレスを感じやすい季節でもある春。心をリラックスさせてくれる花茶は、そんな春にぴったりと言えるだろう。

●夏は緑茶

さわやかな緑色がいかにも涼しげな感じの緑茶は、薬膳的にも体の余分な熱を冷ます「涼性」で、夏に適したお茶だ。特に体の上部の熱を冷ますのが得意で、頭痛、目の充血向けの漢方薬の材料として使われることもある。日本だけでなく、じつは中国でも日常的に飲まれるお茶だ。中国では外出時にマイボトルを持参する習慣が根付いているが、多くの人が選ぶのが緑茶で、体にこもった熱を取る以外にも、体を潤す、渇きを癒やす、汗を止めるなどの効果をうまく利用している。猛暑となった近年の夏を乗り切るアイテムとして活用したいものだ。

●秋は烏龍茶

烏龍茶は〝半発酵茶〟といって、体を温めも冷やしもしない「平性」の性質がある。平性の食材は、季節の変わり目である秋にぴったりだが、烏龍茶が秋に飲まれる理由はそれだけではない。烏龍茶は体液を満たし、身体全体の潤い力を上げてくれる飲み物なのだ。秋は気温が徐々に下がるとともに乾燥しやすい。鼻や喉、そして皮膚の乾燥などが気になる季節だ。そんな乾燥の季節に潤いを与えてくれる烏龍茶は、美容と健康に重宝する。

●冬は紅茶

一年で最も寒く、乾燥する冬は、体を温める「温性」で、体に潤いを与えてくれる紅茶が最適だ。ミルクや砂糖を加えれば、潤いやエネルギー補給の効果もアップするので、冷え性体質の人の飲み方としても理にかなっている。黒ごま、はちみつ、フルーツティーなどのちょい足しもしやすいし、意外な飲み方としては、梅酒や果実酒などで割っても楽しめる。お酒の血行促進効果も加わって、冬の寒さと乾燥から体を守ってくれる紅茶割の薬膳酒。冬のホットドリンクにぜひおすすめしたい。

COLUMN

3

体は絶対冷やさない！
養生大国・中国の健康習慣

中国に初めて仕事で訪れた日本人ビジネスパーソンが、会食の席で経験する洗礼がある。それは、何も言わなければビールは常温で出てくるということだ。逆に、中国人が日本に来て驚くことの一つが、お店で出された水に氷が入っていること。中国のレストランでは基本的に「お冷や」ではなく、常温の水や温かいお茶が提供される。私の知り合いの中国人たちの中にも、「日本人はなぜ真冬でも氷水を飲むのか？」と驚いていた人が何人いたことか。

中国にはビールはもとより、飲み物を冷やして飲むという習慣がない。東洋医学は基本的に体を冷やすことは健康によくないと考えるが、中国にはその思想が根付いているのだ。

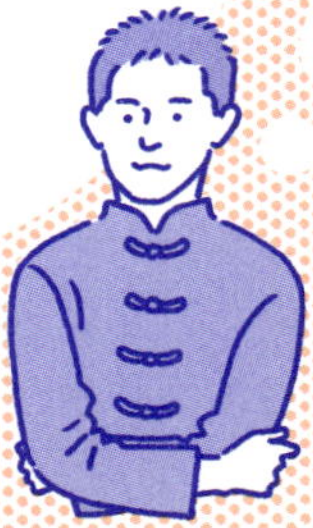

朝は一杯の白湯やお粥でまず体を温めるし、寒い日にはしょうが湯を作って冷えを防ぐ。カゼをひいた人には「多喝熱水！（お湯をたくさん飲みなさい）」と声をかけるのが習慣化しているし、冷えは足先からくるという考えから、家庭で足湯をする人も多い。

さらには、東洋医学には冷えに関することわざが数多くあり、「冷えは万病のもと」「百病は寒から生ず」「十病九寒（十の病気のうち九は寒さから生まれる）」など枚挙にいとまがない。

最近は日本を訪れる中国人も増えており、インバウンド慣れしているお店は烏龍茶の注文に対してホットかアイスかを聞くところもあるようだ。そのうち、ビールも常温か聞くお店も出てくるかもしれない（笑）

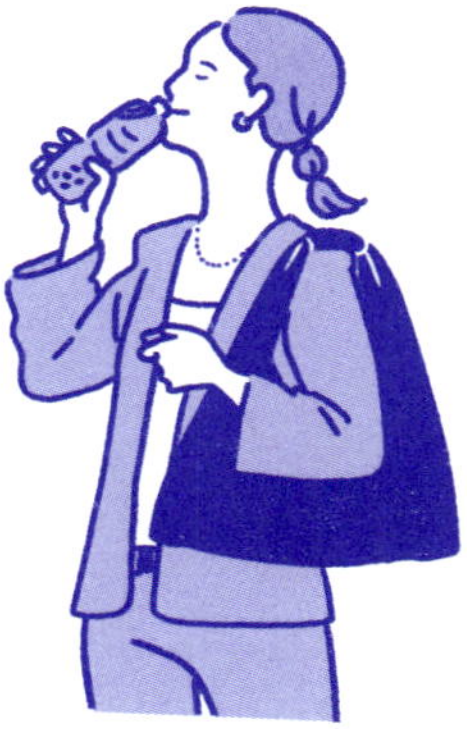

COLUMN

4

これならマネできる！
本場中国の「食べ合わせ」

学生時代、初めて北京に留学した時の話だ。当時、疲労回復の効果がある朝鮮人参の漢方薬を飲んでいた私は、中国の友人と食事をした際に、大根入りの料理を頼もうとした。すると友人は「朝鮮人参を飲んでいる時に大根を食べてはいけないよ」と言った。まだ漢方を知らなかった当時は意味が分からなかったが、後に大根は朝鮮人参の効果を打ち消してしまうことを学び、驚いたことを鮮明に覚えている。

その友人は特に漢方に詳しかったわけではない。常識として知っていたのだ。中国ではこのように、漢方や薬膳の専門知識がなくても、常識として日頃の食事に活用されていることが多くある。ここ

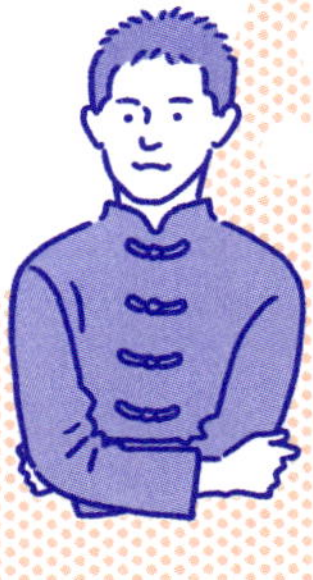

では、日本の家庭でも参考になるような例をいくつか紹介しよう。

●温性と涼性のものをバランス良く組み合わせる

薬膳の考えでは、食材には体を温める「温熱性」のもの、冷やす「寒涼性」のもの、そのどちらでもない「平性」のものがある。普段の食事ではこの3つをバランス良く組み合わせるのが良い。とは言えいちいち食材の性質など覚えていられない。そこで中国でよくいわれる、ざっくり見分けるポイントをご紹介しよう。

・味→辛い物は温熱性（例：唐辛子、にんにく・しょうが・こしょうなど）、酸っぱい、苦い物は寒涼性（例：苦瓜・アロエ・セロリ・トマト・レモン・グレープフルーツなど）

・季節→旬が冬の物は温熱性（例：ねぎ・かぶ・フグ・アンコウ・ブリなど）、旬が夏の物は寒涼性（例：トマト・苦瓜・なす・きゅうり・ズッキーニ・スイカ・メロン）

・色→赤い物は温熱性（例：唐辛子・ざくろ・さくらんぼ・なつめ

・山査子）、緑の物は寒涼性（緑豆・緑茶・苦瓜・きゅうり
・セロリ・ほうれんそう）
・環境→陸上や地中で育つ物は温熱性（鶏肉・しょうが・にんにく
・羊肉）、水辺で育つ物は寒涼性（鴨肉・れんこん・わかめ
・あさり・カニ）

ここで紹介したものはあくまで傾向なので、当てはまらないものも多い。興味があれば、気に入った食材の薬膳効能事典を一冊持っておくこともおすすめしたい。

●温め食材には適度に潤い食材をプラスして

温活ということばが一時期流行ったが、じつはやみくもに体を温めれば良いわけではない。ほてりが強い人や乾燥体質の人が、温熱食材を摂り過ぎると、かえって症状が悪化したり、口内炎や消化不良、不眠などに繋がってしまうこともある。それを防ぐために中国の家庭で日常的に利用される知恵が、潤い食材をプラスすること。

温熱性の食材の摂り過ぎで体に熱がこもったり、乾燥してしまうことを防いでくれるのだ。代表的な食材が、なつめや枸杞の実。たっぷりスパイスの入った中国の薬膳火鍋になつめや枸杞の実が入っているのは、じつは潤いを補うためでもあるのだ。なつめや枸杞の実が手元になければ、ごま、山芋、豆腐、きくらげ、帆立、卵、ヨーグルトなどでもいい。辛口カレーに入れる隠し味のヨーグルトは、まさに辛味+潤いの薬膳のワザといえるだろう。

●効果をマイルドにする甘味の食材をちょい足し

薬膳になつめや枸杞の実が欠かせないもう一つの理由に、その甘みがある。薬膳の理論では、甘みのある食材には食べ物の効果をマイルドにする作用があるのだ。例えば、しょうがは体を強く温めるが、単独だと作用が強いので、なつめや黒糖と合わせたりする。シナモンとりんご、中華や韓国料理に多い甘辛い炒め物もこの例だ。韓国の代表的薬膳料理、サムゲタンに、薬膳では甘味の食材に分類されるもち米が入っているのも納得だ。

素材別索引

ドリンク

食材

野菜

きのこ

肉類

魚介

豆類・乾物など

果物

ナッツ・ドライフルーツなど

調味料

薬味・トッピング

スパイス・ハーブ

薬膳食材

その他

乳製品類

ごはん類

hug

薬膳をもっと身近に、
もっとおしゃれに。

**hugは
「薬膳をもっと身近に、もっとおしゃれに。」
をコンセプトに、東洋医学や薬膳の知恵で
多くの人の健康に寄り添いたいとの想いから
誕生したブランドです。**

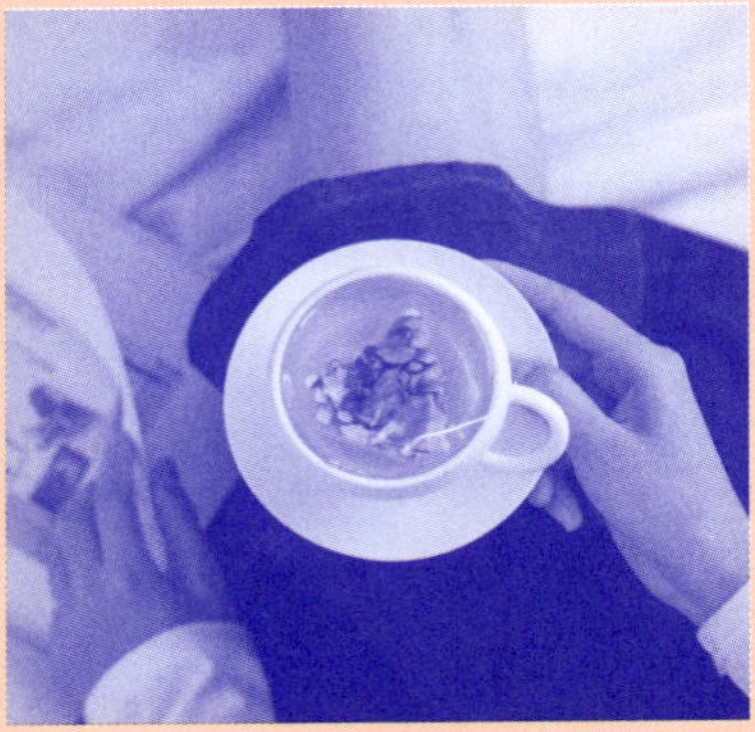

女性はライフステージ毎にホルモンバランスが大きく変化し、その変化とともに様々な不調が起こりやすくなります。病院での検査数値には表れないこのような日常的な不調を、東洋医学では「未病」と定義し、未病の解消こそが最上の医療だと考えます。漢方や薬膳の知恵で未病に悩む女性の健康を支えたい——。hugの開発はそんな想いから始まりました。

hugの商品ラインナップ

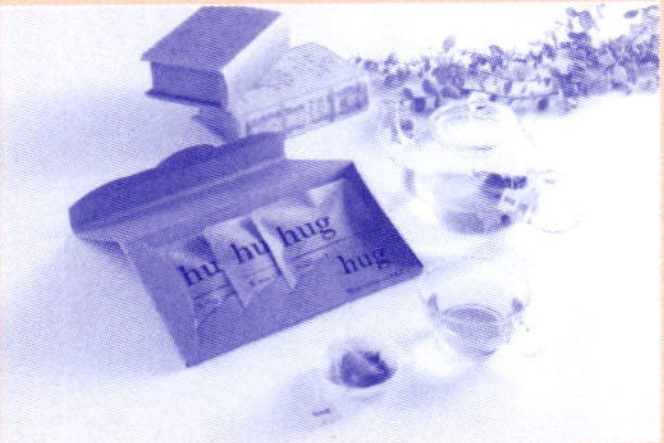

Herbal Frui-tea
花果茶

気分で選べるノンカフェインの
薬膳茶

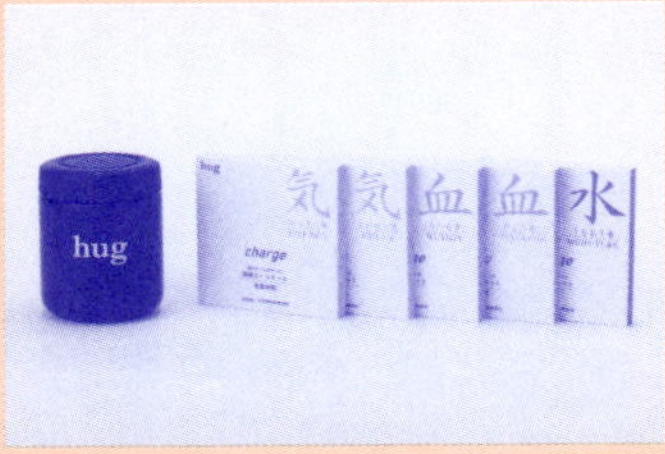

漢方のプロが作った
薬膳ミールキット

スープジャーで食べる
新感覚薬膳粥

**商品の詳細・ご購入はhugホームページから。
本書の発売を記念として、薬膳キットを限定でご用意しました。
左ページの厚麗堂薬局公式LINEからお申し込みください。**

厚麗堂薬局

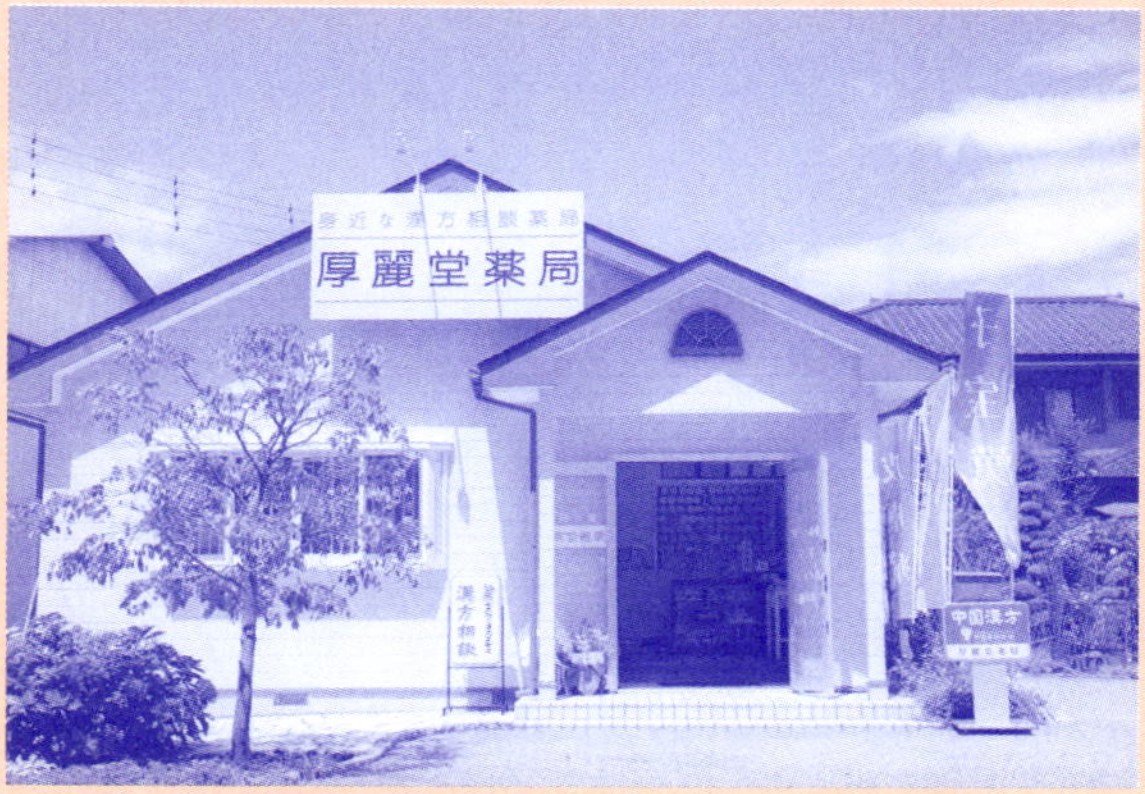

厚麗堂薬局は、栃木県宇都宮市の煎じの漢方薬にこだわる漢方薬局です。

東洋医学に見識の深い漢方相談員が在籍しています。

特に、女性のお悩みや子宝相談、メンタルの不調でのご相談が多いです。

女性の相談員も在籍していますので、気になる方は公式LINEからお問い合わせください。

遠方の方はオンライン相談もご利用いただけます。

（本書に原材料の提供は致しましたが、個別の生薬の販売はしておりません）

厚麗堂薬局

〒321-0961
栃木県宇都宮市今泉新町213
営業時間／10：00-19：00
定休日／木曜日、祝日

LINE↓

Instagram↓

@TEAM_KOUREIDO

リョータ（斎藤 亮太）

国際中医薬膳師、医薬品登録販売者。薬膳ブランドhug代表。大手商社や商工会議所などに向け、漢方セミナーを多数開催。東京・上海の二拠点生活をしながら、薬膳商品の開発・販売事業、薬局向け漢方研修などを行う。X（@ryota_kampo）で発信される、わかりやすい東洋医学の知識が人気。

STAFF

食材監修　厚麗堂薬局
デザイン　大橋千恵（Yoshi-des.）
レシピ監修　石井りか
調理　沖島美佐子
撮影　持城 壮
画像協力　写真AC
イラスト　くぼあやこ
DTP　有限会社天龍社
編集　梶原綾乃
校正　株式会社鷗来堂

THANKS

櫻井大典さん
ヤミーさん
杉山卓也さん
西田悦子さん
橋本義國さん

本書の執筆にあたりご助言をいただきました先生方、そしてスタッフの皆さまに、心から感謝申し上げます。

薬膳食事帖 お茶、ごはん、スープ

著者　リョータ
編集人　栃丸秀俊
発行人　倉次辰男
発行所　株式会社主婦と生活社
〒104-8357 東京都中央区京橋3-5-7
TEL　03-5579-9611（編集部）
TEL　03-3563-5121（販売部）
TEL　03-3563-5125（生産部）
https://www.shufu.co.jp
製版所　株式会社公栄社
印刷所　大日本印刷株式会社
製本所　株式会社若林製本工場

ISBN978-4-391-16380-3

落丁・乱丁の場合はお取り替えいたします。お買い求めの書店か、小社生産部までお申し出ください。